HEYNE <

## Das Buch

Wie schaffen wir es, weiter in ausgeglichener Stimmung und bei klarem Verstand zu sein, wenn unser Gehirn in einer immer komplexer werdenden Welt von allen Seiten mit Informationen bombardiert wird? *Heile deine Gedanken, heile dein Leben* wendet leicht verständlich die auf Affirmationen, Intuition und medizinische Wissenschaft beruhende Heilmethode von Louise Hay und Mona Lisa Schulz auf alle mentalen Gesundheitsprobleme an. Wir erfahren, was in uns vorgeht und was wir tun können, wenn

- wir traurig, wütend oder voller Angst sind
- wir ein Suchtverhalten zeigen
- wir Probleme haben, uns zu konzentrieren, zu lernen oder uns an etwas zu erinnern
- ein Trauma aus der Vergangenheit aufsteigt

Dieses Buch ist ein Schatz, da es modernste Wissenschaft mit Mitgefühl und Weisheit verbindet und uns auf diese Weise hilft, unser Gehirn neu zu vernetzen und Gehirnfunktionen wiederherzustellen.

## Die Autorinnen

Louise Hay, 1926 in Los Angeles geboren, ist mit über 50 Millionen verkauften Büchern die erfolgreichste Lebenshilfe-Autorin der Welt. Ihre Methode zur Aktivierung der Selbstheilungskräfte von Körper, Geist und Seele begleitet unzählige Menschen auf dem Weg des persönlichen Wachstums. Die Autorin und Verlegerin verstarb im August 2017 im Alter von 91 Jahren.

Dr. Mona Lisa Schulz ist Fachärztin für Psychiatrie und promovierte in Neuroanatomie. Die Bücher der international angesehenen Expertin wurden in 27 Sprachen übersetzt. Mit Louise Hay verfasste sie bereits den Bestseller »Gesund sein«.
www.DrMonaLisa.com

LOUISE HAY
DR. MED. MONA LISA SCHULZ

# *Heile deine Gedanken, heile dein Leben*

Innere Balance finden durch
Affirmationen und ganzheitliche Medizin

Aus dem Englischen übersetzt
von Thomas Görden

WILHELM HEYNE VERLAG
MÜNCHEN

Die Originalausgabe erschien 2016 unter dem Titel
*Heal Your Mind* bei Hay House Inc., Carlsbad, CA, USA.

Die Hardcover-Ausgabe erschien 2017 unter dem Titel *Mentale Wunder*
im L.E.O. Verlag; München, in der Scorpio Verlag GmbH & CO. KG.

Die in diesem Buch vorgestellten Informationen und Empfehlungen sind nach bestem Wissen und Gewissen geprüft. Dennoch übernehmen die Autorinnen und der Verlag keinerlei Haftung für Schäden irgendwelcher Art, die sich direkt oder indirekt aus dem Gebrauch der hier beschriebenen Anwendungen ergeben. Bitte nehmen Sie im Zweifelsfall bzw. bei ernsthaften Beschwerden immer professionelle Diagnose und Therapie durch ärztliche oder naturheilkundliche Hilfe in Anspruch.



MIX
Papier | Fördert gute Waldnutzung
FSC® C014496

Penguin Random House Verlagsgruppe FSC® N001967

5. Auflage
Taschenbucherstausgabe 04/2019

Redaktion: Angela Hermann-Heene
Umschlaggestaltung: Guter Punkt, München, unter Verwendung
eines Motivs von © Nottomanv1 / thinkstockPhotos und © The Hungry JPG
Satz: satz-bau Leingärtner, Nabburg
Druck und Bindung: GGP Media GmbH, Pößneck
ISBN 978-3-453-70358-2

www.heyne.de

# INHALT

# EIN WILLKOMMENSGRUSS VON LOUISE

Mona Lisa Schulz, die ich liebe und verehre, hatte mir schon seit Langem versprochen, dass sie die wissenschaftlichen Erkenntnisse und Fakten aufspüren und sammeln würde, die das untermauern, was ich schon seit Jahrzehnten lehre. Nun, ich persönlich brauche keine wissenschaftlichen Beweise, um zu wissen, dass meine Methoden funktionieren – ich vertraue auf meine innere Stimme, das, was ich meinen »inneren Ruf« nenne, um Dinge einzuschätzen. Doch ich weiß, dass sich viele Menschen nur dann mit neuen Ideen beschäftigen, wenn wissenschaftlich gesicherte Erkenntnisse dahinterstehen.

In unserem Buch *Gesund sein: Das neue Programm zur Selbstheilung* haben wir Ihnen bereits die wissenschaftliche Seite präsentiert und Schritt für Schritt gezeigt, wie Sie von Krankheit zu Gesundheit gelangen können. Während des Entstehungsprozesses des Buches habe ich noch einmal eine ganze Menge über meine Arbeit gelernt. Ich habe ein noch tieferes Verständnis für das, was ich schon seit Jahrzehnten lehre, erlangt, und es war spannend für mich, wie anschaulich der Zusammenhang zwischen unseren Emotionen, Gedanken und unserer Gesundheit wurde.

Dieses Buch legt den Fokus nach dem Körper nun auf den Geist und zeigt die Verbindungen auf zwischen emotionalem

Wohlbefinden, geistiger Gesundheit und den Rezepten, die wir für Heilung anbieten.

Ich bin mir sicher, dass Sie die Informationen in diesem Buch dazu nutzen werden, ein gesünderes und glücklicheres Leben zu führen.

# EINFÜHRUNG

Mein Leben lang versuchte ich, mit den anderen mitzuschwimmen und als normal zu gelten. Wie viele Frauen habe ich versucht, ruhig und ausgeglichen zu sein und meine Gefühle im Zaum zu halten. Ich wollte nicht klein beigeben, wenn es galt, mutig zu sein, und wollte nicht als »Nervenbündel« dastehen, wenn es galt, cool und kontrolliert zu erscheinen. Wenn ein Examen zu bestehen war oder wenn es auch nur darum ging, bei einer Vorlesung aufmerksam zuzuhören, habe ich die erforderliche Konzentration und Aufmerksamkeit investiert – da wir auch ständig hören, dass wir meditieren und unser Bewusstsein erweitern und nicht engstirnig sein sollen, habe ich auch das praktiziert. Inzwischen werde ich älter und möchte nicht »abbauen«, sondern geistig beweglich bleiben, mein Gedächtnis und meinen scharfen Verstand bewahren. Und selbst das ist mir nicht genug. Ich will mehr. Ich will mich spirituell immer noch weiterentwickeln, will intuitiv, inspiriert und mitfühlend sein. Ist es möglich, all das zu verwirklichen und obendrein gesund zu sein? Ja, das ist es.

Aber nicht jedem Menschen fällt es gleich leicht. Jeder ist anders. Vielleicht gibt es in Ihrer Familie ein Gen, das Sie anfällig für Depressionen oder Angststörungen macht. Vielleicht wurde bei Ihnen eine Aufmerksamkeitsdefizit-Hyperaktivitätsstörung, ADHS, diagnostiziert oder leiden Sie unter Gedächtnis- oder Konzentrationsproblemen. Möglicherweise haben Sie aber auch traumatische Erfahrungen erlitten, durch die Sie Depressionen, Ängste oder Gedächtnisprobleme entwickelt haben. Mithilfe von Medizin, Affirmationen und Intuition können Sie dennoch Ihr Denken heilen. Wie das geht? Ich werde es Ihnen zeigen, denn ich habe mein ganzes Leben damit verbracht, genau das zu erlernen und umzusetzen.

Wir alle werden mit Herausforderungen und Schwierigkeiten geboren. In meinem Fall war es so, dass ich unter zwei Störungen des Gehirns litt – Narkolepsie und Epilepsie. Beide halfen mir, meine intuitiven, medialen Fähigkeiten zu entwickeln. Und ich gehe davon aus, dass diese beiden Erkrankungen mich anfällig für weitere gesundheitliche Störungen gemacht haben, die zu Stimmungsschwankungen führten, mich manchmal zu einem Nervenbündel machten und meine Konzentrationsfähigkeit beeinträchtigten. Und wie ging ich mit diesem Handicap um? Ich lernte. Und verbrachte *sehr viel Zeit* in Schulen. Eines meiner Mottos lautet: »Nichts macht erfolgreicher als extremes Erfolgsstreben.« Während andere Leute versuchten, cool und diszipliniert (vor allem aber cool) zu sein, war ich völlig uncool. Ich hielt mich lieber am Spielfeldrand auf, ausgerüstet mit Büchern und Stift – das war vor der Zeit der iPhones und Tablets –, und las und las und las. So erwarb ich erst meinen Bachelor, promovierte dann in Medizin und Geisteswissenschaften und wurde schließlich Neuroanatomin und Psychiaterin mit Spezialgebiet Neuropsychiatrie. Während dieser Karriere lernte ich, dass wir die Dinge nicht ausschließlich mit dem Intellekt begreifen und verinnerlichen können. Ich entdeckte, dass ich eine Begabung für medizinische Intuition besitze: die Fähigkeit zu verstehen, wie bestimmte körperliche Empfindungen, bestimmte Krankheiten uns wissen lassen, wenn in unserem Leben etwas aus dem Gleichgewicht geraten ist. Davon später mehr.

Hier genügt es, darauf hinzuweisen, dass ich, einschließlich der

Highschool, von 1978 bis 1998 über 20 Jahre in meine Ausbildung investierte. So habe ich gelernt, wie Sie Ihr Denken heilen und Ihr Potenzial entfalten können. Das möchte ich Ihnen Schritt für Schritt vermitteln.

## Ganzheitliches Denken

Jahrhundertelang haben Forscher, Psychologen und spirituelle Lehrer herauszufinden versucht, warum wir emotional leiden. Dazu gibt es jede Menge Fakten und Zitate. Wir wissen, dass Melancholie, Traurigkeit, seelische Krisen und Traumata sich in Gehirn und Körper niederschlagen. Heute muss die Medizin die Erkenntnis akzeptieren lernen, dass jede Krankheit durch unsere emotionale Verfassung verschlimmert oder gebessert werden kann.

Louise Hay und ich tauschen uns schon seit Jahrzehnten über diese Zusammenhänge aus. Ihr erstes Buch *Heile deinen Körper: Seelisch-geistige Gründe für körperliche Krankheit und ein ganzheitlicher Weg, sie zu überwinden,* 1984 erschienen, war auf diesem Gebiet bahnbrechend. In ihrem Werk (tatsächlich handelt es sich um ein kleines blaues Büchlein) behauptet sie, dass das Gute und das Schlechte in unserem Leben das Ergebnis unseres Denkens ist – dass also Gedanken unsere Erfahrung formen. Das ist interessant, weil wir heute, im 21. Jahrhundert, herausgefunden haben, dass unser Gehirn sich im Laufe unseres Lebens kontinuierlich umformt, was als Plastizität bezeichnet wird. Zum Guten wie zum Schlechten werden wir von unseren Gedanken und Gefühlen beeinflusst. Louise hat in ihrer jahrzehntelangen Laufbahn unzähligen Menschen geholfen, mithilfe von Affirmationen ihr Denken und ihre Lebenserfahrungen zu verändern sowie ihren Gesundheitszustand zu verbessern. Heute tun Medizin und Wissenschaft das Gleiche in Form der kognitiven Verhaltenstherapie und der Dialektisch-Behavioralen Therapie, der Stressreduktion und der

Achtsamkeitsbasierten Kognitiven Therapie. Louise könnte Mit-Urheberrechte für all das beanspruchen!

Seit über 30 Jahren arbeite ich auf dem Gebiet der medizinischen Intuition. Am Telefon beschreibe ich meinen Klienten, von denen mir nur Name und Telefonnummer bekannt sind, wie spezifische emotionale Muster in ihrem Leben die Funktion von Körperorganen beeinträchtigen. Ich bringe ihnen bei, wie sie das emotionale Muster benennen, effektiv darauf reagieren und sich dann von ihm befreien können. Ich erkläre ihnen auch, wie sich dieses Muster, wenn sie weiterhin nichts dagegen unternehmen, in ihrem Körper festsetzen und zu organischen Erkrankungen führen kann. Ich bringe ihnen bei, wie sie mit einer Kombination verschiedener Maßnahmen ihren Körper unterstützen können. Dabei handelt es sich um Medikamente Kräuter, Nahrungsergänzungsmittel, Affirmationen und eine Vielzahl anderer Vorschläge zur Unterstützung des Heilungsprozesses. Ob es um Gehirn oder Körper geht – für eine ganzheitliche Vorsorge oder Behandlung brauchen wir Nahrungsergänzungsmittel, Kräuter, konventionelle Medizin, manchmal eine Operation, Affirmationen und Körperarbeit von Akupunktur bis Chiropraktik. Es ist wichtig, dass Sie, der Verbraucher, alle Möglichkeiten kennen, sodass Sie aus ihnen wie auf einem Tablett auswählen können. So können Sie mit Ihrem Arzt oder Heilpraktiker die Elemente auswählen, die Ihnen optimal dabei helfen, sich ganzheitlich eine gute Gesundheit zu erschaffen.

Als ich an der *Brown University* studierte, litt ich unter einem überaus störenden neurologischen Problem: Ich schlief ständig ein. Und im Schlaf lernt es sich ziemlich schlecht, das können Sie mir glauben! Schließlich wurde mir während meines letzten Jahres an der *Brown* ein Medikament verordnet, ein Antikonvulsivum, und das weckte mich auf. Dieses Medikament veränderte mein Leben. Mein Notendurchschnitt besserte sich dramatisch. Kennen Sie die sagenhaft gute Kurzgeschichte von Daniel Keyes

*Blumen für Algernon?* Ich fühlte mich wie die Hauptfigur Charlie Gordon nach erfolgreicher Operation: plötzlich Genie! Doch zwei Wochen nach meinem Examen lief ich beim Joggen (das ich manchmal nutzte, um wach zu bleiben) über eine Brücke. Niemand weiß genau, was dann passierte. Vielleicht schlief ich plötzlich ein, vielleicht hatte ich auch einen Krampfanfall. Alles, was ich weiß, ist, dass ich den Lastwagen nicht kommen sah. Er erfasste mich und schleuderte mich 25 Meter durch die Luft. Ich hatte hinterher einen vierfachen Beckenbruch, mehrere gebrochene Rippen, eine kollabierte Lunge und ein zertrümmertes Schulterblatt. Ich will Sie nicht mit Details langweilen. Jedenfalls lag ich vier Tage auf der Intensivstation und war noch elf Tage im Krankenhaus. Das Ganze war für mich dennoch erstaunlich glimpflich ausgegangen, und wie bei meiner Gehirnerkrankung setzte ich auch hier alle Hebel in Bewegung, um vollständig gesund zu werden. Dazu gehörten Akupunktur ebenso wie chinesische Heilkräuter, Cranio-Sacral-Therapie und Osteopathie. Drei Monate später nahm ich an einem Zehn-Kilometer-Lauf teil. Dabei lief ich 3,42 Minuten pro Kilometer und gewann – zum Teil lag das wohl daran, dass ich den Schmerzen, die ich immer noch hatte, davonrennen wollte. Es fühlte sich cool an, dieses Ziel erreicht zu haben, und ich fühlte mich entsprechend gut. Aber dann musste ich das Medikament absetzen, weil eine lebensbedrohliche Nebenwirkung aufgetreten war. Ich musste also wieder bei null anfangen, und es gefiel mir überhaupt nicht, meinen Intellekt zu verlieren, denn genau das geschieht auch Charlie Gordon in *Blumen für Algernon*: Durch den medizinischen Eingriff wird er zunächst hochintelligent, aber am Ende des Romans verliert er die Intelligenz nicht nur wieder, sondern versinkt in geistige Umnachtung, als ob in seinem Gehirn eine Jalousie heruntergezogen wurde. Genauso fühlte ich mich auch. Sie probierten verschiedene Medikamente aus – Dilantin, Mysoline –, aber keines half mir, und mein Arzt sagte schließlich: »Sie haben doch früher schon gelernt, mit Ihrer Krankheit zu leben. Sie können wieder lernen, damit klarzukommen.«

Das stimmte zwar, aber dieser Rückschritt machte mir schwer zu schaffen, und ich war nicht bereit, ihn zu akzeptieren. Ich versuchte es mit verschiedenen Maßnahmen, beginnend mit einer makrobiotischen Diät. Weitere geeignete Medikamente waren damals nicht verfügbar, sonst hätte ich sie sofort ausprobiert. Ich wohnte zu dieser Zeit mit Leuten zusammen, die alle in eher depressiver Stimmung waren. Daher versuchte ich, möglichst oft außer Haus zu sein, und meistens ging ich in Buchhandlungen – und zwar in diese wunderbaren kleinen Buchläden, wo es auch Kristalle und dergleichen zu kaufen gibt. Eines Tages ging ich zu *Trident Booksellers*, die Buchhandlung an der Newbury Street in Boston, und als ich mich gegen ein Regal lehnte, fiel ein kleines blaues Buch herunter: *Gesundheit für Körper und Seele* von Louise Hay. Sie schrieb über Affirmationen und dass man krank machende Denkmuster durch neue, gesunde Muster ersetzen kann, wenn man die Affirmationen häufig genug wiederholt.

So, wie man im Fitnessstudio zum Beispiel eine Gewichtübung mehrfach wiederholt, beschloss ich, mit den Affirmationen zu »trainieren«. Eine meiner Affirmationen lautete: »Ich liebe mich so, wie ich bin.« Das schrieb ich fünfmal täglich auf. »Ich liebe mich so, wie ich bin. Ich liebe mich so, wie ich bin. Ich liebe mich so, wie ich bin. Ich liebe mich so, wie ich bin. Ich liebe mich so, wie ich bin.« Auch alle weiteren für mich heilsamen Affirmationen schrieb ich immer wieder in ein Tagebuch. Als ich das drei oder vier Monate praktiziert hatte, wachte ich auf. Ich fand heraus, wodurch sich meine Anfälle verschlimmerten und was sie besserte. Die Affirmationen in Verbindung mit makrobiotischer Ernährung und Heilkräutern bewirkten, dass ich immer wacher wurde.

Jeder Mensch hat seine eigene Geschichte. Wenn Sie dieses Buch lesen, haben oder hatten Sie Gesundheitsprobleme und vermutlich versucht, Lösungen zu finden. Sie haben wahrscheinlich Medikamente ausprobiert, Kräuter, Nahrungsergänzungsmittel – was auch immer. Vielleicht leiden Sie außerdem unter Depressionen oder Ängsten. Vielleicht fällt es Ihnen schwer, sich zu konzentrieren, oder Ihr Gedächtnis lässt Sie immer wieder im Stich. Möglicherweise haben Sie ein Suchtproblem. Vielleicht gibt es in Ihrer Persönlichkeit einfach Elemente, die Sie gerne ändern würden – trifft das nicht auf uns alle zu? Ich werde Ihnen helfen, Ihr Denken zu heilen, und so wird auch Ihr Körper heilen, Problem für Problem, Gehirnareal für Gehirnareal. Ich werde Ihnen zeigen, wie Sie Heilung und Wohlbefinden erreichen. Das ist das Thema dieses Buches.

## Medizinische Intuition und das Geist-Körper-Netzwerk

Seit Jahrhunderten ist ein Netzwerk im Körper bekannt, das als Chakra-System bezeichnet wird. Auch bei der medizinischen Intuition gibt es ein System im Körper, die emotionalen Zentren. Warum verwende ich diese Bezeichnung? Weil ich Anatomin und Ärztin bin und weil die Erkenntnisse der Gehirnanatomie darauf hindeuten, dass Emotionen zwischen Gehirn und Körper verdrahtet sind. Manche der wie ich medizinisch Intuitiven sprechen von Energiezentren im Körper, ich bezeichne sie lieber als emotionale Zentren, wobei ich die Energie jedoch berücksichtige. Jedes einzelne Zentrum ist mit einem bestimmten Bereich Ihrer physischen Anatomie verbunden. Zu jedem Zentrum gibt es eine Lebenssituation und eine Emotion, die sich auf ein bestimmtes Areal in Ihrem Körper auswirkt. Diese Karte Ihres Körpers wird Ihnen helfen, Ihre Gesundheit wiederherzustellen, das verspreche ich Ihnen.

In diesem System aus emotionalen/energetischen Zentren gibt es sieben Regionen. Nehmen Sie sich jetzt ein paar Minuten Zeit und notieren Sie die einzelnen Zentren auf einem Blatt Papier oder in ein Notizbuch. Markieren Sie, während Sie das Buch lesen, die Regionen mit einem Kringel, die Ihnen Probleme bereiten.

Warum? Weil Sie an sich selbst ein intuitives medizinisches Reading durchführen werden. Wenn Sie herausfinden, in welcher Körperregion Sie die meisten Probleme haben, wissen Sie, wo die meisten emotionalen Muster festsitzen. Anders ausgedrückt: Sie werden herausfinden, wo in Ihrem Körper sich Emotionen am stärksten auf Ihre Gesundheit auswirken.

Hier nun die sieben Regionen:

- **Erstes Zentrum:** Knochen, Blut, Immunsystem, Haut, Gelenke und Muskeln. Diese Körperregion wird durch die Gesundheit unserer Familie und anderer Personengruppen beeinflusst.
- **Zweites Zentrum:** Fortpflanzungsorgane wie Gebärmutter, Eierstöcke, Vagina, Prostata, Hoden, unterer Rücken, Hüften und Blase. Dieser Bereich ist mit Sorgen bezüglich Liebe und Geld verknüpft.
- **Drittes Zentrum:** Verdauungstrakt – Speiseröhre, Magen, Leber, Gallenblase, Dickdarm, Rektum, Stoffwechsel, Bauchspeicheldrüse, Körperbild. Dieser Bereich wird beeinflusst durch unsere Selbstachtung, unsere berufliche Situation und die Frage, ob wir uns gut genug oder nicht gut genug fühlen.
- **Viertes Zentrum:** Herz, Brust, Lunge. Diese Region hat mit Gesundheit, Fürsorge und Partnerschaft zu tun.
- **Fünftes Zentrum:** Hals, Schilddrüse, Mund, Zähne, Kiefer. Dieser Bereich wird durch unseren Kommunikationsstil und unseren Umgang mit der Zeit beeinflusst.
- **Sechstes Zentrum:** Kopf, Augen, Ohren, Gehirn. Dieser Bereich steht in Beziehung zu Wahrnehmung, Denken und der grundlegenden geistigen Gesundheit.
- **Siebtes Zentrum:** Lebensbedrohliche Krankheiten oder Ereignisse, die uns buchstäblich den Boden unter den Füßen wegziehen. Nicht auf eine bestimmte Körperregion beschränkt, sondern es können viele Bereiche und Organe betroffen sein. Es geht um Spiritualität und Lebenssinn.

Schreiben Sie nun auf, in welchen dieser Zentren Sie die größten Probleme verspüren, um Ihr erstes intuitives medizinisches Reading durchzuführen. Was ist medizinische Intuition? Bei der medizinischen Intuition teilen bestimmte Regionen Ihres Körpers Ihnen mit, wenn sich in einem bestimmten Lebensbereich Emotionen angestaut haben. Bestimmte Organe werden Ihnen intuitiv mitteilen, dass Sie etwas verändern müssen, das Ihnen emotional zu schaffen macht. Ob es sich um depressive Gefühle wegen eines Familienmitglieds handelt, Wut auf einen Verwandten, Wut auf den Partner/die Partnerin, Geldsorgen, berufliche Sorgen und Ängste und so weiter und so weiter – bestimmte Regionen Ihres Körpers werden flüstern, drängen oder laut schreien, wenn ein Teil Ihres emotionalen Lebens dringend veränderungsbedürftig ist.

Die medizinische Intuition ermöglicht es uns, anhand dieser sieben Zentren als Bestandteil des größeren Geist-Körper-Netzwerks, die Gehirnfunktionen zu betrachten. Ihre rechte Gehirnhälfte ist zur Hälfte für Ihre Emotionen und zur Hälfte für Ihre Intuition zuständig. Ihre linke Gehirnhälfte ist zuständig für die Sprache, das heißt dafür, Ihre Gefühle und intuitiven Eindrücke in Worte und Handlungen umzusetzen. Wenn Sie also nicht in der Lage sind, Ihre Gefühle aus der rechten Gehirnhälfte zu benennen, wirkungsvoll auf sie zu reagieren und sie aufzulösen, wird Ihre Gesundheit Ihnen das medizinisch-intuitiv mitteilen. Die Emotion und Intuition aus Ihrer rechten Gehirnhälfte wird hinunter in Ihren Körper wandern, in eines oder mehrere der sieben Zentren, und in Form von Krankheitssymptomen zu Ihnen sprechen.

## Wie Gefühle sich in körperlichen Symptomen ausdrücken

Wenn es bei Ihnen familiär, in der Partnerschaft, finanziell und beruflich gut läuft, wird Ihr Körper Ihnen mitteilen, dass Sie sich wohlfühlen und gesund sind. Oder Ihr Körper wird Ihnen durch gesundheitliche Beschwerden signalisieren, dass es in einem oder mehreren dieser Lebensbereiche nicht gut läuft. Sie können lernen, gleich zu Beginn auf Ihre Gefühle in der rechten Gehirnhälfte zu achten, dem Bereich der Intuition. Sie können lernen, sofort die Anfänge von Traurigkeit zu bemerken, bevor daraus eine Depression wird. Die Anfänge von Angst, bevor daraus Panikattacken und andere Angststörungen werden. Die Anfänge von Wut, bevor daraus Ärger und Zornausbrüche werden. Bevor diese Emotionen Ihre Gesundheit, Ihr Konzentrationsvermögen und andere Gehirnfunktionen beeinträchtigen.

Schauen wir uns nun gemeinsam ein hypothetisches Reading an (oder vielleicht ist es gar nicht so hypothetisch, denn die nachfolgenden Probleme sind uns wohl allen bekannt):

- Schauen Sie sich die Zentren *Ihres* Readings an: Haben Sie einen Kringel um das erste Zentrum gemacht, wo es um Probleme mit dem Immunsystem wie Allergien oder Infektionen geht? Wenn ja, fragen Sie sich: *Wie ist die Situation in meiner Familie? Habe ich viele Freunde? Fühle ich mich in der Welt sicher und geborgen?*
- Haben Sie das zweite Zentrum markiert – unterer Rücken, Gebärmutter, Eierstöcke, Hormone oder Fortpflanzungsorgane? Wenn ja, fragen Sie sich: *Bin ich wegen einer Beziehung deprimiert? Bin ich sexuell frustriert? Und wie ist es um meine Finanzen bestellt – habe ich Geldsorgen?*
- Vielleicht haben Sie das dritte Zentrum angestrichen, wo es um Verdauung, Gewicht, Körperbild und die Nieren geht. Dann stellen Sie sich folgende Fragen: *Wie läuft es bei mir beruflich? Wie ist es um meine Selbstachtung bestellt: Halte ich mich für zu dick? Hasse ich meine Haare? Finde ich mich attraktiv?*
- Haben Sie Probleme im vierten Zentrum: Nebenhöhlenentzündungen, Bronchitis, Lunge, Herz, erhöhter Cholesterinspiegel, Bluthochdruck, Herzklopfen oder Knoten in der Brust?

Dann fragen Sie sich: *Wie ist es um meine Partnerschaft bestellt? Wie ist meine Beziehung zu meiner Mutter? Wie zu meinen Kindern?*

- Gehen wir weiter zum nächsten Zentrum. Leiden Sie unter Nackenschmerzen, Problemen mit der Schilddrüse, CMD, Zahn- oder Zahnfleischerkrankungen? Nun, ich sage es Ihnen nur ungern, aber die zugrunde liegende Ursache sind ziemlich sicher Kommunikationsprobleme.
- Wenden wir uns dem sechsten Zentrum, also Kopf, Augen und Ohren zu. Leiden Sie unter Benommenheit, Schwindelgefühlen, trockenen Augen, Kopfschmerzen oder anderen Beschwerden im Kopfbereich? Vielleicht beruhen diese Beschwerden auf irrigen Annahmen über die Welt oder haben mit der Art und Weise zu tun, wie Sie auf Veränderungen reagieren beziehungsweise wie offen Sie dafür sind.
- Und dann ist da noch das siebte Zentrum. Hier müssen wir einen Moment innehalten, denn es handelt sich um Gesundheitsprobleme, die Ihr Leben völlig aus der Bahn werfen. Chronische, schwer zu behandelnde oder gar lebensbedrohliche Krankheiten zwingen Sie dazu, sich mit der Frage zu beschäftigen, was Ihre Bestimmung im Leben ist. Fragen Sie sich: *Habe ich diese Bestimmung völlig aus den Augen verloren? Lebe ich ohne Sinn und Ziel? Und wie ist es um die Qualität meines spirituellen Lebens bestellt?*

## Wie sich medizinische Intuition und Affirmationen kombinieren lassen

Was die Kombination von medizinischer Intuition und Affirmationen betrifft, arbeiten wir mit dem, was ich liebevoll das Geist-Körper-Bermudadreieck nenne. Wir müssen uns gleichzeitig mit drei Gebieten befassen. Wir identifizieren ein Szenario in unserem Leben (Familie, Beziehungen, Beruf und so weiter), wir identifizieren eine Emotion (Wut, Angst, Traurigkeit, nervöse Besorgtheit und so weiter) und wir identifizieren das dazugehörige gesundheitliche Problem. Das sind die drei Winkel des Dreiecks.

Oft genügen die medizinische Intuition und Affirmationen allein nicht. Manchmal bleiben wir trotzdem ängstlich oder wütend, können uns nicht konzentrieren und haben Gedächtnisprobleme. Und ein bestimmtes Krankheitssymptom verschwindet nicht, obwohl wir klar identifiziert haben, welches Lebensszenario dahintersteht. Wir müssen daher lernen, Gehirn und Körper physiologisch, durch die Ernährung und manchmal auch durch medizinische Maßnahmen bei der Heilung zu unterstützen.

In *Gesund Sein: Das neue Programm zur Selbstheilung*, dem ersten Buch, das ich mit Louise Hay schrieb, haben Sie gelernt, dass es nicht genügt, Affirmationen und die Intuition einzusetzen. Wir müssen *alle* Heilungsmöglichkeiten nutzen. Dies ist das zweite Buch dieser Serie. Es wird Ihnen dabei helfen, Ihr *Denken* zu heilen, und zwar auf ganzheitliche Weise, indem wir Medizin, Affirmationen und Intuition vereint einsetzen. Für eine vollständige Heilung benötigen wir alle drei Herangehensweisen.

Indem wir Louise Hays Methode mit der medizinischen Intuition kombinieren, können wir nicht nur maßgeschneiderte Lösungen für die Behandlung von Krankheiten finden, sondern die Denkmuster ändern, die uns daran hindern, eine gesunde geistige Einstellung zu entwickeln: frei von Angst und Frustration und mit einem klaren, scharfen Verstand. Wir können ein erlittenes Trauma, das unsere Beziehungen zu anderen Menschen und die Freiheit unseres Selbstausdrucks beeinträchtigt, aus einer neuen, frischen Perspektive sehen. Und was Sexualität, Körperbild und Identität angeht, können wir unser Selbstwertgefühl und unsere Selbstachtung mithilfe von Affirmationen transformieren.

## Wie Sie dieses Buch richtig nutzen

In *Gesund Sein* haben Louise und ich uns mit der körperlichen Seite der Gleichung beschäftigt – wie Sie Ihren Körper heilen können. Dieses Buch vermittelt Ihnen, wie Sie Ihr Denken heilen können. In den nachfolgenden Kapiteln werden Sie lernen, wie Sie mit Ihrer eigenen Traurigkeit oder der Ihrer Angehörigen umgehen können, mit Depression, Wut, Angst, Sucht, Konzentrations- und Lernschwäche. Sie werden lernen, auf gesunde Art zu altern und sich ein gutes Gedächtnis zu bewahren. Sie werden erfahren, wie unser Denken und Erleben durch unterschiedliche »Gehirn-Stile« geprägt wird, wobei ungewöhnliche Gaben, etwa die Mystik, eine Rolle spielen.

Sie werden außerdem erfahren, wie diese Aspekte mentaler und emotionaler Gesundheit sich auf Ihre körperliche Gesundheit auswirken. Wenn Ihnen gerade ein spezifisches Problem im Bereich Ihres Gehirns und Denkens zu schaffen macht, können Sie auch sofort die Alles-ist-gut-Klinik im betreffenden Kapitel aufschlagen. Das ist Ihre Chance, Klientin oder Klient in Louises und meiner virtuellen Geist-Körper-Klinik zu werden! Anhand einer Liste körperlicher und mentaler Symptome können Sie feststellen, ob das jeweilige Problem bei Ihnen vorliegt. Dann folgt eine für dieses Problem typische Fallgeschichte, und danach finden Sie eine ganze Palette von Vorschlägen – Strategien, die Sie für Ihre Heilung anwenden können. Auf diese Weise kann Ihnen dieses Buch zu einer virtuellen Heilungserfahrung verhelfen, mit Medikamenten, Nahrungsergänzungsmitteln, Heilkräutern und anderen ganzheitlichen Therapiemethoden aus Louises und meinem reichhaltigen Erfahrungsschatz. Sie erhalten die Gelegenheit, ihrem bereits existierenden Heilungsteam zusätzliche Impulse zu geben, sei es durch alternative Therapien, Nahrungsergänzungsmittel, Verhaltensänderungen, neue Denkmuster und dergleichen mehr.

Beachten Sie aber bitte, dass jede Lösung, die Sie ausprobieren, von kompetenten Ärzten oder Therapeuten begleitet werden sollte. Ich nenne das gerne »Heilungspartnerschaft«. Heilung benötigt menschliche Zuwendung und kann nicht in Isolation geschehen. Widerstehen Sie also dem Impuls, alles allein schaffen zu wollen. Nehmen Sie die Informationen in diesem Buch, finden Sie einen kompetenten, einfühlsamen Arzt oder anderen Gesundheitsexperten – vielleicht auch einen Heiler – und erarbeiten Sie mit ihm oder ihr einen Plan. Wenden Sie gemeinsam die in diesem Buch vorgestellten Methoden an, um Ihr Gehirn, Ihr Denken und Ihre Seele zu unterstützen, damit Ihnen die Veränderungen gelingen, die Sie sich in Ihrem Leben wünschen.

## 1. Kapitel

# DEPRESSIONEN

Sind Depressionen in Ihrem Leben eine schwere Belastung? Hindern Traurigkeit und Frustration Sie daran, Ihr volles berufliches Potenzial zu entfalten? Sind emotionaler Schmerz und Sensibilität bei Ihnen Hemmschuhe für eine glückliche Partnerschaft?

Schmerzen gehören in unserer Kultur zu den häufigsten körperlichen Symptomen. Und ebenso sind emotionale Schmerzen das häufigste seelische Symptom. Traurigkeit, Frustration, Überforderung: Sie alle gehen mit der gleichen Gehirnenergie einher, oder Gehirnchemie, oder wie immer Sie es nennen möchten. Das alles lässt sich unter der Überschrift Depression zusammenfassen.

Den meisten Menschen ist klar, dass es sich bei Depressionen um übermäßige Traurigkeit handelt. Vielen ist aber nicht bewusst, dass es dabei auch um einen Mangel an Liebe und Freude geht. Wir alle kennen diese Augenblicke, in denen wir uns alleingelassen, betrogen oder zurückgewiesen fühlen. Wenn die Traurigkeit jedoch über einen längeren Zeitraum anhält, handelt es sich um ein emotionales Problem, das sich schließlich auch im Körper niederschlagen wird.

Was verursacht diesen emotionalen Schmerz der Traurigkeit, Frustration, Depression? Dafür gibt es zahlreiche Gründe: Manchmal leiden wir unter dem Gefühl, einen Menschen für immer verloren zu haben. Manchmal fühlen wir uns wertlos. Es kommt vor, dass wir uns im Beruf respektlos behandelt fühlen. Angenommen, es war jemand Ihnen gegenüber ungerecht. Dann werden Sie ärgerlich, gereizt und wollen, dass sich die Situation anders gestaltet. Dieser Missmut, das Gefühl des Alleinseins und die Reizbarkeit sind allesamt Zeichen von Traurigkeit – die Sie sehr bald auch im Körper spüren. Sie werden hungrig. Sie werden müde und bewegen sich langsamer. Sie ertappen sich dabei, dass sie lautstark Türen zuschlagen. Sie rasten wegen Kleinigkeiten aus. Sie kritisieren sich selbst. Sie kritisieren andere. Und Sie schauen in den Spiegel und sagen: »Ich mag mich nicht.« Bei alldem wissen Sie selbst nicht genau, ob Sie nun traurig oder wütend sind. Es ist schwer zu sagen, wo die Traurigkeit endet, die Reizbarkeit beginnt und die Wut ausbricht.

## Depressionen verstehen

Unsere Gefühle sind direkt mit unserem Wohlbefinden verbunden. Wenn uns Wut oder Traurigkeit beherrscht, bedeutet das, dass ein Bedürfnis nicht erfüllt wird, und fast immer fühlen wir uns völlig »ungenügend«. Wir können das, was dahintersteckt, verdrängen und das Ganze als eine Phase von »schlechter Laune« abtun. Die Traurigkeit und die Wut können jedoch auch so stark werden, dass sie uns überwältigen, unser Leben aus den Fugen geraten lassen und unsere Beziehungen zum Schlachtfeld machen. Vielleicht misshandeln wir uns auch selbst mit zu viel Essen, Alkohol und schlechten Beziehungen. Von daher ist es sicher besser, rechtzeitig hinzuschauen, was Wut und Traurigkeit uns sagen wollen (siehe unten).

Auf jeden Fall lässt sich festhalten, dass Depressionen, Wut und Reizbarkeit mehr sind als bloß »schlechte Laune«: Diese schwierigen Gefühle zeigen, dass Liebe und Freude in unserem Leben extrem zu kurz kommen oder gänzlich fehlen. Gute emotionale und körperliche Gesundheit beginnt jedoch, wie wir aus Louises langjähriger Erfahrung wissen, damit, uns selbst zu lieben.

### *Depressionen und medizinische Intuition*

In der medizinischen Intuition betrachten wir Traurigkeit und Wut als Teil unseres emotionalen Leitsystems, das uns anzeigt, wenn in unserem Leben Veränderungen angesagt sind. Die Emotionen selbst sind nicht das Problem. Zwar werden Traurigkeit und Wut oft negativ gesehen, weil sie sich nun mal nicht gut anfühlen. Doch diese schwierigen Emotionen sind wie ein Feueralarm. Auch ein Feueralarm ist nicht angenehm. Er ist schmerzhaft laut, und man möchte lieber nicht, dass die Sirene losheult. Doch er ist absolut lebenswichtig! Wenn Sie also deprimiert sind – oder wenn ein Ihnen nahestehender Mensch deprimiert ist –, betrachten Sie das als einen intuitiven Feueralarm. Depression oder Traurigkeit ist ein Signal, dass etwas in Ihrem Leben in die falsche Richtung läuft. Wenn Sie diese überwältigende Furcht, dieses namenlose Unbehagen spüren, haben Sie wahrscheinlich den Eindruck, dass Ihnen ein Verlust droht. Wenn Sie also das nächste Mal in ein Stimmungstief absacken, halten Sie inne. Versuchen Sie, sich darüber klar zu werden, warum der intuitive Alarm aktiviert wurde. Ist Ihre Beziehung in Gefahr? Macht die Gesundheit eines geliebten Menschen Ihnen Sorgen? Wenn wir emotional in Traurigkeit oder Wut hineingleiten, müssen wir innehalten und uns fragen, was in unserem Leben schiefläuft.

Wenn Sie Ihre seelische und körperliche Gesundheit verbessern wollen, ist es wichtig, dass Sie die intuitiven Botschaften identifizieren, die sich in Ihren Emotionen ausdrücken. Das funktioniert, indem Sie zunächst die Emotion bemerken, sie als solche benennen und dann darauf reagieren. Nehmen wir die Depression. Zuerst erscheint sie in Ihrer rechten Gehirnhälfte. Das ist das Areal von Emotionen und Intuition. Wir müssen also das Gefühl der Depression und Reizbarkeit, wie es in seiner reinsten, intensivsten Form in der rechten Gehirnhälfte existiert, nehmen und in unsere linke Gehirnhälfte transferieren. Mit der linken Gehirnhälfte können wir es dann benennen, die Ursache herausfinden und wirkungsvolle Gegenmaßnahmen ergreifen.

Nehmen wir an, Sie bemerken während der Arbeit plötzlich, dass Sie sich deprimiert fühlen. Bevor Sie nun zum Schokoriegel greifen oder einen Kollegen anschnauzen, ist es besser innezuhalten. Finden Sie die intuitive Botschaft hinter der Emotion. Damit verhindern Sie, dass die depressive Stimmung eskaliert und sich in Ihrem Geist und Körper festsetzt. Indem Sie innehalten, das Gefühl klar identifizieren und benennen und effektive Gegenmaßnahmen ergreifen, besteht eine gute Chance, dass Sie die Traurigkeit oder Gereiztheit auflösen können, bevor diese Stimmung eine biochemische Kaskade in Ihrem Gehirn und Körper auslöst. Wenn das depressive Gefühl anhält und Sie ihm nichts Sinnvolleres als Schokolade oder Streit entgegensetzen, setzen Sie unweigerlich die biochemische Kaskade in Gang, die dann zu Beschwerden in vielen Bereichen Ihres Körpers führen kann. Wir beschreiben das an dieser Stelle einführend. Weiter hinten in diesem Kapitel erfahren Sie detailliert, welche Chemikalien es sind, die von den Emotionen jeweils freigesetzt werden.

Schauen wir uns zum Beispiel Wut an. Was ist Wut? Wenn Sie aus der Haut fahren könnten, weil die Schlange an der Kasse immer länger wird, ohne dass eine zweite geöffnet wird, wenn Sie eine Tür zuschlagen, weil Ihr Partner schon wieder nicht die Spülmaschine ausgeräumt hat, wenn Sie losschimpfen, weil Ihnen jemand die Vorfahrt nimmt, mit welchem Gefühl haben Sie es da zu tun? Es handelt sich um Wut. Diese Emotion sollte nicht unterschätzt werden. Sie bedeutet, dass etwas absolut nicht so läuft, wie Sie es jetzt gerade gerne hätten oder brauchten. Schlimmstenfalls bedeutet sie, dass jemand Ihre Würde verletzt oder Sie bedroht hat. Wenn Sie dieses Gefühl das nächste Mal verspüren, halten Sie unbedingt inne – ob in der Schlange am Flughafenschalter, in der U-Bahn oder wo immer. Wenn Sie ärgerlich sind, gereizt oder gar kurz vor einem Wutausbruch stehen, machen Sie sich bewusst, dass Sie die Emotion – also die Wut – stoppen können, bevor ein biochemischer Gehirn-Körper-Dominoeffekt ausgelöst wird, der zahlreiche gesundheitliche Probleme nach sich ziehen kann.

Verweilen Sie für einen Augenblick ganz bewusst bei der Frustration, Wut oder Verbitterung. Stellen Sie sich bildlich vor, dass Sie das Gefühl aus der rechten Gehirnhälfte in die linke hinüberschieben. Versuchen Sie, die intuitive Botschaft zu erkennen, die dem Gefühl zugrunde liegt. Aber noch besser ist es, den Gedanken zu identifizieren, der bewirkt, dass die »Wut-Taste« in Ihrem Gehirn heruntergedrückt bleibt. Meistens ist es nicht einfach der Umstand, dass Sie in einer Schlange warten müssen, jemand sich im Straßenverkehr danebenbenimmt oder beispielsweise eine lärmige Umgebung oder Menschengedränge Ihnen auf die Nerven geht. Meistens handelt es sich um ein Denkmuster wie: *Ich habe recht, die anderen sind im Unrecht, und diese Situation sollte einfach ganz anders sein.* Das stimmt auch, denn tatsächlich sollten andere sich an die Verkehrsregeln halten. Niemand sollte sich in einer Schlange vordrängeln. Aber es ist trotzdem so, dass diese Art von Gedanken – *Würde-müsste-sollte*-Gedanken – die Wut in Ihrem Gehirn und Ihrem Körper zusätzlich verstärken.

Wenn Sie nicht die intuitive Botschaft hinter dem Gefühl herausfinden und Ihre Gedanken verändern, ist es gut möglich, dass Sie eine halbe Stunde später einen Wutanfall bekommen und es vielleicht jemand völlig Unschuldigen trifft. In diesem Kapitel helfen wir Ihnen, solche Augenblicke des Alltagswahnsinns, die kaum zu vermeiden sind, so zu transformieren, dass Sie emotional und körperlich gesund bleiben oder werden.[1]

### *Wenn Stimmungen zu medizinischen Problemen werden: der emotionale Dominoeffekt*

Wie wird eine negative Emotion wie zum Beispiel Traurigkeit oder Wut in ein körperliches Symptom verwandelt? Dafür ist ein chemischer Dominoeffekt verantwortlich.

**Erstens:** Etwas macht Sie wütend, sei es eine überhöhte Rechnung oder dass jemand Ihnen die Freundschaft aufkündigt. Oder etwas macht Sie traurig. Vielleicht stirbt ein geliebtes Haustier, oder eine gute Freundin zieht in eine weit entfernte Stadt. Was immer es ist, es lässt sich nicht einfach abschütteln. Die Tage vergehen, und Sie merken, dass Sie »schlecht gelaunt« sind. Oder Sie fühlen sich niedergeschlagen. Allmählich wird aus diesem Gefühl ein namenloses Unbehagen, bis dann massive Symptome auftreten. Diese Emotionen, die Wut, die Traurigkeit wandern aus Ihrer rechten Gehirnhälfte, der Zone der reinen Emotionen, in Ihren Hypothalamus.

Ja, ganz richtig – dieser Hypothalamus, der für den Hormonhaushalt zuständig ist und Appetit und Schlaf reguliert. Deshalb stellen sich, wenn Sie längere Zeit in schlechter Stimmung sind, Schlaf- und Essstörungen ein, und Ihr Hormonhaushalt gerät aus dem Gleichgewicht. Dann wandern Traurigkeit und Wut in die Hirnanhangdrüse. Weitere negative Veränderungen bei Essverhalten, Schlaf und Hormonhaushalt sind die Folge. Schließlich, wenn der Zustand über Wochen oder Monate anhält, gelangt alles über den Hirnstamm in Ihre Nebenniere und wird von dort aus an Ihren gesamten Körper weitergeleitet.

**Zweitens:** Wenn Sie frustriert oder deprimiert sind, setzt Ihr Hirnstamm den Neurotransmitter Adrenalin frei, der bewirkt, dass Sie sich angespannt und gereizt fühlen. Ihre Nebenniere setzt außerdem Cortisol frei, ein Stresshormon, das dafür sorgt, dass Sie noch mehr essen wollen. Toll!

**Drittens:** Das Stresshormon Cortisol verursacht berüchtigte Störungen im Immunsystem. Aus der ursprünglichen Frustration oder Traurigkeit wird nun eine langfristige depressive Verstimmung. Die »körperliche« Depression beginnt mit der Ausschüttung einer Kaskade sogenannter Zytokine, die überall im Körper die Entstehung von Entzündungen fördern.

**Viertens:** Als Folge dieser Zytokine setzen Ihre weißen Blutkörperchen, die Immunzellen in Ihrem Körper, Proteine frei, die bewirken, dass Sie sich schwach und müde fühlen und Gliederschmerzen bekommen. Es fühlt sich an, als hätten Sie Grippe, Fieber oder Arthritis.

**Fünftens:** Die Zytokine »fressen« Ihre Stimmungs-Neurotransmitter Noradrenalin und Serotonin, die für gute Laune sorgen. Je tiefer die Noradrenalin- und Serotoninspiegel sinken. umso mehr werden Ihre depressive Stimmung, Wut und Reizbarkeit verstärkt.

**Sechstens:** Monate später verfestigen sich Depression und Wut im Körper noch stärker, was sich vor allem auf das Herz, den Blutdruck und den Blutzuckerspiegel auswirkt. Wenn Sie in dieser Phase zum Arzt gingen, würde ein erhöhter Homocysteinwert festgestellt werden – ein Warnhinweis, dass ein erhöhtes Risiko für eine Herzerkrankung besteht. Ihre Depression äußert sich in medizinisch-intuitiver Form als gebrochenes Herz.

**Siebtens:** Jetzt verursachen Veränderungen bei den Neurotransmittern Noradrenalin und Serotonin immer mehr Schmerzen. Erst schmerzt nur der Kopf, dann auch der Rücken, bis schließlich Beschwerden überall im Körper auftreten, sodass Sie das Gefühl haben, sich nur noch mühsam durch den Tag zu schleppen.

**Achtens:** Ihre sich stetig verschlechternde körperliche Verfassung und Depressionen quälen Sie nun auch nachts. Sie schlafen nicht mehr durch. Und tagsüber haben Sie Mühe, wach zu bleiben.

**Neuntens:** Während die Monate vergehen, bemerken Sie, als ob das Bisherige noch nicht schlimm genug wäre, dass Sie dicker werden. Oder Sie magern ab, je nach genetischer Veranlagung. Wenn Sie zunehmen, fällt Ihnen vermutlich auf, dass Sie sehr viele Kohlenhydrate essen – Nudeln, Reis, süßes Gebäck –, was Ihr Gewicht ansteigen lässt. Vermutlich neigen Sie nun auch noch dazu, mehr Alkohol zu trinken, um besser einschlafen zu können. Übergewicht und Alkoholkonsum führen in einen Teufelskreis, der weitere Gesundheitsprobleme nach sich zieht.

**Zehntens:** Mit dem Körpergewicht erhöht sich auch Ihr Cholesterinspiegel, wodurch Ihr Herzinfarkt- und Schlaganfallrisiko weiter ansteigen.

**Elftens:** Sind Sie überhaupt noch bereit, mir zu folgen? Das Ganze wird jetzt nämlich noch ein wenig deprimierender. Mit der Gewichtszunahme haben Sie sich mehr Insulinprobleme und mehr Blutdruckprobleme eingehandelt. Durch das erhöhte Gewicht und mehr Insulin im Blut steigt in Ihrem Körper die Entzündungsneigung, und Cholesterin schwimmt in Ihren Blutgefäßen.

**Zwölftens:** Cholesterin plus Depressionen erzeugen freie Radikale, die, wie Rost, mit der Zeit Ihr Gedächtnis beeinträchtigen. Nun müssen Sie eine Buchseite immer wieder durchlesen, um den Text zu begreifen. Sie können sich manchmal nicht mehr erinnern, was Sie im Moment zuvor gesagt haben. Sie können sich immer schlechter Namen merken. Der Gehalt an Omega-3-Fettsäuren in Ihrem Körper sinkt, und in Verbindung mit chronischen Entzündungsprozessen führt das dazu, dass Ihr Risiko, an einer Demenz zu erkranken, stark ansteigt – und der Gedanke daran lässt Sie noch depressiver werden.

Bei der Lektüre dieses Buches werden Sie also erkennen, dass Sie dadurch, dass Sie die intuitive Botschaft hinter einer Stimmung finden, nicht nur chronische Depressionen und Reizbarkeit überwinden können (dieses Kapitel). Sie werden sich auch von Ängsten befreien (zweites Kapitel), Süchte besser vermeiden (drittes Kapitel), Ihr Lernvermögen steigern (viertes Kapitel), Ihre Gedächtnisleistung verbessern und lernen, wie man gesund alt wird (fünftes Kapitel). Und Sie werden über mehr emotionale Kontrolle verfügen, um Ihr gesamtes lebenslanges spirituelles Potenzial hier auf Erden zu entfalten (sechstes Kapitel).

### *Das Geist-Körper-Netzwerk der Traurigkeit und Wut*

Meiner Erfahrung nach werden gegen Depressionen überwiegend Medikamente empfohlen – Prozac, Lexapro und so weiter. Als ob eine Depression lediglich ein Prozac-Mangel sei! Depression bedeutet vielmehr, dass der Traurigkeits-Schaltkreis in Ihren Gehirn und Ihrem Körper gestört ist.

Was ist das für Traurigkeit zuständige Geist-Körper-Netzwerk? Schauen wir uns zunächst das Gehirn an. Das limbische System des Gehirns, insbesondere der Temporallappen, ist wichtig für Emotionen und die Intuition. Dieser Bereich des Gehirns stellt die Verbindung unserer Gefühle und Intuition zu den Erinnerungen in Gehirn und Körper her.

Es gibt im Wesentlichen fünf Grundemotionen: Wut, Traurigkeit, Angst, Liebe und Freude. Wenn Sie an einer Depression leiden, überwiegen in Ihnen Traurigkeit und Wut, wohingegen Liebe und Freude völlig zu kurz kommen. Medikamente wie Prozac, Zoloft und Lexapro reduzieren lediglich die Depression, da es sich bei ihnen um Antidepressiva handelt. Sie bringen aber nicht mehr Liebe und Freude in Ihr Leben. Das gelingt erst mithilfe von Affirmationen, kognitiver Verhaltenstherapie und anderen Methoden, durch die Sie lernen, besser und erfüllter zu leben.

Der andere Teil des Gehirns ist der Frontallappen. Während das limbische System also für Emotionen zuständig ist, geht es im Frontallappen, allgemein gesagt, um Denken und Handeln. Menschen, die traumatische Erfahrungen machten, haben Erinnerungen, die in ihrem Frontallappen wieder und wieder abgespult werden, wenn sie depressiv sind: *Ich bin wertlos. Niemand wird mich je lieben. Das hat doch alles keinen Sinn.* Oder: *Ich habe recht, die anderen sind im Unrecht. Die Dinge sollten ganz anders sein.* Ein anderer Teil des Frontallappens hilft uns, aktiv zu werden und Ziele zu verwirklichen, wenn wir Freude empfinden, lässt uns aber in Trägheit versinken, wenn wir chronisch depressiv sind.

Was ist Wut? Wut ist oft das erste Symptom eines sich verändernden Hormonhaushalts und eines zu hohen Blutdrucks. Es gibt Seminare, in denen ein besserer Umgang mit Wut trainiert wird, aber oft werden sie zwangsweise von Gerichten angeordnet, wenn ein Mensch sich gewalttätig verhält. Diese von der Justiz verordnete Psychotherapie ist nur selten erfolgreich. Das muss man wissen. Man kann ein Pferd ans Wasser führen, aber man kann es nicht zwingen zu trinken. Depression und Traurigkeit sind ein normaler Bestandteil des Lebens, und das gilt auch für die Wut. Gegenwärtig entdecken die Forscher, dass die Anatomie der Wut und die Anatomie der Depression einander ähneln und es viele Überschneidungen zwischen ihnen gibt.[2]

Was bedeutet es, wenn Sie wütend sind? Dass Sie nicht bekommen, was Sie wollen oder erwartet haben. Wut wird sehr stark mit dem Temporallappen assoziiert, aber auch mit einer Zone im Frontallappen, dem Nucleus accumbens, die für Belohnungen zuständig ist. Wenn Sie nicht bekommen, was Sie wollen, sind Sie frustriert, was bis zu heftiger Wut eskalieren kann, und dieses Muster kann sich wiederholen wie eine Endlosschleife. Wie Sie sehen, gibt es im Gehirn also eine Überschneidung zwischen dem Wutnetzwerk und dem Traurigkeitsnetzwerk, weshalb wir, um auf den Anfang des Kapitels zurückzukommen, sagen: »Ich bin traurig«, »Ich bin frustriert« und dann: »Ich fühle mich überfordert«. Wieder und wieder. Wo auch immer Traurigkeit und Wut beginnen, sie enden stets im Gefühl der Überforderung.

Sicher haben Sie auch schon gehört, dass eine Depression Wut ist, die sich nach innen wendet. Vielleicht haben Sie es in einer aktuellen Psychologiezeitschrift gelesen. Dabei handelt es sich aber nicht um einen psychologischen Modetrend, sondern wurde bereits von Karen Horney beobachtet, einer frühen Psychoanalytikerin (1885 bis 1952). Sie bezeichnete die Depression als nach innen gerichtete Wut, die sich in Selbsthass verwandelt. Menschen, die an dieser Form der Depression leiden, werden häufig in eine Umwelt hineingeboren, die unsicher und furchteinflößend ist, sodass sie sich hilflos fühlen. Im Versuch, sich an diese Umwelt anzupassen, richten sie ihre Wut nicht auf die Menschen in ihrer Umgebung, sondern gegen sich selbst. Dies ist ein unbewusstes menschliches Verhalten, das merkwürdig erscheinen mag, aber zum Schutz dient. Statt zu denken: »Mein Gott, diese Leute sind wahnsinnig! Wie kann ich solche Menschen lieben?«, sagen sich die Betroffenen: »*Ich* bin nicht liebenswert, *ich* bin ein schlechter Mensch.« Um nicht (weiter) Opfer verbaler oder körperlicher Attacken zu werden, versuchen sie sich aus der Schusslinie zu halten und werden dabei gehemmt und unterwürfig. Sie kämpfen nicht, verhalten sich passiv. Dieses Verhalten zieht sich meist durchs ganze Leben hindurch. Doch die erlernte Vorgehensweise: »Ich werde versuchen, dich dazu zu bringen, dass du mich liebst, damit du mir nicht wehtust«, funktioniert oft nicht. Menschen, die in einer Familie aufwachsen, wo Gewalt und Missbrauch herrschen, versuchen häufig, sich ein Gefühl des »Geliebtwerdens« durch die Strategie zu verschaffen, sich unentbehrlich zu machen – gebraucht zu werden. Sie tun auch später, wenn sie erwachsen sind, alles für andere. Wenn sie von den anderen dafür keine Liebe und Anerkennung erhalten, fühlen sie sich nicht liebenswert und werden depressiv. Das ist ein Beispiel dafür, wie eine Depression aus Wut entsteht, die sich nach innen richtet. Wessen Wut ist es? Wessen Wut? Ich wiederhole diese Frage ganz bewusst. Es ist unsere Wut auf die Menschen, von denen wir missbraucht wurden und die uns Schmerz zugefügt haben. Diese Wut haben wir gegen uns selbst gerichtet, weil wir sie nicht nach außen richten konnten, wenn wir nicht Gefahr laufen wollten, Opfer von Gewalt zu werden. Möglich wäre auch, dass wir intuitiv die Wut der Menschen in unserer Umgebung absorbiert haben. Meist trifft beides zu, denn inzwischen ist erwiesen, dass Depressionen und Wut nicht einfach nur *unsere eigenen* Emotionen sind, sondern auch eine intuitive Reaktion auf unsere Umwelt darstellen.

### *Ein Wort zum Thema Diagnose*

Ein großer Teil meiner Ausbildung drehte sich darum, Traurigkeit mit Antidepressiva und Psychotherapie zu behandeln. Als ich meine psychiatrische Facharztausbildung begann, behandelten wir Stimmungsschwankungen, Angstzustände und andere psychische Beschwerden auf folgende Weise:

- Wir hörten uns an, was die Patienten über ihre Gefühle und gesundheitlichen Beschwerden erzählten.
- Wir schauten uns ihre Ernährung, ihre Schlafgewohnheiten und ihr Verhalten an.
- Ob Sie es glauben oder nicht: Wir zählten Symptome und verglichen die Anzahl der Symptome mit den diagnostischen Kriterien in einem psychiatrischen Handbuch, dem sogenannten DSM-IV.

Es gab schwere Depression, leichte Depression. Manche Menschen hatten eine bipolare Störung I, andere eine bipolare Störung II. Die Liste ging noch weiter. Natürlich gab es, im Gegensatz zu anderen ärztlichen Fachdisziplinen wie Gynäkologie, Onkologie oder innere Medizin, keine Scans, Röntgenaufnahmen oder Bluttests, um eine Diagnose zu bestätigen. Und heute, im 21. Jahrhundert, haben wir, nun raten Sie mal, was? Ein neues Buch mit einer anderen Liste und neuen Namen für die Diagnosen. Es heißt abgekürzt DSM-V.

Angenommen, es wäre in den Achtzigerjahren bei Ihnen eine Aufmerksamkeitsdefizitstörung (ADS) diagnostiziert worden. Dann hätte man in den 1990ern gedacht, Sie hätten Asperger. In den frühen 2000er-Jahren hätte man Ihr Problem als Bipolar II bezeichnet. Wie würde die Diagnose wohl im Jahr 2020 oder 2030 lauten? Und welches Medikament würde man Ihnen verordnen? Schließlich ist es immer noch das gleiche Gehirn!

Gegenwärtig beruht die Psychiatrie hauptsächlich darauf, wie traurig oder glücklich Sie sind. Und obwohl wir häufig beobachten, dass Patienten wütend werden, gibt es ironischerweise keine Wut-Diagnosen. Aber es gibt viele Diagnosen bezüglich Stimmungsschwankungen: Bipolar, Borderline und so weiter.

Dieses Buch hilft Ihnen, Ihr Bewusstsein zu heilen, und zwar unter Zuhilfenahme aller derzeit verfügbaren Optionen. Etikettierungen, also Diagnosen, werden dabei keine so wichtige Rolle spielen, da sie sich ständig verändern – im Gegensatz zum Gehirn, das diese Neigung zu Veränderung nicht zeigt. Bei den Diagnosen spielen außerdem oft Politik und Ideologie eine Rolle – aber da werden wir uns schön heraushalten.

### *Depression, Wut und Selbstliebe*

Louise Hay suchte stets nach einer Lösung für seelische Probleme. Bei ihr ist immer wieder davon die Rede, wie wir Traurigkeit, Depression und Wut dadurch auflösen können, dass wir Liebe und Freude hinzufügen. Statt darüber nachzudenken, warum Sie sich selbst nicht lieben, sei es, weil jemand Sie verletzt hat oder dass Sie in einer hasserfüllten Umgebung aufwuchsen, rät Louise Ihnen ganz einfach, sich selbst so zu lieben, wie Sie sind. Sie rät, sich jetzt sofort zu lieben, wo immer Sie gerade stehen. Wenn Louise über Selbstliebe spricht, geht es dabei nicht um Ihren Taillenumfang, Ihre Hüften oder Ihre Haarfarbe. Das ist keine Liebe, das ist Eitelkeit. Und sie lehrt, dass sich dahinter Angst verbirgt. Louise möchte, dass wir das unglaubliche Wunder achten und wertschätzen, das jeder einzelne Mensch ist. Wenn wir uns selbst lieben, lieben wir das Göttliche, den großartigen Ausdruck des Lebens. Wenn wir uns selbst lieben, wissen wir, dass wir uns auf das Universum einstimmen und auf die Liebe, die alles Leben durchströmt und erfüllt. Louise ist der Auffassung, dass Wut, Depression und Traurigkeit untrennbar miteinander verbunden sind, und viele Vertreter einer frühen Psychologierichtung, die sogenannte Objektbeziehung, stimmen darin mit ihr überein.[3] Das ist bemerkenswert, denn Louise hat nie studiert oder wie ich eine psychiatrische Facharztausbildung absolviert. Seufz!

Warum fällt es uns schwer, uns selbst zu lieben? Fragen wir zunächst, wie wir lernen, uns selbst zu lieben: Als Kleinkind schauen wir zu unseren Eltern auf, wir sehen sie, sie sehen uns, und wir glauben, das wäre Liebe. Wir absorbieren das im limbischen Frontallappen-Netzwerk in unserem Gehirn. Wenn unsere Eltern allerdings nicht sehr liebevoll sind, schließen wir möglicherweise daraus, *wir* wären nicht liebenswert. Das bewirkt, dass sich in unserem Gehirn ein kleiner Mangelzustand entwickelt, der dann dazu führt, dass im Frontallappen Denkmuster entstehen, die sich ständig im Kreis drehen: *Ich bin nicht liebenswert. Ich bin nicht begehrenswert. Niemand wird mich je lieben.* Da haben wir nun also eine kleine Unvollkommenheit in unserem Gehirn, unserer Persönlichkeit, die mit den Erinnerungen in unserem Gehirn und in unserem Körper verknüpft ist. Und diese Beeinträchtigung des eigenen Selbstbildes wird schließlich zu einer Beeinträchtigung der emotionalen und körperlichen Gesundheit führen.

Aber muss es so bleiben? Muss Ihr ganzes Leben durch dieses verinnerlichte Selbstbild eingeengt werden? Nein, das muss es nicht! Einige »Theoretiker« behaupten, das Selbstbild sei statisch. Aber das ist nicht wahr. Sie können Ihr Profil verändern. Bücher wie *Confidence Code – Was Frauen selbstbewusst macht* erklären ausführlich Selbstvertrauen und Selbstachtung in all ihren Aspekten.[4] Jedenfalls sind Sie den in Gehirn und Körper gespeicherten Fehlprogrammierungen nicht hilflos ausgeliefert. Durch Affirmationen, kognitive Verhaltenstherapie und andere Strategien können Sie jederzeit Ihre Stimmung positiv verändern, Sie können sich durch Körpertraining ein neues Gefühl der Stärke aufbauen, an Ihrer Spiritualität arbeiten und sich mit Ihrer höheren Macht verbinden – positive Veränderungen sind immer möglich. Sie können sich selbst lieben. Wenn Sie möchten, können Sie dabei auch therapeutische Hilfe in Anspruch nehmen, etwa um einen Verlust oder einen Schmerz aus der frühen Kindheit besser zu verarbeiten. Mithilfe einer Therapeutin oder eines Therapeuten, also sozusagen einer Mutter- oder Vater-»Prothese«, können Sie die in Ihrem Gehirn und Körper gespeicherten Erinnerungen umgestalten.

### *Depression und Wut*

Ich wünschte, ich bekäme einen Dollar für jeden Anruf von Leuten, die telefonisch meinen Rat als medizinische Intuitive einholen und bei denen ich ein Problem im Bereich Depression und Wut diagnostiziere, die aber von sich behaupten, sie wären weder depressiv noch wütend oder unglücklich! Diese Leute haben keine seelische Depression, sondern eine Körper-Depression. Was ist eine Körper-Depression? Diese Menschen spüren ihre Traurigkeit und Wut nicht wirklich und sind nicht in der Lage, über die Emotionen an sich zu sprechen. Sie sagen zum Beispiel, dass sie sich müde fühlen. Sie spüren einen Druck auf der Brust, Atembeklemmungen. Ihre Beine fühlen sich bleischwer an. Sie können schlecht einschlafen und schlafen nicht durch. Ihre Muskeln sind verspannt. Sie leiden unter erhöhtem Blutdruck, erhöhten Cholesterinwerten. Oder sie haben ein Magengeschwür. Was steckt dahinter? Nun, diese Patienten beschreiben die körperlichen Symptome, die Resultat der neurochemischen Veränderungen sind – des bereits geschilderten Dominoeffekts. Die Neurotransmitter für Depression und Wut haben den Boden für Symptome bereitet, die sich eher im Körper und weniger im Gehirn bemerkbar machen. Denken Sie daran: Wenn wir einer Emotion wie Traurigkeit oder Wut nicht Ausdruck verleihen können – wenn wir sie nicht aus der rechten in die linke Gehirnhälfte holen können, sie nicht benennen, nicht auf sie reagieren können –, wandert sie hinunter in den Körper.

Die medizinische Intuition ist eine ausgezeichnete Hilfe für Menschen, bei denen sich Probleme des Denkens körperlich manifestieren. Wenn es in unserem Leben eine Emotion gibt, mit der wir nicht angemessen umgehen, wird unser Körper uns das wissen lassen, indem er bestimmte Symptome entwickelt. Also können wir uns Probleme in jedem der sieben Zentren anschauen, von denen bereits die Rede war:

- Wenn Ihnen Ihr Immunsystem, Blut, Haut, Muskeln und Gelenke Probleme bereiten oder andere Beschwerden innerhalb des ersten Zentrums auftreten, etwa Anämie oder Pfeiffer'sches Drüsenfieber, fragen Sie sich: »Welcher Verlust innerhalb meiner Familie macht mir zu schaffen?«
- Wenn Sie an Symptomen im zweiten Zentrum leiden, also im Beckenbereich, dem Beziehungsbereich Ihres Körpers – zum Beispiel PMS oder Scheidenentzündung –, fragen Sie sich: »Gibt es im Zusammenhang mit meiner Partnerschaft Verlustgefühle, Traurigkeit oder Wut?«
- Bei Symptomen im dritten Zentrum, Ihrer Körpermitte, beispielsweise Diabetes oder Allergien, fragen Sie sich: »Gibt es bei mir Traurigkeit bezüglich meines Selbstwertgefühls?«
- Symptome im Bereich Herz, Brust und Lunge, also im vierten Zentrum, können mit Liebeskummer zu tun haben.
- Im fünften Zentrum kann eine Schilddrüsenunterfunktion darauf hindeuten, dass Sie wütend darüber sind, dass man Sie scheinbar ausschließt oder vernachlässigt.
- Im sechsten Zentrum könnte zum Beispiel ein grauer Star Ausdruck der Unfähigkeit sein, freudig und optimistisch in die Zukunft zu blicken.
- Im siebten Zentrum kann Wut, Schmerz oder über lange Zeit andauernde Verbitterung das Krebsrisiko erhöhen.

### *Körperliche Symptome von Depression und Wut medikamentös behandeln*

Menschen aus aller Welt suchen meinen Rat als medizinische Intuitive, weil sie an Gesundheitsproblemen in Gehirn und Körper leiden. Viele Nahrungsergänzungsmittel, Heilkräuter und Medikamente, die gegen körperliche Probleme helfen, können auch bei emotionalen Problemen Abhilfe schaffen. Zum Beispiel helfen stimmungsaufhellende Mittel wie Prozac, Zoloft, 5-HTP (5-Hydroxytryptophan) und SAMe (S-Adenosylmethionin) oft auch bei Störungen des Immunsystems. Warum? Weil sie die Immunmediatoren beeinflussen. Ja, jene Immunmediatoren, die Teil des zuvor betrachteten Dominoeffekts sind. Die Forscher glauben heute, dass diese Neuromodulatoren, die sogenannten Zytokine, Einfluss auf zahlreiche Krankheiten haben, sei es Lyme-Borreliose, Autoimmunerkrankungen wie Lupus, chronische Erschöpfung oder rheumatische Arthritis. Ob Sie nun also an Depression und Wut oder einem der genannten körperlichen Symptome leiden, es werden Ihnen vermutlich die gleichen Nahrungsergänzungsmittel oder Medikamente helfen. Wenn ich jemandem, der an Gelenkbeschwerden leidet, Rosenwurz *(Rhodiola rosea)* empfehle, sagt er oder sie vielleicht zu mir: »Ich weiß, dass Rosenwurz gegen Depressionen eingesetzt wird. Dann glauben Sie also, dass ich depressiv und ängstlich bin.« Und ich antworte: »Nein, ich empfehle Rosenwurz, weil er Serotonin und Cholesterin reguliert, und Sie haben Probleme mit Ihrem Cholesterinspiegel.« Und meistens sagt der Patient dann: »Okay.«[5]

## Die Alles-ist-gut-Klinik

Der Rest dieses Kapitels ist der Alles-ist-gut-Klinik gewidmet, wo ich Ihnen zeigen möchte, wie Sie Ihre Depressionen, Ihre Wut und Stimmungsschwankungen heilen können.

### *I. Depression und Wut in Gehirn und Körper*

Höchstwahrscheinlich haben wir das Folgende alle schon mal in der einen oder anderen Form erlebt. Aber trifft etwas von dem Aufgezählten auf Ihre momentane geistige und körperliche Verfassung zu? Gehen Sie die nachfolgende Liste aufmerksam durch.

Welche der Symptome machen sich bei Ihnen gegenwärtig bemerkbar? Auf diese Weise führen Sie ein intuitives medizinisches Reading bei sich selbst durch.

**Geistige Symptome**

- Sie empfinden Kummer, Schmerz, Einsamkeit, Unruhe, Bitterkeit, Frustration oder »schlechte Laune«.
- Diese Gefühle haben sich nach dem Verlust eines geliebten Menschen in Ihnen festgesetzt.
- Jemand, der Ihnen wichtig ist, respektiert Sie nicht.
- Dieses schmerzhafte Unbehagen tritt auf, seit Sie eine berufliche Enttäuschung hinnehmen mussten.
- Möglicherweise absorbieren Sie intuitiv die Depression oder Traurigkeit eines anderen Menschen.
- Sie glauben, dass das Leben keinen Grund zur Hoffnung gibt.
- Sie fühlen sich minderwertig.
- Sie machen sich Vorwürfe wegen Dingen, die in Ihrer Umgebung schiefgehen.
- Sie glauben, dass man Sie unfair behandelt.
- Sie glauben, das Leben sollte anders sein.
- Sie verspüren den Wunsch zu sterben.
- Sie wünschen einer anderen Person den Tod.

**Körperliche Symptome**

- Sie fühlen sich müde, Ihr Körper schmerzt. Sie leiden unter häufigen Infektionen.
- Das Aufstehen morgens fällt Ihnen schwer. Sie schlafen immer länger und länger.
- Sie schlafen schlecht ein und schlafen nicht durch.
- Sie gehen langsam und schlurfend.
- Ihre Beine fühlen sich schwer an und Sie gehen vornübergebeugt.
- Sie beißen oft die Zähne zusammen und ballen die Fäuste.

- Ihr Gesicht ist gerötet und heiß.
- Sie ertappen sich dabei, dass Sie Türen zuknallen und wütend mit Sachen um sich werfen.
- Ihre Hormone sind nicht im Gleichgewicht. Wenn Sie eine Frau sind, geht es Ihnen emotional während des zweiten Teils Ihres Menstruationszyklus oder während der Menopause schlechter.
- Wenn Sie ein Mann über 50 sind, fühlen Sie sich erschöpft und ohne Energie. Sie wollen keinen Sex.
- Entweder essen Sie sehr viel, oder Sie haben keinen Appetit.
- Sie haben ein leeres Gefühl in der Magengegend.
- Sie haben ein starkes Verlangen nach Alkohol.
- Sie spüren den Drang, Geld für Dinge auszugeben, die Ihnen sonst nichts bedeutet haben.
- Sie verspüren ein bleiernes Druckgefühl auf der Brust.
- Sie sind kurzatmig.
- Sie haben einen Kloß in der Kehle.
- Ihr Gedächtnis lässt nach. Es fällt Ihnen schwer, sich zu konzentrieren, oder Sie konzentrieren sich auf eine Sache, die Ihnen Sorgen bereitet, und grübeln dann endlos darüber nach.

Wenn Sie sich in dieser Liste wiederfinden, folgen Sie mir jetzt bitte in die Alles-ist-gut-Klinik. Dort stelle ich Ihnen verschiedene Lösungsmöglichkeiten vor, die für Sie geeignet sein können. Doch ehe wir uns Ihrem Fall zuwenden, möchte ich Ihnen Felicias Geschichte erzählen.

### *Fallbeispiel Felicia: Eine schleichende Depression*

Felicia kam in die Klinik, weil sie sich, wie sie sagte, »niedergeschlagen« fühlte. Ironischerweise bedeutet ihr Name »Glück«.

#### Das intuitive Reading

Ich schaute Felicia an. Sie hatte eine liebevolle Familie. Es gab nichts Traumatisches, keine Tragödien. Andererseits sah ich in Felicias Leben aber auch keine Leidenschaft, keine großen Ziele. Es wirkte, als wäre bei ihr zu Hause das Licht gedimmt. Sie hatte das Gefühl, sich schlecht konzentrieren zu können. Und es fehlte ihr eine aktive, zupackende Energie, sodass ich mir nicht vorstellen konnte, dass sie beruflichen Ehrgeiz entwickelte. Sie hatte keine Energie für Hobbys, ja, noch nicht einmal, um das Haus zu verlassen und sich mit Freundinnen zu treffen. Doch die Menschen in Felicias Umgebung waren aktiv und hatten ein reiches Gefühlsleben, und irgendwie fand sie das frustrierend. Sie glaubte, dass das Leben ungerecht war, weil andere Leute das Glück erlebten, das sie selbst nicht zu empfinden vermochte.

### Der Körper

Nun wandte ich mich in meinem Reading Felicias Körper zu. Ich sah, dass es ihrem Gehirn an »Batterieflüssigkeit« fehlte. Gab es Antikörper, die ihre Schilddrüse angriffen? Sie wirkte traurig, ohne Hoffnung. Gab es chronische Immunbeschwerden, die sich gegen ihre Gelenke richteten? Ich hatte den Eindruck, dass ihr Hals chronisch verschleimt war, und ich sah, dass sie ständig die Zähne zusammenbiss und die Muskeln in Kiefer und Nacken angespannt waren.

### Die Fakten

Felicia erzählte mir, dass sie schon ihr ganzes Leben an Depressionen und Enttäuschung litt. Die Ärzte nannten es Dysthymie oder chronische Depression. Was sie auch versuchte, es gelang ihr nicht, ihre Niedergeschlagenheit zu überwinden. Ernährungsumstellungen, Nahrungsergänzungsmittel, Medikamente – nichts half gegen Felicias Depression. Ganz gleich, was sie tat oder mit wem sie ihre Zeit verbrachte, immer blieb ihr Energielevel niedrig. Felicia fühlte sich, als ob sie einen schweren Anker hinter sich herschleifte. Warum konnte sie nicht ebenso glücklich sein wie die Menschen in ihrem Umfeld?

Eine weitere Diagnose, die man bei ihr stellte, lautete chronische Erschöpfung. Also versuchte sie es auch mit allen Behandlungsmethoden, die in diesem Fall empfohlen wurden. Nichts half. Dann hieß es, sie hätte eine Nebennierenschwäche. Doch trotz aller Nahrungsergänzungsmittel, die sie für ihren Cortisolspiegel und zur Stärkung ihres Immunsystems einnahm, wollte die Depression einfach nicht aus ihrem System weichen. Immer war Felicia niedergeschlagen und bedrückt. Und da war stets ein Stich von Groll oder Bitterkeit in ihr. Keine der Behandlungen gegen chronische Erschöpfung, Fibromyalgie oder Nebennierenschwäche wirkte. Ihre Ärzte sagten, bei ihr lägen »klinisch nicht nachweisbare Schilddrüsenprobleme« vor, und sie fühlte sich ständig, als hätte sie eine Grippe in den Knochen.

### Die Lösung

Machen auch Ihnen Traurigkeit oder Frustration zu schaffen? Scheint Glück für Sie stets knapp außerhalb Ihrer Reichweite zu liegen? Wenn hartnäckige Traurigkeit und chronischer Energiemangel bei Ihnen vorherrschen, erhöht das langfristig Ihr Risiko für bestimmte Krankheiten, etwa Störungen des Immunsystems, Schmerzen, Nebennieren- und Schilddrüsenprobleme und Hormonschwankungen, um nur einige zu nennen. Wenn Sie, wie Felicia, nur die körperlichen Symptome behandeln, nicht die Emotionen, wird keine Heilung eintreten. Wenn Sie nur die Stimmung behandeln, die Depression und Reizbarkeit, werden Sie weiterhin unter körperlichen Symptomen leiden. Warum? Um Depression und Wut wirksam zu behandeln, die sich in Geist und Körper manifestieren, müssen Sie sich Ihrem ganzen Sein zuwenden. Traurigkeit und Wut finden gleichzeitig im Bewusstsein und im Körper statt. Diese Emotionen sind wie ein Buschfeuer. Wenn Sie nichts gegen sie unternehmen, erzeugen sie Entzündungssymptome in Ihrem Immunsystem. Die durch Depression und Wut bewirkte Gehirn-Körper-Entzündung erzeugt Hitze, Hautrötungen und Gelenkschmerzen. Auch fällt es Ihnen schwer, sich zu konzentrieren und klare Gedanken zu fassen.

Woher wissen wir überhaupt, dass es emotionale Gehirn-Körper-Störungen gibt? Sehr viele entzündliche Erkrankungen gehen mit Depressionen einher. Viele Marker, mit denen Entzündungen im Körper nachgewiesen werden können, treten auch bei Depressionen auf. Es geht also darum, nicht nur Gehirn und Denken, sondern auch den Körper positiv zu beeinflussen. Mit Nahrungsergänzungsmitteln, Medikamenten und Affirmationen gegen Traurigkeit, Frustration und Entzündungen in Gehirn und Körper vorzugehen kann Ihnen dazu verhelfen, ein aktiveres und erfüllteres Leben zu führen. Und indem wir Ihre Emotionen, Ihre Stimmung behandeln, sorgen wir nicht nur für eine verbesserte emotionale Gesundheit, sondern unternehmen gleichzeitig etwas gegen Entzündungsprozesse in Ihrem Körper.

Und was ist mit Psychotherapie? Wie passt sie in das Behandlungsschema hinein? Menschen mit Dysthymie, also einer lang anhaltenden, sozusagen auf kleiner Flamme brennenden Depression, Reizbarkeit und Wut, hilft am besten die kognitive Verhaltenstherapie. Dabei schaut man sich Gedanken an – kognitiv – und identifiziert, wie sie sich auf das Verhalten auswirken. Mithilfe eines gut ausgebildeten kognitiven Verhaltenstherapeuten lernen Sie, jene Denkmuster zu erkennen und benennen, mit denen Sie sich selbst »herunterziehen« und traurig machen. Und Sie identifizieren auch mögliche Handlungen, mit denen Sie die Depression lindern und Ihre Stimmung aufhellen können.

Dabei helfen auch ganz besonders Affirmationen. Viele der von Louise Hay empfohlenen Affirmationen ersetzen ein identifiziertes negatives Denkmuster, eine depressive Vorstellung durch eine positive, liebevolle, freudige, lebensbejahende.

### Geeignete Arzneien

Zusätzlich zu den Affirmationen benötigen viele Menschen stimmungsaufhellende Nahrungsergänzungsmittel, Heilkräuter und, in schweren Fällen, Medikamente. Nur Sie selbst können gemeinsam mit Ihrem Arzt oder Therapeuten entscheiden, was für Sie das Richtige ist. Ohne Beratung geht es nicht. Wenn Sie ein Kind austragen, benötigen Sie Hilfe und Partnerschaft. Und auch eine Wiedergeburt Ihres Geistes und Ihres Körpers gelingt besser, wenn Sie geeignete Hilfe in Anspruch nehmen. Schauen Sie sich also mit einem liebevollen ärztlichen oder sonstigen fachkundigen Helfer an, welche Nahrungsergänzungsmittel, Heilkräuter und eventuell auch Hormone und Medikamente sich eignen, um Ihre Gehirnchemie wieder ins Gleichgewicht zu bringen.

Zurzeit weiß niemand wirklich, welche Medikamente und Nahrungsergänzungsmittel bei dieser Form der Dysthymie oder chronisch depressiven Störung helfen. Doch wenn Sie sich nicht isolieren und sich eine intensive Interaktion zwischen Ihnen und dem Arzt oder Therapeuten, der Sie behandelt, entwickeln kann, bringt Sie das auf jeden Fall voran. Denn der fürsorgliche Austausch zwischen Ihnen und den Menschen, die Sie therapeutisch begleiten, setzt Opiate frei, das sind stimmungsaufhellende Neurotransmitter, die allein schon eine positive Wirkung entfalten. Der »Placeboeffekt« ist keine Einbildung. Er ist eine Realität in Ihrem Körper. Jene Opiate, die in uns Empathie wecken und uns veranlassen, freundlich und liebevoll zu anderen Menschen zu sein, wirken sich positiv auf unser Immunsystem aus und wirken Entzündungen entgegen. Greifen Sie also zum Telefon und vereinbaren Sie einen Termin. Lassen Sie sich bei der Heilung helfen.

Vielleicht denken Sie, dass Medikamente nicht das Richtige für Sie sind. Vielleicht bevorzugen Sie eine »spirituellere« Herangehensweise. Aber bevor Sie Medikamente rundweg ablehnen, überlegen Sie noch einmal in Ruhe: Nehmen wir zum Beispiel einen Diabetiker. Bei dem Betroffenen produziert die Bauchspeicheldrüse zu wenig oder gar kein Insulin, ein Hormon oder – wenn Sie diese Bezeichnung bevorzugen – einen Neurotransmitter, der extrem wichtig für die Gehirn- und Körperchemie ist. Bei manchen Menschen passiert etwas Ähnliches mit den Neurotransmittern, die im Hirnstamm produziert werden und für unser Gefühlsleben wichtig sind: Bei ihnen kommt diese Produktion zum Erliegen. Vermutlich werden Sie es nicht für »unspirituell« halten, wenn ein Diabetiker sich Insulin spritzt. Warum sollte es dann im zweiten Beispiel ein Problem sein, das entsprechende Medikament einzunehmen? Wichtig ist, dass wir alle Entscheidungen treffen müssen. Für manche von uns kann die Einnahme von Medikamenten, kurzzeitig oder auch dauerhaft, einfach die richtige Lösung sein.

Und welche Wahl haben Sie, was Medikamente betrifft? Dazu gehören die sogenannten trizyklischen Antidepressiva, also beispielsweise Prozac, Zoloft, Paxil und Lexapro. Andererseits gibt es all diese neueren Antidepressiva, die auf jene von mir erwähnten Neurotransmitter im Hirnstamm einwirken. Serotonin und Noradrenalin werden durch Trevilor retard, Cymbalta und andere beeinflusst. Viele dieser Medikamente wirken auch gegen die Körper-Depression und Entzündungen. Cymbalta hilft zum Beispiel gegen Gelenkentzündungen bei Patienten mit chronischer Erschöpfung. Andererseits werden Sie von neueren Medikamenten hören, solchen wie Abilify, die auf Dopamin und Serotonin einwirken. Sie sind wichtig, wenn ungewöhnliche Kombinationen von Angst und Depression vorliegen. Und schließlich sind da noch die selten eingesetzten, aber hochwirksamen MAO-Hemmer (Monoaminooxidase-Hemmer wie zum Beispiel Nardil oder Parnate). Sie eignen sich sehr gut für die Behandlung lang anhaltender Depressionen, erfordern aber eine spezielle Diät.

Doch vielleicht sind Sie nicht bereit, Medikamente einzunehmen. Sagen Sie das Ihrem Arzt oder Therapeuten. Für Sie gibt es auch folgende Möglichkeiten:

- SAMe kommt für Sie infrage, 400 mg täglich auf leeren Magen, oder 5-HTP oder Rosenwurz, 100 mg ein-, zwei-, drei- oder viermal täglich eingenommen. Diese Nahrungsergänzungsmittel dürfen Sie aber nur nehmen, wenn Sie nicht an einer bipolaren

Störung leiden. Besprechen Sie die Einnahme daher unbedingt vorher mit Ihrem Arzt oder Therapeuten.

- Zusätzlich zu diesen Ergänzungsmitteln nehmen Sie bitte immer auch ein Multivitaminpräparat ein. Warum ist das wichtig? Eine ausreichende Zufuhr der Vitamine B6 und B12 hilft Ihrem Körper, genug Serotonin und andere Neurotransmitter zu produzieren. Und die Einnahme von täglich 15 mg L-Methylfolat über einen Zeitraum von 60 Tagen hilft Menschen, die viele dieser Nahrungsergänzungsmittel gegen Depressionen anwenden.[6]

Wenn Sie unter dem sogenannten Brain Fog (»Gehirnnebel«) leiden und bei der Arbeit unkonzentriert sind, liegt das häufig daran, dass Entzündungen, Depressionen und Veränderungen bei den Neurotransmittern die Leistungsfähigkeit Ihres Gehirns beeinträchtigen. Zum Glück wirken viele Nahrungsergänzungsmittel, die Aufmerksamkeit und Konzentration fördern, auch stimmungsaufhellend und helfen gegen körperliche Erschöpfung:

- 240 mg Ginkgo biloba fördern sehr wirkungsvoll Konzentration und Aufmerksamkeit. Seien Sie aber vorsichtig, wenn Sie Ginkgo zusammen mit Aspirin oder Blutverdünnern einnehmen. Fragen Sie vorher Ihren Arzt oder Therapeuten.
- Der sibirische Ginseng ist dafür bekannt, ausgezeichnet bei Konzentrationsschwäche zu helfen. Auch bei Nebennierenschwäche wirkt sibirischer Ginseng sehr gut, weil er Cortisol-Probleme harmonisiert.
- Kakao enthält Phenylethylamin. Schokolade mit über 75 Prozent Kakaoanteil beeinflusst daher den Dopaminspiegel und stärkt Ihre Energie und Motivation, sodass Sie eher bereit sind, Freunde zu treffen, aktiv zu werden und Sport zu treiben (allerdings auch nur bei nicht übermäßigem Konsum).

**Andere Behandlungsmöglichkeiten bei Depressionen**

Lang anhaltende Veränderungen bei den die Stimmung beeinflussenden Neurotransmittern können Ihr Immunsystem beeinträchtigen. Akupunktur und chinesische Heilkräuter helfen gegen Entzündungen. Wenn Sie also, wie Felicia, unter Körper-Depression leiden – sei es chronische Erschöpfung, Schmerzen oder andere Symptome –, lassen Sie den Milz-, Magen- und Nierenmeridian von einem Akupunkteur oder einem Spezialisten für chinesische Kräutermedizin behandeln. Fragen Sie zusätzlich nach chinesischen Heilpflanzen wie Long Gu *(Draconis os)*, die Depressionen lindern und bei Schmerzen und Schlaflosigkeit helfen.

Auch wenn Ihre Depression die Ursache für Ihre starke Müdigkeit und Erschöpfung sein kann, versuchen Sie mithilfe eines Trainers Ihre Fitness langsam zu steigern. Vielleicht schaffen Sie es in der ersten Woche nur, fünf Minuten täglich zu trainieren, dann in der zweiten Woche schon zehn Minuten. Bauen Sie Ihre Fitness so weit auf, dass Sie 20 bis 30 Minuten tägliches Training schaffen. Dadurch setzen Sie in Ihrem Körper Opiate frei, was Ihre Stimmung hebt und Ihr Immunsystem stärkt.

Schauen Sie sich Fernsehsendungen oder Kinofilme an, die Sie zum Lachen bringen. Lachen ist gesund! Und meiden Sie Filme, bei denen Sie weinen oder hinterher noch stundenlang grübeln müssen. Ich glaube, das ist einleuchtend, oder? Und verbringen Sie Ihre Zeit mit Menschen, die gern und viel lachen. Menschen, die depressiv sind und schlechte Laune verbreiten, gehen Sie hingegen besser aus dem Weg. Warum? Wir wissen, dass eine der Ursachen für Depressionen darin besteht, viel Zeit mit deprimierenden Menschen zu verbringen. Damit will ich nicht sagen, dass Sie Ihren Freunden den Laufpass geben sollen, wenn sie mal einen schlechten Tag haben. Ich rate Ihnen nur, in Ihrem Leben eine gründliche Inventur durchzuführen. Suchen Sie mit Ihrem Berater oder Therapeuten nach chronischen schwarzen Löchern in Ihren Beziehungen und Freundschaften, die Sie besser beseitigen.

Und wo wir gerade von schwarzen Löchern sprechen, verlassen Sie Ihr Schneckenhaus! Sorgen Sie dafür, dass Sie jeden Tag mit mindestens einem Menschen Kontakt haben, und damit meine ich nicht den Briefträger. Gehen Sie einen Kaffee trinken, suchen Sie eine Begegnungsstätte oder ein spirituelles Zentrum auf – einfach einen Ort, wo es Menschen gibt, mit denen Sie sich ein bisschen unterhalten und sich austauschen können. Einsamkeit ist eine Freundin der Depression. Ziehen Sie sich nicht zurück – gehen Sie auf andere zu!

Lassen Sie sich massieren. Massagen setzen Neurotransmitter frei, die Ihre Stimmung heben und Ihr Immunsystem stärken.

Entdecken Sie Ihre Spiritualität, sei es durch die Arbeit mit einem spirituellen Berater, durch Naturspaziergänge, Gebet, Meditation oder einfach nur durch Augenblicke stiller Einkehr. Wenn Sie Kontakt mit dem Göttlichen aufnehmen, fühlen Sie sich heiler und entwickeln ein inneres Wissen, dass alles gut werden wird.

Fragen Sie Ihren Arzt oder Therapeuten, ob Ihre Stimmungsschwankungen jahreszeitlich bedingt sind. Das bedeutet, dass während bestimmter Jahreszeiten, oft Herbst oder Winter, Ihre Stimmung absinkt. Ist das der Fall, kaufen Sie sich eine Vollspektrumlampe, die den Mangel an natürlichem Licht in der »dunklen Jahreszeit« ausgleicht.

**Die Affirmationen**

Liebe ist das Gegenteil der Depression, daher ermutigt Louise die Menschen, sich selbst lieben zu lernen. Wenden Sie die folgenden Schritte an, die sie Ihnen vorschlägt:

- Beenden Sie alle Kritik. Hören Sie damit auf, sich selbst zu kritisieren, jetzt und für alle Zeit! Kritik ändert nichts. Weigern Sie sich deshalb, sich zu kritisieren, und akzeptieren Sie sich so, wie Sie sind.
- Bitte jagen Sie sich selbst keine Angst ein. Wenn Sie sich lieben, hören Sie damit auf, sich mit Angst machenden Gedanken zu

terrorisieren, denn damit verschlimmern Sie nur Ihre Situation. Machen Sie aus einer vergleichsweise kleinen Angelegenheit keinen schrecklichen Albtraum.

- Seien Sie sanft, liebevoll und geduldig mit sich. Wissen Sie, ein gutes Beispiel für die Kraft der Geduld ist ein Garten. Ein Garten beginnt einfach mit einem Stück Erde. Dann säen Sie dort Samen aus oder setzen ein paar kleine Pflänzchen, die Sie nun gießen und liebevoll versorgen. Anfangs scheint nicht viel zu geschehen. Aber wenn Sie beharrlich und geduldig sind, wird der Garten nach einer Weile aufblühen und gedeihen. Wenn Sie sich Ihr Leben oder Ihr Bewusstsein als Garten vorstellen, überlegen Sie einmal, wie dieser Garten beschaffen sein soll. Welche Ereignisse wünschen Sie sich in Ihrem Leben, und welche Samen müssen Sie säen, damit sich diese Wünsche verwirklichen? Wählen Sie diese Samen – Ihre Gedanken – sorgfältig, damit in Ihrem Garten die gewünschten Erfahrungen heranreifen.
- Seien Sie liebevoll und freundlich zu Ihrem eigenen Denken und Bewusstsein. Selbsthass bedeutet eigentlich nur, dass Sie Gedanken hassen, die Sie über sich selbst denken. Ändern Sie diese Gedanken auf sanfte Weise. Sie verdienen es, geliebt zu werden, wie wir alle.
- Loben Sie sich. Bitte, loben Sie sich! Kritik schwächt und beugt unseren inneren Geist, Lob baut ihn auf und stärkt ihn. Loben Sie sich daher so oft wie möglich. Sagen Sie sich, wie gut Sie die kleinen Alltagsanforderungen meistern. Viele von uns geben sich gar keine Mühe, sich ein gutes Leben zu erschaffen, weil sie das Gefühl haben, nichts Gutes zu verdienen. Dieses Gefühl haben wir uns oft von Leuten einreden lassen, die uns kritisierten und herabsetzten. Aber es kann auch aus so simplen Kindheitserfahrungen resultieren wie dem Toilettentraining oder der heiß ersehnten Eisportion, die uns verweigert wurde. Öffnen Sie sich dafür, seien Sie bereit dafür, Gutes in Ihr Leben zu lassen, auch wenn Sie momentan vielleicht den Eindruck haben, dass es darin

kaum etwas Gutes gibt. Seien Sie bereit, Gutes hereinzulassen, auch wenn Sie glauben, nichts Gutes zu verdienen.

- Finden Sie Unterstützung und Hilfe. Vertrauen Sie sich Freunden an und lassen Sie sich von ihnen helfen. In Wahrheit ist es ein Zeichen von Stärke, um Hilfe zu bitten, wenn Sie sie benötigen, statt zu versuchen, alles allein zu schaffen, und dann wütend auf sich zu sein, wenn Ihnen das nicht gelingt. Und es gibt so viele Möglichkeiten der Hilfe! Freunde können Ihnen helfen! Es gibt Selbsthilfegruppen, und wenn Sie nichts Passendes finden, gründen Sie eben eine neue Gruppe.
- Gehen Sie liebevoll und nachsichtig mit Ihren Fehlern um. Jedes einzelne negative Muster, jede schlechte Angewohnheit haben Sie selbst erschaffen. Alles in Ihrem Leben haben Sie erschaffen, um damit ein bestimmtes Bedürfnis zu befriedigen. Und das hat funktioniert. Sehen Sie, wir alle haben in der Vergangenheit schon negative Entscheidungen getroffen. Doch niemand ist an diese Entscheidungen gebunden. Die gute Nachricht lautet: Sie haben immer eine Wahl. Sie können sich immer dafür entscheiden, das alte Muster aufzugeben, und stattdessen einen anderen, stärkenden und aufbauenden Gedanken wählen. Wenn Sie das alte negative Muster liebevoll loslassen, versetzt Sie das in die Lage, mit Leichtigkeit ein neues, positives Muster an seine Stelle zu setzen.
- Sorgen Sie gut für Ihren Körper. Er ist das Haus, in dem Sie wohnen. Bei Ihrer Geburt sind Sie in dieses Haus eingezogen, und wenn Sie den Planeten verlassen, ziehen Sie wieder aus. Es ist wichtig, dass Sie das Haus lieben, in dem Sie leben, und sich gut um es kümmern. Suchen Sie sich eine Form des Körpertrainings, die Ihnen Freude macht, und achten Sie darauf, was Sie Ihrem Körper einverleiben. Drogenmissbrauch ist heute so weit verbreitet – er ist eine der beliebtesten Methoden, vor sich selbst zu fliehen. Dass Sie Drogen konsumieren, bedeutet nicht, dass Sie ein schlechter Mensch sind. Es bedeutet lediglich, dass Sie noch

keinen besseren Weg gefunden haben, Ihre Bedürfnisse zu erfüllen. Aber Drogen verändern unsere Realität und schwächen auf gefährliche Weise unser Immunsystem. Anstatt in die Droge zu flüchten, müssen wir uns bewusst werden, dass wir gefahrlos unsere Gefühle fühlen können. Um uns selbst lieben zu können, müssen wir unsere Gefühle zulassen und akzeptieren. Und Gefühle bleiben nicht, sie ziehen vorüber wie Wolken.

- Machen Sie Spiegelarbeit. Ich habe schon bei so vielen Menschen erlebt, wie sie ihr Leben einfach dadurch änderten, dass sie in den Spiegel schauten und sagten: »Ich liebe dich. Ich liebe dich wirklich.« Anfangs kommt Ihnen das vielleicht seltsam oder unwahr vor. Und es kann sein, dass Gefühle der Traurigkeit, Wut oder Angst in Ihnen aufsteigen. Aber wenn Sie diese einfache Affirmation jedes Mal anwenden, wenn Sie vor einem Spiegel stehen, verändert sich Ihre innere Energie. Sie lösen sich von destruktiven Gedanken und Verhaltensweisen, und es fällt Ihnen viel leichter, sich selbst als liebenswert zu akzeptieren.
- Spiegelarbeit kann man auf mehrere Arten praktizieren. Ich selbst schaue morgens gerne gleich nach dem Aufstehen in den Spiegel und sage: »Ich liebe dich. Was kann ich heute für dich tun, das dich glücklich macht?« Horchen Sie dann in sich hinein. Vielleicht kommt nicht sofort eine Antwort, denn es ist gut möglich, dass Sie total daran gewöhnt sind, sich selbst niederzumachen, und noch gar nicht wissen, wie Sie auf einen freundlichen, liebevollen Gedanken reagieren sollen. Aber lauschen Sie auf die Botschaft aus Ihrem Inneren, setzen Sie das, was Sie heute glücklich macht, in die Tat um, und lernen Sie, sich selbst zu vertrauen. Und wenn während des Tages etwas Unangenehmes passiert, laufen Sie gleich zum Spiegel und sagen Sie: »Ich liebe dich! Ich liebe dich, egal was geschieht!« Denn Ereignisse und Erfahrungen kommen und gehen, aber Ihre Liebe zu sich selbst ist die große, verlässliche Konstante. Sie ist das Wichtigste in Ihrem Leben.

- Auch Vergebungsarbeit können Sie sehr gut vor dem Spiegel praktizieren. Schauen Sie sich selbst in die Augen und sagen Sie: »Ich vergebe dir. Ich vergebe dir, dass du so lange an alten Mustern festgehalten hast. Ich vergebe dir, dass du dich nicht geliebt hast. Ich vergebe dir alles.« Sie können vor dem Spiegel auch mit anderen Menschen sprechen. Sagen Sie Menschen vor dem Spiegel das, was Sie sich ihnen nicht ins Gesicht zu sagen trauen würden. Sie können ihnen vergeben. Sie können sie bitten, Ihnen Liebe und Wertschätzung entgegenzubringen. Vor dem Spiegel können Sie wunderbar mit Ihren Eltern oder Ihrer Partnerin/Ihrem Partner sprechen. Sprechen Sie vor dem Spiegel mit Ihrem Arzt oder mit Ihrem Chef. Hier können Sie alles sagen, was Ihnen in Gegenwart des betreffenden Menschen schwerfallen würde. Und beenden Sie jedes dieser Spiegelgespräche immer damit, sich selbst zu sagen, dass Sie sich lieben und wertschätzen.
- Am wichtigsten ist Ihre Bereitschaft. Erklären Sie, dass Sie bereit zu positiven Veränderungen sind. Sagen Sie: »Ich bin bereit, mich selbst lieben zu lernen. Ich bin bereit.« Und glauben Sie mir: Das Universum hört Ihnen zu.

## *II. Wenn die Gefühle Achterbahn fahren*

Starke Stimmungsschwankungen können alle Symptome der Depression und Wut einschließen, mit denen wir uns im vorherigen Abschnitt befasst haben. In diesem Fall ist es aber so, dass die emotionalen Probleme mal vorhanden sind und dann wieder nicht. Und ebenso sind die körperlichen Beschwerden mal vorhanden und dann wieder nicht, scheinbar ohne mit unserer momentanen Situation in Zusammenhang zu stehen. Es gibt also nicht nur eine Achterbahnfahrt der Gefühle, sondern auch im Körper geht es heftig auf und ab, wobei diese starken Schwankungen in der Gesundheit anscheinend nur wenig durch das eigene Verhalten beeinflusst werden können. Vielleicht geht es Ihnen genauso: Für eine gewisse Zeit segeln Sie relativ glücklich dahin, und dann ist es plötzlich, als zöge Ihnen jemand den Boden unter den Füßen weg. Nicht nur werden Sie depressiv und frustriert, sondern es stellen sich auch diverse körperliche Beschwerden ein. Dann geht es Ihnen, ohne dass Sie den Grund dafür wüssten, wieder besser, aber schon ein paar Wochen oder wenige Monate später beginnt der Zyklus von vorn. Und allzu oft ist es so, dass die glücklichen Phasen von immer kürzerer Dauer sind, während die unangenehmen Phasen länger und länger anhalten.

Manche werden Ihnen sagen, dass diese achterbahnartigen Stimmungsauf- und -abschwünge »bipolar« sind. Das bedeutet, dass Ihr Gehirn Probleme damit hat, Ihre Stimmung auf einem angenehmen Level zu halten, der Sie nicht wild zwischen Depression und manischer Freude hin und her schwingen lässt, wobei noch Wut, Reizbarkeit und sogenannte »gemischte Zustände« hinzukommen. Ich glaube, dass es auch eine körperliche bipolare Störung gibt – dass auch Ihre Körperchemie Schwierigkeiten damit haben kann, ein gesundes Gleichgewicht aufrechtzuerhalten, und zwar scheinbar unabhängig davon, was Sie essen und welche Nahrungsergänzungsmittel oder Medikamente Sie einnehmen. Diese Unfähigkeit, auch den körperlichen Status quo beizubehalten, ist absolut nachvollziehbar: Viele Neurochemikalien, die das Immunsystem, den Hormonhaushalt, die Verdauung, Herz und Kreislauf sowie allergische Reaktionen beeinflussen, wirken sich auch auf Depression, Traurigkeit, Freude, Wut, Liebe und Angst aus. Wenn es Ihrem Gehirn also schwerfällt, im mentalen Bereich ein gesundes Gleichgewicht aufrechtzuerhalten, ist es sehr wahrscheinlich, dass dies auch auf den Körper zutrifft.

Schauen Sie sich die folgende Symptomliste zusätzlich zu der Liste im vorigen Abschnitt an und markieren Sie die Symptome, die gegenwärtig bei Ihnen vorhanden sind.

**Geistige Symptome**

- Ihre normalerweise gute Stimmung kippt plötzlich und ohne ersichtlichen Grund um in Schmerz, Einsamkeitsgefühle und Schwermut.
- Ihre Stimmung verändert sich vom Normalzustand ohne ersichtlichen Grund hin zu Fröhlichkeit, Euphorie und Optimismus im Übermaß, sodass diese Gefühle nicht mehr richtig zur realen Situation passen.
- Im Kontrast zu Ihrer normalen Stimmungslage verspüren Sie plötzlich den Drang, endlos auf andere einzureden, schlafen kaum und entwickeln eine getriebene Aktivität: Großeinkäufe, endloses Arbeiten, schnelles Autofahren. Möglicherweise lassen Sie sich gar auf riskante sexuelle Abenteuer und Geldgeschäfte ein.
- Ein Gedanke jagt den anderen und Sie fangen an, impulsiv zu handeln, statt wie sonst Ihren gesunden Menschenverstand zu gebrauchen.
- Sie fahren ohne ersichtlichen Grund aus der Haut. Ihre Reizbarkeit und Launenhaftigkeit eskalieren so stark, dass Sie immer öfter mit anderen in Streit geraten, was Ihnen normalerweise eigentlich nicht passiert.

**Körperliche Symptome**

- Sie leiden unter gesundheitlichen Schwankungen, die sich durch Ihre üblichen Gesundheitsmaßnahmen nicht beeinflussen lassen.
- Eine Vielzahl von Krankheitssymptomen macht Ihnen zu schaffen, zum Beispiel Allergien, Infektionen, Schmerzen, Verdauungsstörungen oder Schwankungen im Hormonhaushalt.
- Es fällt Ihrem Körper schwer, im Alltag ein gesundes Gleichgewicht aufrechtzuerhalten, und zwar unabhängig davon, was Sie essen oder welche Nahrungsergänzungsmittel oder Medikamente Sie einnehmen.

- Finden Sie sich darin wieder? Geht es mit Ihrer körperlichen Gesundheit heftig auf und ab, sodass Ihnen oft Infektionen, Allergien, Verdauungsbeschwerden oder Schwankungen bei den Hormonen Östrogen und Testosteron und bei den Schilddrüsenhormonen zu schaffen machen, um nur einige Symptome zu nennen? Wenn diese ständig wiederkehrenden körperlichen Probleme bei Ihnen zusammen mit gleichzeitigen Anfällen von Depression, Frustration, Euphorie und so weiter auftreten, lesen Sie weiter.

### *Fallbeispiel Galena: Wiederkehrende Stimmungstiefs*

Galena rief mich an und bat um ein Reading. Sie erzählte, eine Freundin habe ihr das empfohlen.

#### Das intuitive Reading

Galena schien im Leben der innere Kompass zu fehlen. Warum? Im Alter von sieben oder acht Jahren hatte ihr Selbstbild auf irgendeine Weise Schaden genommen. Hatte jemand zu ihr gesagt, sie sei dick? Oder hässlich? Ich wusste es nicht. Es fiel mir schwer, intuitiv etwas über ihre Beziehungen zu anderen Menschen wahrzunehmen. Als ich mir Galenas Familie anschaute, sah ich, dass sie ständig bemüht war, sich um alle zu kümmern. Glaubte sie, nur dann liebenswert zu sein?

#### Der Körper

Als ich intuitiv Galenas Körper anschaute, sah ich, dass ihr Verdauungstrakt sich wie ein Ballon aufzublähen und wieder zusammenzuziehen schien. Auch Galenas Gefühle schwankten heftig hin und her. Reizbarkeit und schlechte Laune wechselten mit ängstlichen Phasen und nervöser Unruhe. In Galenas Körper war offenbar der Östrogenspiegel erhöht, während gleichzeitig ein Progesteronmangel vorlag. Ich fühlte intuitiv, dass es in Ihrem Körper Fettansammlungen und Probleme mit dem Insulin gab. Ich sah

Unregelmäßigkeiten in ihrer Periode und winzige Zysten in den Eierstöcken. Galenas Periode ging entweder mit heftigen Beschwerden einher oder blieb völlig aus. Auch litt sie unter häufigen Hautausschlägen. Ob Verdauung, Gewicht oder Haut – Galenas Gesundheit verschlechterte sich immer dann, wenn sie sich von anderen Menschen abgelehnt fühlte, und das traf auch auf ihre seelische Verfassung zu. Ihre Gefühle reagierten darauf so heftig wie ihre Hormone.

### Die Fakten

Galena erzählte mir, dass sie seit der Pubertät an PMS gelitten hatte. Jetzt, mit 48, litt sie an Wechseljahresbeschwerden. Sie lachte und sagte, eigentlich plagten sie diese schon seit 20 Jahren. Dann beklagte sie sich darüber, dass ihre Familie von ihr behauptete, ihre Stimmungen »wechselten wie der Mond«. Tatsächlich schwankte ihr Glücklichsein mit ihren Hormonen. Die Ärzte sagten, Galenas Übergewicht von 14 bis 18 Kilo verursache bei ihr ein polyzistisches Ovarialsyndrom, und dieses sei die Ursache für ihre Stimmungsschwankungen und Reizbarkeit. Galena machten ihr Übergewicht und ihre Akne sehr zu schaffen. Sie glaubte, dass andere sie deswegen ablehnten. Sie war zu mir gekommen, weil sie wissen wollte, was sie gegen ihre schon das ganze Leben andauernden Probleme mit Stimmungs- und Hormonschwankungen unternehmen sollte.

### Die Lösung

Geht es Ihnen wie Galena? Leiden auch Sie unter einer »Gefühls-Achterbahn« und einem ständigen Auf und Ab Ihrer körperlichen Gesundheit? Bei Frauen treten Depressionen und zyklisch wiederkehrende Leiden wie Lupus, Schilddrüsenunterfunktion und Reizdarm doppelt so häufig auf wie bei Männern. Und Frauen leiden auch wesentlich öfter unter saisonalen Stimmungsschwankungen und generell unter häufigen Stimmungswechseln. Ist das auf die Schwankungen im weiblichen Hormonhaushalt zurückzuführen? Niemand weiß das. Wir wissen nur, dass es eine unglaubliche Verbindung zwischen dem Auf und Ab jener Neurotransmitter, die unsere Gefühle steuern, und körperlichen Beschwerden gibt. Gegenwärtig wird bei so vielen Menschen eine bipolare Störung I oder II diagnostiziert (also ein instabiler Gefühlszustand), dass es nur noch eine Frage der Zeit ist, bis wir, angesichts der engen Verbindung zwischen Körper- und Gehirnchemie, erkennen werden, dass es auch bipolare Körperstörungen gibt.

Wenn Sie unter Instabilität der Gefühle, instabilem Hormonhaushalt und anderen körperlichen Symptomen leiden, besteht der erste Schritt darin, Geist und Körper zu stabilisieren. Vielleicht haben Sie bemerkt, dass bestimmte Stimmungsschwankungen bei Ihnen »in der Familie liegen«. Und vielleicht besteht bei Ihnen eine genetische Veranlagung für viele Ihrer gesundheitlichen Probleme. Vielleicht neigten die Frauen oder die Männer in Ihrer Familie zu hormonellen oder die Fortpflanzung betreffenden Störungen, Schilddrüsenproblemen, zyklisch auftretendem Reizdarm, Allergien des Verdauungstrakts und so weiter. Doch sind wir unseren Genen nicht hilflos ausgeliefert, was seelische oder körperliche Beschwerden angeht. In Familie, Beruf und zwischenmenschlichen Beziehungen können Probleme auftreten, die unsere Neigung zu Depressionen »einschalten«. Doch ebenso gibt es in unseren Genen Schalter, mit denen sich Depression abschalten lässt. Und wir können unser Gehirn umerziehen – durch kognitive Verhaltenstherapie, Nahrungsergänzungsmittel und Medikamente, Ernährungsumstellungen und Regulierung des Körperfetts. So lernen wir, die Gene, die Stimmungs- und Gesundheitsprobleme auslösen, abzuschalten.[7]

Wie hängen nun zum Beispiel Stimmungen und Körperfett zusammen? Die Nebenniere wandelt Körperfett über Progesteron in überschüssiges Östrogen um. Östrogen fördert depressive Stimmungen. Das wissen wir, weil Depressionen zu den Nebenwirkungen der Antibabypille zählen. Andererseits kann ein Übermaß an Körperfett eine »Körper-Depression« verursachen, weil es Entzündungen verursacht. Wenn bei Ihnen ein Übergewicht von mehr als 18 Kilo vorliegt, haben Sie ein erhöhtes Risiko für beides – Östrogendominanz und Entzündungen, von Depressionen ganz zu schweigen. Darüber hinaus steigt durch ein solches starkes Übergewicht der Insulinspiegel und wächst Ihr Risiko für ein polyzistisches Ovarialsyndrom und Menstruationsstörungen. So entsteht die beschriebene Achterbahnfahrt in Psyche und Körper.

### Den Hormonhaushalt stabilisieren

Ich empfehle Ihnen, eine Ernährungsberatung aufzusuchen. Dort kann man Ihnen helfen, einen Speiseplan aufzustellen, der Ihren Blutzuckerspiegel reguliert. Oder Sie probieren den folgenden Plan aus, der aus fünf täglichen Mahlzeiten besteht:

- Frühstück: Essen Sie zwei Eier und eine halbe Scheibe Brot (wenn Sie möchten, glutenfreies Brot) und trinken Sie dazu eine Flasche Wasser. Trainieren Sie anschließend eine halbe Stunde auf einem Ellipsentrainer oder einem Trimmrad.
- 10 Uhr: Ein halber Proteinriegel und eine weitere Flasche Wasser.
- 12 Uhr: Die Hauptmahlzeit. Essen Sie eine tellergroße Portion, die sich aus je einem Drittel Eiweiß, Kohlenhydraten und Gemüse zusammensetzt. Wenn Sie einen Nachtisch essen möchten, empfehle ich Ihnen, nur eine halbe Nachtischportion zu essen und dafür einen Teil der Kohlenhydrate wegzulassen.
- 15 Uhr: Essen Sie die zweite Hälfte des Proteinriegels und trinken Sie die dritte und letzte Flasche Wasser (insgesamt sind es dann rund 2,25 Liter).
- Abendessen: Die kleinste Mahlzeit des Tages. Eine kleine Portion Eiweiß und dazu dunkles Blattgemüse. Wenn Sie danach noch einen ausgiebigen Spaziergang machen, werden Sie garantiert Gewicht verlieren.

Die dadurch ausgelösten Veränderungen Ihres Blutzuckerspiegels werden Cortisol, Körperfett, Schilddrüsenhormone, Östrogen und andere Hormone in Ihrem Körper positiv beeinflussen.

Üben Sie sich während einer solchen Diät auch darin, mehr Verantwortung für Ihre Gesundheit zu übernehmen. Wenn Sie zu viele Kalorien essen, nehmen Sie zwangsläufig zu. Wenn Sie sich zu viel Verantwortung aufladen, hat das, über das Cortisol, den gleichen Effekt. Für jede Stunde, die Sie Ihrer Familie widmen, kümmern Sie sich ab jetzt eine Stunde lang um sich selbst. Das wird anfangs nicht einfach sein, Sie werden sich wahrscheinlich unbehaglich dabei fühlen und ein schlechtes Gewissen haben. Vielleicht lassen Sie sich daher von einem Coach helfen. Was ist damit gemeint, dass Sie sich um sich selbst kümmern sollen? Ich stelle mir vor, dass Sie sich Ihrem Haar und Ihren Nägeln widmen, Hobbys nachgehen, fernsehen, Sport treiben, der Ihnen Freude macht. Wie gesagt, anfangs werden Sie sich unwohl und schuldig fühlen, aber wenn Sie merken, dass Sie Gewicht verlieren, werden Sie diese Veränderungen lieben!

### Nahrungsergänzungsmittel und Medikamente

Zahlreiche Nahrungsergänzungsmittel und Medikamente können die Höhen und Tiefen Ihrer Stimmungs- und Hormonschwankungen abpuffern. Doch sprechen Sie unbedingt mit Ihrem Arzt, bevor Sie Nahrungsergänzungsmittel wie Rosenwurz, sibirischen Ginseng oder SAMe oder ein Medikament wie Wellbutrin einnehmen. Selbst wenn Sie Stimulanzien oder auch nur eine Vollspektrumlampe anwenden möchten, reden Sie vorher mit ihm. Falls Sie an einer echten manischen Depression leiden, können diese Maßnahmen gefährliche Schwankungen auslösen. Wenn keine manische Depression vorliegt, können Sie Folgendes ausprobieren:

- Rosenwurz, drei- bis viermal täglich 100 mg.
- Sibirischer Ginseng, täglich 300 bis 625 mg.

- SAMe, täglich 400 mg, kann Ihnen mehr Energie verleihen, den Appetit dämpfen und hilft beim Abnehmen.
- Calcium und Magnesium helfen gegen Stimmungsschwankungen.
- Ist eine Hormonersatztherapie Ihre Antwort auf PMS, wechseljahresbedingte Stimmungsschwankungen und Übergewicht? Wenn bei Ihnen ein Übergewicht von mehr als 18 Kilo besteht, sorgt das eingelagerte Körperfett für eine vermehrte Östrogenproduktion. Überlegen Sie es sich daher bitte zweimal, ob Sie wirklich bioidentisches Östrogen oder Progesteron einnehmen wollen. Bioidentisches Progesteron trägt zwar zur emotionalen Stabilisierung bei, doch in manchen Fällen wird es in Ihrem Körper in Östrogen umgewandelt und erhöht Ihr Risiko, eine Vielzahl gefährlicher Gesundheitsbeschwerden zu entwickeln. Schließlich ist in Ihrem überschüssigen Körperfett bereits zu viel Östrogen eingelagert – und zwar auch dann, wenn die Ärzte bei einem Speichel- oder Bluttest einen zu niedrigen Östrogenspiegel feststellen.
- Lassen Sie Ihre Schilddrüsenhormone kontrollieren. Bei Menschen mit Stimmungsschwankungen, Bipolar II oder einer Borderline-Störung liegt sehr häufig ein Schilddrüsenproblem vor. Hier kann die Einnahme des Schilddrüsenhormons T3 eine stimmungsstabilisierende Therapie unterstützen.
- Nachtkerzenöl kann bei PMS oder Wechseljahresbeschwerden helfen. Nehmen Sie es aber nicht, wenn in Ihrer Familie Brustkrebs auftritt.
- DHA, dreimal täglich 1000 mg, kann bei Stimmungsschwankungen und ebenso bei zahlreichen Problemen des Immunsystems und des Verdauungstrakts und anderen ständig wiederkehrenden Symptomen helfen.
- Viele Ärzte verordnen eine Kombination aus Wellbutrin (einem Antidepressivum) und Topamax (das stimmungsstabilisierend wirkt), um Patienten bei der Gewichtsabnahme zu helfen. Wenn

Sie unter Stimmungsschwankungen und Depressionen leiden und nichts anderes Ihnen hilft, fragen Sie Ihren Arzt nach diesen Medikamenten.

- Falls Sie bereits ein Antidepressivum einnehmen, fragen Sie Ihren Arzt, ob Gewichtszunahme zu den Nebenwirkungen dieses Medikaments gehört. Bei vielen Antidepressiva ist das der Fall.
- Zu den weiteren bei Depressionen verordneten Medikamenten gehören unter anderem Abilify, Viibryd, Zyprexa und Latuda (Lurasidon). Bis dieses Buch im Handel ist, werden vermutlich schon wieder drei bis vier neue Medikamente auf dem Markt sein. Alle diese Medikamente helfen, Dopamin, Serotonin und Noradrenalin abzupuffern.
- Bei wirklich starken Schwankungen Ihres emotionalen und körperlichen Zustandes fragen Sie Ihren Arzt nach weiteren Stimmungsstabilisierern: Lamictal, Neurontin, Tegretol und andere Medikamente stabilisieren das Gefühlsleben und helfen bei wiederkehrenden Schmerzen und anderen körperlichen Symptomen.

Lassen Sie sich Ihren Lebermeridian von einem Akupunkteur oder einem Spezialisten für chinesische Kräutermedizin behandeln. Dieser Meridian ist als Teil Ihres Energiesystems zuständig für ein harmonisches Gefühlsleben und einen ausgeglichenen Hormonhaushalt. Arzneien aus der traditionellen chinesischen Medizin wie Zhu Sha (Zinnober, *Cinnabarit*) können bei Stimmungsschwankungen, Reizbarkeit und Hautproblemen helfen.

Was die Pflanzenheilkunde angeht, ziehen Sie am besten Mönchspfeffer *(Vitex agnus-castus)* und andere Heilpflanzen in Betracht, die bei Wechseljahresbeschwerden und PMS-bedingten Stimmungsschwankungen helfen. Diese Heilpflanzen tragen dazu bei, einen Östrogenüberschuss zu reduzieren. Sie lindern hormonbedingte Stimmungsschwankungen, Berührungsempfindlichkeit der Brüste und Wasseransammlungen. Als weiterer Vorzug helfen sie zusätzlich gegen Verstopfung, Kopfschmerzen und Erschöpfung.

**Auf welche Weise wirken Sie?**

- Mönchspfeffer reguliert den Neurotransmitter Dopamin.
- Amerikanische Schlangenwurzel hilft gegen Hitzewallungen, weil sie eine östrogenartige Wirkung aufweist.
- Süßholz kann die mit Depressionen einhergehende Konzent-ra-tionsschwäche bessern.
- Dong Quai *(Angelica sinensis)* wirkt nicht nur sehr gut gegen Wechseljahresbeschwerden, sondern lindert auch Melancholie und Traurigkeit.
- Rotklee *(Trifolium pratense)* ist ein mildes Antidepressivum und wirkt der Osteoporose entgegen.

**Die Affirmationen**

Louise empfiehlt als Stimmungsaufheller und für mehr Energie die folgenden Affirmationen:

- Wenn Sie sich wie ein Versager fühlen, sprechen Sie vor dem Spiegel diese Affirmation: »Mein Leben ist ein Erfolg.«
- Wenn Sie sich am liebsten unter der Bettdecke verkriechen wollen, wenden Sie diese Affirmation an: »Ich lasse jetzt meine alten Ängste und Einschränkungen hinter mir.«
- Wenn Sie sich einsam fühlen, hilft diese Affirmation: »Ich bin immer sicher und geborgen. Veränderungen sind normal und natürlich.«
- Wenn Sie Wut empfinden, aber gleichzeitig denken, Sie hätten nicht das Recht, wütend zu sein, lautet die Affirmation der Wahl: »Ich lasse die Ängste und Einschränkungen anderer Leute jetzt hinter mir. Ich erschaffe mir mein eigenes Leben.«
- Wenn Sie unter Energiemangel leiden, passt diese Affirmation: »Ich bin erfüllt von Energie und Begeisterung. Mein Körper heilt schnell. Ich gebe mir die Erlaubnis, mich wohlzufühlen.«
- Bei Menstruationsbeschwerden, die damit zusammenhängen, dass Sie Probleme mit Ihrer Weiblichkeit, Ihrem Frausein haben,

hilft folgende Affirmation: »Ich akzeptiere meine weibliche Kraft und alle meine Körpervorgänge als normal und natürlich. Ich liebe und wertschätze mich.«

### *III. Stimmungsschwankungen und körperliche Symptome im Zusammenhang mit traumatischen Erfahrungen*

Schauen Sie sich die folgenden Symptome zusätzlich zu den in den beiden vorigen Abschnitten aufgeführten an und markieren Sie solche, die gegenwärtig bei Ihnen vorhanden sind.

#### Geistige Symptome

- In Ihrer Kindheit oder Jugend haben Sie in Ihrer Familie seelisch oder körperlich schmerzhafte traumatische Erfahrungen gemacht.
- In einer oder in mehreren Ihrer Beziehungen haben Sie Erfahrungen gemacht, die für Sie emotional oder körperlich traumatisch waren.
- Es gab in Ihrem Leben eine Situation, wo Sie der unmittelbaren Gefahr ausgesetzt waren, ein ernstes körperliches oder seelisches Trauma zu erleiden, das sich weit jenseits von allem befand, was wir als normale Lebenserfahrung einstufen würden. Beispiele hierfür wären: Überleben in einem Krieg oder Bürgerkrieg, Zeuge eines tödlichen Unfalls oder eines Unfalls mit schwersten körperlichen Verletzungen zu werden, selbst Opfer von Vergewaltigung oder Inzest zu werden oder den Missbrauch eigener Kinder miterleben zu müssen.
- Welches Trauma Sie auch erlitten haben mögen, Sie neigen dazu, in jeder Partnerschaft oder jedem Job in vergleichbare Situationen zu geraten. Das schmerzvolle Muster wiederholt sich in Ihrem Leben immer wieder, wie in dem Film *Und täglich grüßt das Murmeltier.*

**Körperliche Symptome**

- Sie sind ständig erschöpft.
- Sie sind schreckhaft, mit einer übertriebenen, unverhältnismäßigen Schreckreaktion.
- Sie sind übertrieben wachsam und kontrollieren in ständiger Angst, das Trauma könnte sich wiederholen, Ihre Umgebung.
- Alle Muskeln in Ihrem Körper sind angespannt wie Gummibänder.
- Sie können schlecht einschlafen und werden nachts häufig wach.
- Seit der Kindheit neigen Sie dazu, in Unfälle verwickelt zu werden und sich zu verletzen.
- Seit der Kindheit sind Sie häufig krank.
- Sie neigen zu Autoimmunkrankheiten.
- Sie gehen unvernünftige Risiken ein und neigen zu waghalsigem oder selbstzerstörerischem Verhalten.
- Sie entschuldigen sich auffallend oft oder sagen zu sich selbst: *Ich bin ein schlechter Mensch.* Oder: *Man kann niemandem trauen.* Oder: *Die Welt ist ein gefährlicher Ort.*
- Sie geben sich selbst die Schuld an ziemlich vielen Dingen, die um Sie herum passieren.
- Bei Ihnen gibt es häufige Stimmungsumschwünge. Schon die kleinsten Veränderungen in Ihrer Umgebung belasten Sie emotional. Sie reagieren auf alles, was um Sie herum geschieht, sehr emotional, sei es mit Wut, Gereiztheit, Schuldgefühlen, Scham, Verzagtheit, Traurigkeit oder Euphorie.
- Oft verhalten Sie sich gegenüber anderen Menschen emotional distanziert, weil Sie sich dann sicherer fühlen.
- Es fällt Ihnen schwer, sich zu konzentrieren und sich Dinge zu merken.
- Wenn in Ihrem Leben etwas geschieht, das Sie als sehr schmerzhaft empfinden, kapseln Sie sich emotional ab und »verlassen Ihren Körper«.

- Kommen Ihnen geistige und körperliche Symptome aus dieser Liste bekannt vor? Dann hat eine Kette von Lebenserfahrungen bei Ihnen möglicherweise dazu geführt, dass Ihre Gehirn-Körper-Pfade für Emotionen verändert wurden. Schauen Sie sich das folgende intuitive Reading an.

### *Fallbeispiel Hetty: Alle meine Beziehungen scheitern, und überhaupt ist mein ganzes Leben eine Katastrophe*

Hetty suchte mich auf, weil sie es nicht schaffte, ihre Gefühle, ihre Gesundheit und ihre Beziehungen in den Griff zu bekommen.

#### Das intuitive Reading

Hetty schien ein einziges »Emotionsbündel« zu sein. Aus Angst wurde bei ihr Wut, dann Traurigkeit, dann Freude, dann Liebe. Ich konnte nicht feststellen, wo die eine Emotion anfing und die andere endete. Ob Angst, Wut, Traurigkeit oder sogar Liebe und Freude – es fiel Hetty schwer, ihre Gefühle zu benennen, angemessen auf sie zu reagieren und sie dann einfach loszulassen. Ihr Leben, von der Kindheit bis ins Erwachsenenalter, war ein Kaleidoskop aus Beziehungen, in denen immer wieder ein ähnliches Thema abgespult wurde: Verletzung und daraufhin Flucht.

#### Der Körper

Gefühle schienen Hettys Körper zu überschwemmen wie ein Wasserfall. Sie litt unter Druck auf der Brust, unregelmäßiger Verdauung, Erschöpfung. Dann wieder kam es zu plötzlichen, fast manischen Energieschüben. Hettys Gehirn und Körper fühlten sich an wie ein Rasensprenger – an-aus, an-aus, ein abgehacktes, unregelmäßiges Fließen der Lebensenergie.

#### Die Fakten

Hetty erzählte, dass bei ihr Bipolar II und eine posttraumatische Belastungsstörung (PTBS) diagnostiziert wurden. Sie war als Kind wiederholt missbraucht worden und war später als Erwachsene eine Reihe von Beziehungen eingegangen, in denen sie von ihren Partnern seelisch und körperlich misshandelt wurde. Seit sie sich erinnern konnte, wechselten sich bei ihr ständig Stimmungshochs und Stimmungstiefs ab. Entweder sprühte ihr Körper geradezu vor Energie, oder sie war tagelang erschöpft und wollte nichts als schlafen.

**Geistige und körperliche Reaktionen auf traumatische Erfahrungen**

Wie wirken sich schier unerträglich schmerzhafte Erlebnisse auf die Emotionen und die körperliche Gesundheit aus? Der Schrecken eines Traumas setzt Cortisol frei, was zu starken Stimmungsschwankungen führt. Schwere seelische und körperliche Verletzungen bewirken, dass in Gehirn und Körper Adrenalin ausgeschüttet wird, was uns zunächst energetisiert, dann aber reizbar und müde macht. Das Adrenalin bewirkt, dass die Muskulatur sich anspannt. Man ist nervös, übermäßig wachsam, impulsiv und vielleicht etwas manisch. Das Cortisol führt zu Benommenheit und Konzentrationsschwierigkeiten. Und mit der Zeit verändert ein erlittenes Trauma die Erinnerungspfade im Gehirn (darüber später mehr) dahingehend, dass man, ob Sie es glauben oder nicht, sich immer wieder zu Situationen hingezogen fühlt, in denen eine Wiederholung des traumatischen Erlebnisses hochwahrscheinlich ist. Dieser »Wiederholungszwang« ist ein Versuch unseres Geist-Körper-Systems, die Vergangenheit zu heilen. Aber dadurch wird das Trauma immer tiefer in Gehirn und Körper eingebrannt, wodurch sich die Gesundheit zunehmend verschlechtert.

Wenn Sie unter starken Stimmungsschwankungen leiden, wird man bei Ihnen vermutlich eine bipolare Störung I oder II diagnostizieren oder jene nebulöse Krankheit, die als Borderline-Störung bezeichnet wird. Ärzte und Wissenschaftler wissen heute, dass viele Menschen, die an starken Stimmungsschwankungen leiden, durch traumatische Erfahrungen belastet sind. Wenn Sie also ein Opfer von schwerer seelischer und körperlicher Gewalt sind *und* an

Stimmungsschwankungen leiden, ist es am besten, *beides* zu behandeln, statt sich lediglich auf die diagnostische Etikettierung Ihrer psychischen Probleme zu konzentrieren.

**Die Lösung**

Bei den vorherigen Fallbeispielen haben wir bereits ausführlich beschrieben, wie Stimmungsschwankungen behandelt werden können. Sie können also einfach dort noch einmal nachlesen, welche Möglichkeiten sich anbieten.

Medikamente und Nahrungsergänzungsmittel sind aber nicht die einzige Lösung, wenn Ihre Gefühle immer wieder Achterbahn fahren. Sie können lernen, die beiden Gehirnareale, die für das Abpuffern von Emotionen zuständig sind, neu zu »verkabeln«: den Temporallappen für die reine, ungefilterte Emotion und das Entscheidungsareal des Frontallappens, wo die Emotionen im Zaum gehalten werden. Zwei Therapien, mit denen diese beiden Gehirnregionen neu verdrahtet werden können, sind die kognitive Verhaltenstherapie und die Dialektisch-Behaviorale Therapie. Die Dialektisch-Behaviorale Therapie wurde von Marsha Linehan entwickelt und basiert auf dem tibetischen Buddhismus und Achtsamkeit. Sie hilft Ihnen dabei, die Emotionen und intuitiven Eindrücke der rechten Gehirnhälfte mit dem Denken der linken Gehirnhälfte zu harmonisieren, um zu ausgewogeneren emotionalen Zuständen zu gelangen. Dialektisch-Behaviorale Therapie wird bei bipolaren Störungen, Depressionen, Angstzuständen und PTBS angewendet und ebenso auch bei all jenen vagen Persönlichkeitsstörungen, die kontrovers diskutiert werden und sich nur schwer eindeutig diagnostizieren lassen (zum Beispiel die Borderline-Störung).

Je nachdem, welche Emotionen Ihnen vorrangig zu schaffen machen, lassen sich diese Therapien für Sie maßschneidern. Mithilfe von kognitiver Verhaltenstherapie und Dialektisch-Behavioraler Therapie können Sie lernen, mit Ihrer Wut besser umzugehen, sodass Ihre Stimmung nicht eskaliert. Auch können Sie lernen, rechtzeitig und wirkungsvoll mit Ihrem Partner oder Ihrer Partnerin über Ihre Gefühle zu sprechen, statt sie so lange zu unterdrücken, bis Sie vor Wut explodieren. Sie können lernen, genau den richtigen Ton zu finden – nicht zu laut, nicht zu leise und nachgiebig, sondern eine gesunde Mitte – und Ihre Worte klug und mit Bedacht zu wählen, sodass Sie das Richtige zur rechten Zeit zu der richtigen Person sagen. Vielleicht denken Sie jetzt: »Was? Das lerne ich nie!« Aber ich versichere Ihnen, ich habe mich mit Dialektisch-Behavioraler Therapie therapieren lassen und therapiere heute andere damit, und *sogar ich* lerne das inzwischen. Also können Sie es auch!

Ergänzend zur Dialektisch-Behavioralen Therapie können Sie Ihre Stimmungen und Ihre Gesundheit durch Yoga und andere Bewegungsübungen ins Gleichgewicht bringen, da diese Methoden Initiative und Motivation stärken und milde Depressionen lindern.

**Die Affirmationen**

Louise empfiehlt einige wundervolle Übungen, mit denen Sie Wut abbauen und positive Gefühle erzeugen können. Eine dieser Übungen ist die Dankbarkeitsliste:

- Verbringen Sie jeden Morgen zehn Minuten damit, für alles Gute in Ihrem Leben zu danken. Wofür sind Sie dankbar? Wie beginnen Sie Ihren Tag? Was sagen Sie am Morgen als Erstes? Schreiben Sie mindestens zehn Dinge auf, für die Sie dankbar sind. Schließen Sie die Augen und denken Sie gründlich nach, ehe Sie schreiben. Vielleicht brauchen Sie einen Monat, um diese zehn Dinge zu finden. Das ist okay. Nehmen Sie sich die Zeit, die Sie brauchen. Und Sie können Ihre Liste jederzeit ergänzen. Der heilsame Punkt dabei ist, dass man nur schwer dankbar und wütend zugleich sein kann.
- Oder probieren Sie die folgende Übung aus, bei der es darum geht, positive Gefühle zu erzeugen:

- Schreiben Sie 50 positive Gefühle auf, die Sie für sich selbst empfinden. Es ist schwierig, etwas Positives über sich selbst aufzuschreiben, wenn man wütend ist, aber es hilft, die Wut zu neutralisieren. Achten Sie während der Übung auf Ihre Gefühle. Spüren Sie inneren Widerstand? Fällt es Ihnen schwer, sich in einem positiven Licht zu sehen? Fahren Sie trotzdem fort und erinnern Sie sich daran, wie kraftvoll Sie in Wirklichkeit sind.

Wählen Sie für die unterschiedlichen Formen, die Wut und Ärger annehmen können, die jeweils passende Affirmation aus:

- Wenn Sie das Gefühl haben, Wut sei etwas Schlechtes: »Wut ist normal und natürlich.«
- Wenn jemand wütend ist und Ihnen das Angst macht: »Ich tröste mein inneres Kind. Wir sind immer sicher und geborgen.«
- Wenn Sie das Gefühl haben, wütend zu werden sei gefährlich: »Ich bin behütet und sicher. Es ist nur ein Gefühl, und Gefühle gehen vorüber.«
- Wenn Sie glauben, dass Ihre Eltern es Ihnen nicht gestatten, Ihrer Wut Ausdruck zu verleihen: »Ich lasse jetzt die Begrenzungen meiner Eltern hinter mir.«
- Wenn Sie befürchten, man würde Sie nicht lieben, wenn Sie Wut zeigen: »Je aufrichtiger ich bin, desto mehr werde ich geliebt.«
- Wenn Sie denken, Sie müssten Ihre Wut verbergen: »Ich bringe meine Wut auf angemessene Weise zum Ausdruck.«
- Wenn es Sie krank macht, Ihren Ärger herunterzuschlucken: »Ich schenke mir die Freiheit, meine Emotionen zu zeigen.«
- Wenn Sie das Gefühl haben, dass Ihre Wut außer Kontrolle gerät: »Ich bin im Frieden mit mir und dem Leben.«
- Wenn Sie glauben, alle wären gegen Sie: »Ich bin liebenswert, und alle lieben mich.«
- Wenn Sie sich vor Ihrer Wut fürchten: »Ich erkenne alle meine Gefühle an. Ich kann meine Wut gefahrlos annehmen und auf gesunde Weise zum Ausdruck bringen.«

- Wenn Sie glauben, Sie hätten nicht das Recht, wütend zu sein: »Alle meine Gefühle sind natürlich und berechtigt.«
- Wenn Sie zu jenen sehr seltenen Menschen gehören, die denken: *Ich war noch nie wütend:* »Meiner Wut auf gesunde Weise Ausdruck zu verleihen erhält mich gesund.«
- Wenn Sie fürchten, Sie könnten in Ihrer Wut jemanden verletzen: »Alle Menschen sind bei mir sicher, wenn ich meine Gefühle zeige und ausdrücke.«
- Und zu guter Letzt eine Affirmation, die grundsätzlich passt: »Ich erlaube es mir, meine Gefühle anzuerkennen und wertzuschätzen.«

## *IV. Psychische Störungen und »Gehirnnebel« (Brain Fog)*

Haben Sie häufiger das Gefühl, Sie hätten Nebelschwaden im Gehirn? Dieser sogenannte Brain Fog, also Benommenheit und Konzentrationsschwäche, geht auch mit körperlichen Beschwerden einher. Schauen Sie sich die nachfolgende Liste an. Sind Symptome dabei, die Ihnen bekannt vorkommen?

**Geistige Symptome**

- Ohne ersichtliche äußere Ursache fühlen Sie sich ungewöhnlich traurig, gereizt oder wütend.
- Sie haben Mühe, sich zu konzentrieren, und verlieren leicht die Orientierung. Zum Beispiel sind Sie mit dem Auto unterwegs und fragen sich plötzlich, wo Sie eigentlich sind und welche Straße das ist.
- Ihr Denken ist häufig verschwommen und verlangsamt. Und Ihr Gedächtnis ist vernebelt.
- Ihre Freunde sagen Ihnen, dass Sie in letzter Zeit mehr als sonst reden, aber, anders als früher, offenbar Mühe haben, auf den Punkt zu kommen.

**Körperliche Symptome**

- Ihre Arme und Beine fühlen sich schwach oder zittrig an.
- Sie sind tagsüber müde und schläfrig, können aber nachts nicht schlafen.
- Sie sehen aus den Augenwinkeln sonderbare schattenhafte Dinge.
- Sie fühlen sich rastlos, gehen scheinbar grundlos auf und ab, können nicht still sitzen.
- Ihre Symptome sind instabil, das heißt sie ändern sich von Stunde zu Stunde und von Tag zu Tag, wobei sie tendenziell gegen 16 Uhr am schlimmsten sind.

Wenn bei Ihnen mehrere dieser Symptome vorhanden sind, kann es sich um Gehirnnebel handeln. Die Menschen haben diesem Phänomen schon viele Namen gegeben – Verwirrung, Delirium, Benommenheit –, aber hier in Amerika kennen die meisten es als *Brain Fog* (= Gehirnnebel). Lesen Sie das folgende Fallbeispiel. Kommt Ihnen das bekannt vor?

***Fallbeispiel Irene: Ich will mein Gehirn zurück***

Irene kam zu mir in eine Sitzung, und das Erste, was sie sagte, war: »Ich will mein Gehirn zurück.«

**Das intuitive Reading**

Als ich mir Irenes Bewusstsein intuitiv anschaute, sah ich, dass ihre Gedanken regelrecht stillstanden. Wie der Motor eines Autos, der beim Halt vor einer roten Ampel abstirbt und nicht wieder anspringen will, war ihr Denken einfach stecken geblieben und blockiert. Auch ihr Leben schien zum Stillstand gekommen zu sein. Ich sah keine Arbeit, keine Beziehung, ja, noch nicht einmal, dass sie überhaupt aus dem Haus ging. Freunde und Kollegen sah ich fast gar nicht. Es fühlte sich an, als lebte Irene im Exil.

### Der Körper

Irene hatte offenbar Probleme mit ihrem Gedächtnis und Mühe, sich zu konzentrieren. Auch Benommenheit machte ihr zu schaffen. Sie war oft desorientiert und fand sich nur schwer zurecht. Genug Aufmerksamkeit zum Lesen oder Fernsehen aufzubringen fiel ihr schwer. Ihr ganzer Körper schmerzte, vor allem aber der Nacken. Sie wirkte traurig, neigte aber dazu, ihre körperlichen Beschwerden herunterzuspielen. Intuitiv sah ich eine Taubheit und ein Kribbeln in ihrer linken Körperhälfte, und ihre Hände und Füße kribbelten häufig.

### Die Fakten

Bei Irene war multiple Sklerose diagnostiziert worden, aber sie sagte, die Ärzte würden eine Menge Unsinn reden. Dann berichtete sie, sie sei auf dem Gehweg gestürzt. Der Arzt hätte ein MRT durchführen lassen, und dabei seien allerlei Ablagerungen in ihrem Gehirn entdeckt worden. Wegen ihres Sturzes und weil sie bei der Arbeit immer mehr Fehler gemacht hatte, hatte man sie in Frührente geschickt. Irene war Buchhalterin und immer stolz auf ihre perfekte Arbeit gewesen. Sie verstand einfach nicht, warum ihre Vorgesetzten mit ihrer Arbeit nicht mehr zufrieden gewesen waren. Irene erzählte mir außerdem, dass sie gern auf ihre Enkelkinder aufpasst. Doch ihre Familie würde immer seltener bei ihr anfragen, weil sie vor ein paar Wochen beim Babysitten irgendwelche »Fehler« gemacht hätte.

### Die Lösung

Um Gehirnnebel zu entwickeln, müssen Sie nicht ernsthaft krank sein. Es gibt einige Bereiche in Gehirn und Körper, die Verwirrtheit und Benommenheit verursachen können:

- Infektionen wie Borreliose, Grippe, Lungenentzündung oder andere Virusinfekte; Autoimmunerkrankungen wie Gelenkrheumatismus oder Lupus; Krebs und Tumore.

- Hormonelle Veränderungen in den Wechseljahren; Veränderungen bei den Schilddrüsenhormonen, Cortisol oder Testosteron, um nur einige Hormone zu nennen.
- Ein instabiler Blutzuckerspiegel.
- Medikamente! Seien es Schmerztabletten, Schlaftabletten, Steroide oder Antidepressiva – sehr viele Arzneimittel können als Nebenwirkung Gehirnnebel auslösen. Das trifft auch auf zahlreiche Heilpflanzen zu. Dass etwas natürlich ist, bedeutet keineswegs, dass es nicht Gehirnnebel oder andere Nebenwirkungen auslösen kann. Selbstverständlich können auch Drogen die Ursache sein – Alkohol, Kokain, Marihuana und jede andere bewusstseinsverändernde Droge.
- Veränderungen in der Körperchemie – Natrium, Kalium, Calcium und andere Mineralien können hier eine Rolle spielen.
- Essstörungen; Magersucht.
- Schlafapnoe; instabiles Asthma.
- Erkrankungen des Herzens; Nachwirkungen eines Herzinfarkts oder einer Herzoperation; instabiler Bluthochdruck; blutdrucksenkende Medikamente.
- Anfallserkrankungen; Erkrankungen des Gehirns wie Alzheimer und andere Formen der Demenz; Gehirnverletzungen, Gehirnerschütterungen oder -blutungen; andere Gehirnleiden, zum Beispiel multiple Sklerose.
- Operationen, Anästhesien oder eine Kombination mehrerer ernster Erkrankungen.
- Traumatische emotionale Erfahrungen.
- Spirituelle Erleuchtung und ekstatische Zustände.

Die Lösung, die für Ihr Gehirnnebelproblem infrage kommt, richtet sich also nach der Ursache Ihrer Beschwerden.

Wie lassen sich Gehirnnebel und psychische Störungen behandeln? Man behandelt die körperlichen Störungen. In Irenes Fall muss sie ihre multiple Sklerose akzeptieren und diese angemessen behandeln lassen. Wie ist es mit Ihnen? Ich rate Ihnen, einen Arzt oder Heilpraktiker aufzusuchen, dem Sie vertrauen, und mit ihm oder ihr die Liste der Ursachen für Gehirnnebel und psychische Störungen durchzugehen. Meiden Sie Ärzte, die Ihnen sagen, was Sie tun sollen, was Sie hören wollen. Organisieren Sie sich stattdessen ein Gesundheitsteam, in dem Naturheilkunde und moderne Medizin ausgewogen zum Zuge kommen. So werden Sie nicht nur der Ursache für Ihren Gehirnnebel auf den Grund gehen, sondern auch ein breites Spektrum an geeigneten Nahrungsergänzungsmitteln, Pflanzenarzneien und Medikamenten sowie anderen Therapiemöglichkeiten finden.

Wenn die Ursache identifiziert ist, konzentrieren Sie sich auf die Behandlung der psychischen Probleme. Verwenden Sie dabei die Lösungsvorschläge aus den früheren Abschnitten dieses Kapitels. Wenn Sie dann, vor allem im Zusammenhang mit hormonellen Schwankungen, weiterhin Probleme mit Benommenheit oder Konzentrationsschwäche haben, lesen Sie den Abschnitt über das Gedächtnis im fünften Kapitel. Wenn Angstzustände und traumatische Erlebnisse Ihren Gehirnnebel verursachen, informieren Sie sich im zweiten Kapitel über Ängste. Wenn alle diese Ursachen ausgeschlossen werden konnten und Sie zu dem Schluss gelangen, dass Sie ein spirituelles Ereignis erleben, das zu einer Loslösung vom Planeten Erde führt, lesen Sie das sechste Kapitel.

Oft ist es auch hilfreich, wenn Sie einen Schritt zurücktreten und sich eine Zeit der meditativen Stille gönnen. Ein spiritueller Lehrer namens Baal Shem Tov empfahl das selbst gewählte Exil als kraftvolle Erfahrung. Was ist mit diesem Exil gemeint? Sie verlassen Ihre vertraute Umgebung und nehmen nur wenige persönliche Dinge mit. Manche begeben sich auf eine Reise, die sie weit von zu Hause wegführt. Andere machen nur einen kleinen Ausflug. Eine solche spirituelle Reise hilft Ihnen, mit Traurigkeit fertigzuwerden und Demut zu entwickeln. Dieses vorübergehende, selbst auferlegte Exil ermöglicht es Ihnen, sich ohne die sonst üblichen Ablenkungen und

Zerstreuungen ganz auf Ihr Gefühlsleben zu konzentrieren und die Stimme Ihrer Seele zu hören. Das spirituelle Exil hilft Ihnen, Ihr Denken und Fühlen zu beobachten, zu beschreiben und zuzulassen. Sie laufen nicht vor sich selbst davon, verdrängen nichts, versuchen nichts zu kontrollieren, sondern lassen sich einfach auf den gegenwärtigen Augenblick ein. Ob Ihre depressive Verstimmung daher rührt, dass Sie wütend über etwas sind, das sich nicht ändern lässt, oder ob es um Traurigkeit oder Angst geht, sich eine »spirituelle Siesta« zu gönnen, wird Ihnen zu größerer spiritueller Klarheit verhelfen. Und Sie werden entdecken, dass Sie nicht allein sind. Der bewusste Rückzug aus Ihrer vertrauten Umgebung eröffnet Ihnen die Chance, Verbindung zu einer höheren Macht in Ihnen aufzunehmen, also zu Gott oder wie immer Sie diese Macht nennen mögen. Der göttliche Geist ist immer bei Ihnen. Sie sind nicht allein.

**Die Affirmationen**

Wenn Sie unter Gehirnnebel leiden, der Ihre Neigung zu Depressionen und Stimmungsschwankungen verstärkt, betrachten Sie ihn aus der Perspektive der medizinischen Intuition. Gehirnnebel zerreißt häufig die Barriere zwischen Gehirn und Körper. In der medizinischen Intuition gilt Gehirnnebel als ein Problem des sechsten Zentrums. Im sechsten Zentrum geht es um Wahrnehmung und Denken. Wenn Ihr Denken gewissermaßen nebelverhangen ist, behindert das Ihre Fähigkeit, ein Problem klar zu erkennen und anzugehen. Vielleicht sind Sie sogar blind für das Problem. Suchen Sie sich einen Therapeuten oder Coach, der Ihnen »sehen« hilft, also Ihr Problem zu verstehen und eine Lösung zu finden.

Hier ist noch eine andere Möglichkeit, wie Sie mit geistigen Barrieren umgehen können: Taucht, wenn Sie eine Affirmation sprechen, ein negativer Gedanke auf? Wenn bei einer positiven Affirmation ein negatives Denkmuster in Ihnen zum Vorschein kommt, haben Sie es mit einer Barriere zu tun. Wenn Ihnen das durch die Affirmation bewusst wird, ist das eine tolle Sache – es ist wie ein

Gehirn-Scan! Sie wissen jetzt, dass es in Ihrem Gehirn ein Denkmuster gibt, das Sie blockiert, Sie daran hindert, positive Veränderungen herbeizuführen. So erkennen Sie, welche Barrieren Ihrer Heilung im Weg stehen.

Louise Hay verfügt aus ihrer Arbeit über einen reichen Erfahrungsschatz, wie man Barrieren erkennt und auflöst. Es gibt Barrieren, die uns daran hindern, uns selbst und anderen zu vergeben. Es gibt Barrieren aus Kritik, Angst und Schuldgefühlen. Die folgenden Affirmationen eignen sich besonders gut, um Barrieren wirkungsvoll aufzulösen:

- Ich liebe und wertschätze mich.
- Indem ich bewusst liebevolle und frohe Gedanken wähle, erschaffe ich eine liebevolle und frohe Welt. Ich bin sicher und frei.

## Die Botschaft hinter den Gefühlen

Ob Sie nun an einer Gehirn-Körper-Depression, an Stimmungsschwankungen, einem Trauma oder an Gehirnnebel leiden – um eine optimale Heilung zu erzielen, müssen Sie die medizinisch intuitive Botschaft hinter den Gefühlen herausfinden. Ihre Gefühle und Stimmungen sind Teil des intuitiven Leitsystems Ihres Körpers. Dieses System teilt uns mit, wenn eine Veränderung notwendig ist. Versuchen Sie, eine neue Perspektive einzunehmen, wie eine Möwe, die hoch über das Meer aufsteigt. Wodurch wird Ihre negative Stimmung verschlimmert? Haben Sie einen Verlust zu beklagen? Das ist Traurigkeit. Fühlen Sie sich missachtet oder schlecht behandelt? Das ist Wut. Fühlen Sie sich von irgendetwas bedroht? Das ist Angst. Und so weiter. Wenn es Ihnen gelingt, Ihre Gefühle zu benennen, können Sie lernen, effektiv auf sie zu reagieren und sie aufzulösen. Das ist dann bereits der erste Schritt der Dialektisch-Behavioralen Therapie. Durch diesen Schritt hindern Sie die Emotion in Ihrem Gehirn daran, einen Dominoeffekt auszulösen, der zu Krankheitssymptomen im Körper führt.

# 2. Kapitel
# ANGST

Fällt es Ihnen wegen Ihrer inneren Unruhe schwer, sich in Gegenwart anderer Menschen wohlzufühlen? Hindert Angst Sie daran, Ihre Gaben, Talente und Fähigkeiten wirklich zu entfalten und zu nutzen? Steht eine ständige Besorgtheit Ihnen dabei im Weg, sich positiv weiterzuentwickeln und zuversichtlich in die Zukunft zu schauen? Wenn das auf Sie zutrifft, ist Angst in Ihrem Leben zu einer Belastung für Gehirn und Körper geworden.

Nahezu alle Patienten, die mich während der vergangenen 30 Jahre aufsuchten, sagten irgendwann in unserem Gespräch: »Also, das würde ich wirklich gerne tun, wenn nur meine Angst nicht wäre.« Ich würde mir eine bessere Partnerschaft suchen, in der ich mehr geliebt und respektiert werde. Ich würde mir einen anderen Job suchen oder eine Gehaltserhöhung fordern. Und so weiter. Louise Hay sagt: »Stellen Sie sich vor, was Sie ohne Angst alles tun könnten!« Sie sind chronisch besorgt? Sie leiden an Obsessionen und Kontrollzwängen? Sie haben ein Trauma erlitten, sind deshalb schreckhaft und geraten leicht in Panik? Sie fürchten sich vor lebensbedrohlichen Krankheiten und anderen Gefahren? Dann ist dieses Kapitel für Sie geschrieben.

## Angst richtig einschätzen

Angst ist ein wichtiger Bestandteil unseres intuitiven Leitsystems. Sie schützt uns vor Dingen, die wir als potenziell schädlich wahrnehmen. Angst hält Sie davon ab, achtlos eine Straße zu überqueren oder Warnungen in den Wind zu schlagen. Doch wenn Angst Sie daran hindert, Ihr Potenzial zu entfalten, haben Sie ein Problem. Wenn die Angst vor Zurückweisung Sie hindert, der Liebe Ihres Lebens zu begegnen, hält sie Sie davon ab, Erfüllung zu finden. Dasselbe gilt, wenn Angst vor Kritik und Versagen Sie daran hindert, Ihre beruflichen und intellektuellen Fähigkeiten optimal zu nutzen. Und wenn Sie Angst vor Einsamkeit haben, kann Sie das veranlassen, in einer Partnerschaft auszuharren, die unglücklich oder gar gewaltvoll ist. Angst kann uns also einerseits beschützen, andererseits kann sie uns im Extremfall völlig lähmen und ein normales Leben unmöglich machen.

### *Gehirn-Körper-Angst*

So wie die Gehirn-Körper-Depression ist auch die Gehirn-Körper-Angst weitverbreitet. Wir alle wissen, wie es ist, nervös oder panisch zu sein, sich unbehaglich oder sorgenvoll zu fühlen. Die körperliche Seite der Angst besteht darin, dass Ihre Muskeln sich anspannen und Ihr Verdauungstrakt durcheinander ist, sodass Sie entweder schleunigst zur Toilette müssen oder unter Verstopfung leiden. Manchmal fühlen Sie sich atemlos, oder Ihr Herz rast. Vielleicht haben Sie den sprichwörtlichen Kloß im Hals. Möglicherweise fällt es Ihnen schwer, sich zu konzentrieren, oder Ihr Denken ist regelrecht blockiert. Es kann auch vorkommen, dass Sie sich benommen fühlen, Ihnen schwindlig wird oder Sie gar glauben, die Kontrolle zu verlieren oder ohnmächtig zu werden.

Letztlich haben wir alle schon erlebt, wie es ist, vor Angst zu zittern oder starr vor Schreck zu sein. Doch etwa bei einem Drittel aller Menschen können Panik und Angst so sehr eskalieren, dass sie sich kaum noch aus dem Haus trauen (Agoraphobie). Andere hindert ihre Angst zu versagen daran, beruflich voranzukommen. Manche haben in Beziehungen traumatische Erfahrungen machen müssen, andere im Krieg. Oder die eigenen Eltern haben schreckliche Dinge erlebt und diese Angst an die Kinder weitergegeben, deren Leben dadurch eingeschränkt und beeinträchtigt ist.

Louise Hay vertritt die Auffassung, dass wir die Wahl haben zwischen Liebe und Angst. Denken Sie darüber nach. Liebe oder Angst? Wir fürchten uns vor Veränderungen, aber wenn wir uns nicht verändern, haben wir ebenfalls Angst. Wir haben Angst vor der Zukunft, aber wir erleben auch Angst, wenn wir keine Zukunft haben. Wir fürchten uns davor, Entscheidungen zu treffen, aber wir fürchten uns auch, wenn wir scheinbar keine Wahl haben. Wir fürchten uns, wenn wir allein sind, aber auch in einer Menschenmenge können wir von Angst überwältigt werden. Wir fürchten uns einerseits vor Nähe, aber wenn uns die Menschen, die wir lieben, allein zurücklassen, macht uns das ebenfalls Angst. Ganz klar ist Angst ein fester Bestandteil der menschlichen Lebenserfahrung. Louise Hay hat also recht. Wir haben die Wahl zwischen Liebe und Angst. Aber wir müssen auch wissen, dass Liebe und Angst Hand in Hand gehen. Man kann das eine nicht ohne das andere haben.

Liebe ist das Wunder, nach dem wir alle suchen. Nicht Eitelkeit. Nicht Arroganz. Liebe – im Sinne von Selbstachtung und Dankbarkeit für das Wunderwerk unseres Körpers und unseres Geistes. Erinnern Sie sich, wenn Sie das nächste Mal Angst haben, an dieses einfache Konzept: Angst zu haben bedeutet, dass Sie sich selbst nicht vertrauen und sich nicht lieben. Vielleicht ist Angst ja auch eine Gelegenheit, sich wieder mit Glauben zu beschäftigen. Auch das wäre ein Aspekt. Glauben an das Göttliche, an das Universum, an eine Macht außerhalb von uns selbst. Wenn Sie sich das nächste Mal »nicht gut genug« fühlen und dieses Gefühl Sie daran hindert, eine Entscheidung zu treffen, sollen Sie sich bewusst an diese Konzepte erinnern. (Mehr über Angst, Glauben und Spiritualität erfahren Sie im sechsten Kapitel.)

### *Angst und medizinische Intuition*

In der medizinischen Intuition betrachten wir Angst als Element Ihres emotionalen Leitsystems, das Sie dazu auffordert, etwas zu verändern. Wobei Angst allerdings oft ein übermäßig entwickelter Teil Ihrer Intuition ist. Mir ist noch kein besonders intuitiver Mensch begegnet, der nicht auch besonders ängstlich gewesen wäre. Das für die Intuition zuständige Gehirnareal, die Amygdala, ist auch für die Angst zuständig. Wenn Sie also Ihre intuitiven Fähigkeiten steigern wollen, müssen Sie den Teil Ihres Gehirns, der zu Reizbarkeit und Nervosität neigt, achten und lieben! Susan Jeffers schrieb ein wunderbares Buch mit dem Titel *Selbstvertrauen gewinnen: Die Angst vor der Angst verlieren.* Wenn Sie im Leben etwas Neues beginnen, empfinden Sie Angst. Wenn Sie etwas Unvertrautem begegnen, wenn Sie das Gefühl haben, dass Gefahr droht, produzieren Ihre Nebennieren Adrenalin, diesen peppigen Neurotransmitter. Manche Menschen sind anfällig für diese intuitive Angst. Wenn sie Stimulanzien wie Kaffee zu sich nehmen, kann sie das in die Panik treiben, und sie zeigen eine starke Angst vor Veränderungen. Susan Jeffers schreibt, dass es nicht um das Angstgefühl an sich geht, sondern um unseren Umgang damit. Machen Sie sich klar, dass Veränderungen kommen und gehen. Nichts im Leben ist statisch. Dass also Veränderungen eine gewisse Angst bei Ihnen auslösen, wird immer wieder vorkommen. Auch intuitive Botschaften und Empfindungen kommen und gehen. Vielleicht denken Sie daran, dass eine bestimmte Person Sie anrufen sollte, und kurz darauf ist sie am Telefon. Das passiert, und dann geht das Leben gleich wieder weiter. Um Angst in Gehirn und Körper in den Griff zu bekommen, müssen Sie lernen, wie Sie mit Veränderungen und mit intuitiven Botschaften richtig umgehen. Lernen Sie:

- Die Angst zu fühlen
- Zu benennen, wodurch sie ausgelöst wurde
- Wirkungsvoll auf sie zu reagieren
- Sie loszulassen

Ebenso können Sie auch mit der intuitiven Information umgehen, die mit der Angst verbunden ist: benennen, wodurch sie ausgelöst wurde, wirkungsvoll auf sie reagieren und sie dann loslassen.

Wenn Sie nicht in der Lage sind, Angst und Intuition effektiv zu verarbeiten, wird aus etwas Vorübergehendem ein chronischer Zustand. Die Angst wird sozusagen gespeichert und sorgt dann für eine Verkettung von Symptomen in Gehirn und Körper. Was zunächst intuitive Information und Angst war, wird zu Nervosität, Reizbarkeit und zahlreichen anderen Schattierungen der Angst. In Gehirn und Körper kommt es zu biochemischen Symptomen. Muskeln spannen sich an, der untere Rücken schmerzt, und es können Übelkeit, ein flaues Gefühl im Magen, Verstopfung, Durchfall, Kurzatmigkeit, ein Kloß in der Kehle, Konzentrationsschwäche (siehe viertes Kapitel), Gehirnnebel (siehe erstes Kapitel) und Spannungen im Kieferbereich auftreten. Das alles sind körperliche Symptome der Angst. Sie können auch körperliche Symptome dafür sein, dass Ihr intuitives Leitsystem Ihnen mitteilt, dass etwas in Ihrer Umgebung dringende Aufmerksamkeit erfordert.

Wie merken Sie, dass Ihre körperlichen Symptome Ausdruck von Angst sind? Gehen wir die einzelnen Zentren gemeinsam durch. Wenn Angst sich in Ihrem Gehirn-Körper-System »festsetzt«, stört sie die Produktion von Adrenalin und Cortisol in Ihren Nebennieren, beeinflusst Ihr Immunsystem und den Muskeltonus. Damit steigt das Risiko für folgende Probleme:

- Erstes Zentrum: Ekzeme, Nesselsucht, Schuppenflechte und Hautausschläge zeigen an, dass es Ihnen schwerfällt, sich in der

Welt sicher und geborgen zu fühlen. Ihre Intuition teilt Ihnen mit, dass etwas nicht in Ordnung ist oder ein Problem mit einer Person in Ihrer Familie oder Ihrem sonstigen persönlichen Umfeld besteht.

- Zweites Zentrum: Schmerzen im unteren Rücken, Libidoprobleme, Impotenz oder Hormonschwankungen weisen darauf hin, dass Sie Ängste bezüglich Ihrer sexuellen oder finanziellen Leistungsfähigkeit belasten. Ihre Intuition möchte Ihnen möglicherweise sagen, dass es ein Problem in Ihrer Partnerschaft gibt.
- Drittes Zentrum: Kolitis, Durchfall, Reizdarm, Übelkeit, Magengeschwüre, übermäßiges Essen oder Appetitverlust deuten darauf hin, dass Sie sich kritisiert fühlen und Ängste Sie belasten, die mit Ihrem Beruf oder Ihrem Selbstbild zu tun haben. Alternativ will möglicherweise Ihre Intuition Sie darauf aufmerksam machen, dass ein Problem mit einer Person besteht, von der Sie kritisiert werden, sei es im Beruf oder in anderen Zusammenhängen.
- Viertes Zentrum: Allergien der Atemwege wie Heuschnupfen, Kurzatmigkeit und Asthma sowie Herzklopfen weisen auf Ängste vor öffentlichen Auftritten hin und davor, in Gruppensituationen kritisiert oder abgelehnt zu werden. Alternativ kann es sich um die intuitive Botschaft handeln, dass in Ihrer Umgebung jemand Angst hat und sich nicht sicher fühlt.
- Fünftes Zentrum: Ein Kloß in der Kehle, ein rauer Hals oder eine Schilddrüsenunterfunktion zeigen an, dass Sie Ablehnung oder Kritik fürchten, wenn Sie Ihre Meinung und Ihre Wünsche äußern.
- Sechstes Zentrum: Benommenheit, Schwindel und Schlaflosigkeit deuten darauf hin, dass Sie unsicher im Hinblick darauf sind, was Sie über die Welt denken.
- Siebtes Zentrum: Probleme mit einer lebensbedrohlichen Erkrankung und dem Altwerden im Allgemeinen.

Alle diese körperlichen Beschwerden sind Beispiele für Gehirn-Körper-Angst und stellen intuitive Hinweise dar, dass in Ihrem Leben die Angst Amok läuft und etwas dringend Ihrer Aufmerksamkeit bedarf.

### *Gehirn in Angst*

Louise sieht wie viele Therapeuten und Psychologen eine Verbindung zwischen Angst, Denken und Erfahrung. Viele Menschen sagen, dass wir das Leiden in unserem Leben selbst erschaffen. Doch ganz so einfach ist es nicht. Im letzten Kapitel wiesen wir darauf hin, dass traumatische Erfahrungen unser Gehirn darauf konditionieren können, Beziehungen und Erfahrungen zu suchen, in denen das Trauma immer wieder durchgespielt wird. Dass wir den Schmerz in unserem Leben selbst erzeugen, stimmt also wohl nur zur Hälfte. Aufgrund meiner Erfahrungen als Neurowissenschaftlerin und medizinische Intuitive würde ich das Phänomen eher wie folgt beschreiben: Die Forschung zeigt, dass die Biochemie der Angst- und Erinnerungszonen unseres Gehirns uns anfällig dafür macht, uns immer wieder von schmerzhaft endenden Lebenserfahrungen anlocken zu lassen wie Motten vom Licht. Doch heißt das, wir seien an diesen Erfahrungen selbst schuld?

Ein guter Weg, Heilung zu finden und Gesundheit und Glück zu erschaffen, sieht folgendermaßen aus: Wir stellen fest, auf welche Weise die Angst in unserem Gehirn bestimmte Schaltkreise blockiert und uns daran hindert, gesündere Alternativen zu erkennen und uns somit für gesunde Freundschaften und Partnerschaften, eine gute Ausbildung und Glück und Erfolg im Beruf zu entscheiden. In diesem Kapitel geht es darum, wie Sie die für Angst zuständigen Schaltkreise in Ihrem Gehirn heilen können, ob Ihre Neigung zur Ängstlichkeit nun genetische, traumatische oder andere Ursachen hat.

Nun wissen Geist-Körper-Therapeuten wie Louise, Psychologen und Gehirnforscher, dass Menschen, die angsterfüllt denken, diese Angst auf ihre Umwelt projizieren, wodurch die Wahrscheinlichkeit ansteigt, unkluge Entscheidungen zu treffen, sei es in Familie und Partnerschaft, im Beruf, bei finanziellen Angelegenheiten und dergleichen mehr. Angst hat sehr oft mit Unwissenheit zu tun. Wenn Sie lernen, mit Ihrer Angst angemessen umzugehen, wird Sie das in die Lage versetzen, sich gesunde private und berufliche Verhältnisse aufzubauen.

Louise hat immer wieder darauf hingewiesen, dass wir seit der Kindheit alle möglichen Aussagen über die Wirklichkeit zu hören bekommen, von unseren Eltern und anderen Menschen in unserer Umgebung – angstvolle Stimmen, die uns vor Gefahren warnen. Dabei kommt es darauf an, wie wir mit diesen Botschaften und Erfahrungen umgehen. Wenn die Menschen in Ihrem Umfeld Ihnen ständig sagten, dass Sie Angst haben und das Leben als stets unsicher und gefährlich wahrnehmen sollen, dann werden Sie denken, dass die Welt ein gefährlicher Ort ist. Und wenn Sie tatsächlich eine sehr traumatische Erfahrung gemacht haben – sexueller Missbrauch, Inzest, häusliche Gewalt –, wurden dadurch Ihr Gehirn und Ihr Körper auf Angst und Bedrohung programmiert. Die Wahrscheinlichkeit ist groß, dass Sie auf die Welt generell und auf andere Menschen mit Angst und Abwehr reagieren. Doch wir können unser Denken verändern. Dadurch wird sich auch unsere Weltwahrnehmung verändern, was uns in die Lage versetzt, im Leben bessere Entscheidungen zu treffen, als die alten belastenden, tragischen Situationen immer wieder neu zu erschaffen. Sollten Sie je von einer Flutkatastrophe, einem Taifun oder einem Krieg betroffen werden, können Sie nichts daran ändern. Und ebenso wenig können Sie etwas daran ändern, wenn Sie in der Vergangenheit sexuellen Missbrauch oder andere emotionale oder körperliche Tragödien erdulden mussten. Manche Menschen glauben zwar, wir würden uns dieses Leben, unsere Eltern und die Herausforderungen, mit denen wir konfrontiert werden, selbst aussuchen. Ich möchte lediglich uns allen dabei helfen, innerhalb des Lebens, in das wir hineingeboren wurden, unser Gehirn und unseren Körper so zu formen, dass wir uns in der Welt sicherer und geborgener fühlen und mit weniger Angst leben können.

### *Das Angst-Netzwerk*

Wie unterstützt die Wissenschaft uns dabei, unser Denken und Fühlen mithilfe von Meditation, Affirmationen und Intuition zu heilen? Um Heilung in Gehirn und Körper zu erzeugen, müssen wir Angst als ein Netzwerk begreifen. Es gibt in unserem Gehirn ein Angst-Netzwerk, das mit unseren Sinnen, unserem Körper und unserer Gesundheit verknüpft ist. Es gibt im Gehirn mehrere Areale, wo Angst erzeugt wird. Das wichtigste ist die Amygdala. Alles, was wir sehen, hören, riechen, fühlen, wird in die Amygdala eingespeist, vor allem das, was wir in der Vergangenheit gesehen und gehört haben. Es gibt noch zwei weitere Gehirnzonen, die jene Angst, die wir in der Amygdala erfahren, aufgreifen und uns veranlassen, auf sich ständig wiederholende und zwanghafte Art zu denken und zu handeln. Die eine Zone befindet sich im Frontallappen und nennt sich anteriorer cingulärer Cortex. Die andere Zone heißt Nucleus caudatus. Sie müssen kein Neuroanatom sein, um zu wissen, dass sich, wenn Sie Angst haben, in Ihrem Kopf ein Hamsterrad dreht, auf dem Ihre Angstgedanken unaufhörlich rotieren. Daraus entsteht dann der Wunsch, etwas zu verändern, um die Situation unter Kontrolle zu bekommen – zum Beispiel nachschauen, ob Sie den Herd ausgeschaltet haben, Listen erstellen, den Schreibtisch aufräumen und so weiter.

Noch weitere Gehirnareale haben mit jenen Gedankenmustern zu tun, die bewirken, dass unsere Angst entweder ab- oder zunimmt. Ein Teil des Frontallappens, der dorsolaterale präfrontale Cortex (DLPFC, wenn Sie auf einer Cocktailparty Ihre Freunde beeindrucken wollen) ist das vierte Areal des Angst-Netzwerks im Gehirn. Dieses Areal beeinflusst jene Aspekte angstvollen Denkens, bei denen es um Familie, Beziehungen, Geld und Beruf geht.

Wenn Sie sich klarmachen, dass es in Ihrem Gehirn mehrere Areale gibt, in denen Angst präsent ist, gibt es auch mehrere Ansatzpunkte, um Angst zu überwinden. Deshalb gibt es nicht das eine Patentrezept gegen Angst.

Die fünfte Zone des Angst-Netzwerks ist der orbitofrontale Cortex, wo es um Empathie und unsere Bindungen zu anderen Menschen geht. Dort wird festgelegt, wie sich traumatische Erlebnisse und Ängste auf unsere zwischenmenschlichen Beziehungen auswirken. Das sechste Gehirnareal, die Inselrinde oder Inselcortex, steuert die Auswirkungen der Angst auf unsere Gesundheit. Immerhin steht sie mit den Nebennieren in Verbindung, wo die Stresshormone Cortisol und Adrenalin ausgeschüttet werden, und diese Stressreaktion der Nebennieren wird mit der Nebennierenschwäche in Verbindung gebracht. Wenn Sie Angst haben, Angst im Gehirn, bekommen Sie dadurch auch Angst im Körper, was sich beispielsweise durch verspannte Muskeln, Verdauungsprobleme oder Benommenheit und Gedankenrasen zeigt (siehe sämtliche Symptome Seite 78).

Wie bei einem Telefonnetz kann eine Störung, die einen Teil dieses Netzwerks betrifft, sich auf alle anderen Teile auswirken. Wenn etwas Angstauslösendes, das Sie sehen, in der Amygdala aufgenommen wird, wandert es von dort in die Inselrinde, ruft eine körperliche Reaktion hervor und beeinflusst die Nebennieren. Cortisol wird ausgeschüttet, beeinflusst Ihr Immunsystem, und 24 bis 48 Stunden später bekommen Sie einen grippalen Infekt! Oder die Adrenalin-Reaktion in Ihrem Körper löst Kopfschmerzen aus. Dann sagen Sie vielleicht zu jemandem: »Ich mag nicht hören, was du mir da erzählst! Davon bekomme ich Kopfschmerzen.«[1]

### *Das Netzwerk neu verkabeln*

Es gibt also diese sechs Gehirnareale des Angst-Netzwerks. Und jetzt kommt die gute Nachricht: Sie lassen sich neu verkabeln! Genauso wie in einem Haus, in dem die Stromleitungen fehlerhaft verlegt wurden, kann man auch im Gehirn die Leitungen verändern, sodass Sie sich sicherer fühlen und weniger Angst empfinden. Indem Sie in diesen Gehirnregionen die Intensität der einströmenden Botschaften verändern, können Sie die Art und Weise verändern, wie Sie die Welt sehen, hören, empfinden und erleben. Über den dorsolateralen präfrontalen Cortex können Sie mithilfe von Affirmationen Ihre Denkmuster verändern. Hier ein Beispiel:

> Ich löse mich jetzt von alten und neuen Ängsten. Es gibt für mich keinen Grund mehr, mir selbst Angst einzujagen. Ich vergebe allen, die mich verletzt haben. Ich vergebe mir, dass ich andere verletzt habe. Ich vergebe mir, dass ich mir Vorwürfe gemacht und mich bestraft habe. Ich vergebe meinen Eltern ihre Ängste und ihr begrenztes Denken. Ich erkläre, dass ich immer sicher und geborgen bin. Ich schlafe, wache und bewege mich in vollkommener Sicherheit.

Auch durch kognitive Verhaltenstherapie, Dialektisch-Behaviorale Therapie oder andere Formen der Psychotherapie lässt sich dieses Ziel erreichen. Ebenso können Sie durch die Arbeit mit einem Berater oder Coach das im Nucleus caudatus oder dem anterioren cingulären Cortex gespeicherte Verhalten umprogrammieren. Sie können mit einem Körpertherapeuten an den in Ihrem Körper gespeicherten Erinnerungen arbeiten. Sie können mit einem Immunologen oder Ernährungsberater Nebennierenschwäche und Cortisolprobleme angehen. Vielleicht haben Sie in der Vergangenheit traumatische Erfahrungen machen müssen. Vielleicht leiden Sie seitdem unter Ängsten. Doch Sie können sich in Ihrem Gehirn und Ihrem Körper eine Welt erschaffen, die friedvoll und sicher ist.

Außerdem besteht die Möglichkeit, Medikamente und Nahrungsergänzungsmittel einzusetzen, um diese Gehirnareale zu beeinflussen. In der traditionellen Psychiatrie behandelt man Angststörungen mit SSRI wie Lexapro oder Zoloft. Es bieten sich aber auch Alternativmittel wie 5-HTP, Rosenwurz, GABA, Baldrian, Kava-Kava, Passionsblume, Zitronenmelisse und Magnesium an (Näheres hierzu ab Seite 90 in der Alles-ist-gut-Klinik).

Die traditionelle Psychiatrie setzt auf Psychotherapie und Psychoanalyse, bei der eine vertrauensvolle Beziehung zu einem Therapeuten aufgebaut wird. Louise Hay empfiehlt Affirmationen und Übungen für Ihr »inneres Kind«, durch die Sie lernen, elterliche Defizite dadurch auszugleichen, dass Sie wie eine gute Mutter und ein guter Vater zu sich selbst sind. All das hilft Ihnen, Ihr Gehirn umzuprogrammieren, sodass Sie sich sicherer und weniger ängstlich fühlen. Lässt sich auf diese Weise tatsächlich die Struktur dieser sechs Gehirnareale verändern? Die Wissenschaft der Epigenetik bejaht das eindeutig. Frühe traumatische Erfahrungen verändern die Schaltkreise in Ihrem Gehirn, was sich auf die Erinnerungszonen in Amygdala und Hippocampus auswirkt. Doch die Zellen in Ihrem Hippocampus wachsen und gebären neue Zellen, so wie auch Sie Kinder zeugen oder gebären können. Wir können die Vergangenheit nicht ändern, aber wir können eine neue Zukunft erschaffen.[2]

### *Wie Sie Ihr Gehirn von Angst auf Sicherheit umschalten können*

Erstens wäre es gut, wenn Sie nicht länger die Wörter *gestresst* oder *überfordert* verwenden, denn dahinter verbirgt sich Angst, die Sie besser beim Namen nennen. Die beiden Wörter werden Ihnen nicht helfen, Angst-Programmierungen in Ihrem Gehirn zu heilen. Sie verstärken die Nervosität in Gehirn und Körper nur zusätzlich. Seit Jahrzehnten verpacken wir Angst, Nervosität und Panik unter der maskierenden Bezeichnung *Stress*. Ich bin so gestresst! Du bist so gestresst! Ich mache mir Sorgen! Ich bin nervös! Die Arbeit ist so stressig! Also werden uns Übungen zum Stressabbau empfohlen. Wir setzen uns hin, atmen tief und sagen: »Ich baue meinen Stress ab.« Dann arbeiten wir weiter und bekommen eine Panikattacke, und wieder machen wir unsere Übung: »Ich atme tief und reduziere meinen Stress.« Sobald wir wieder am Arbeitsplatz sind, kehrt die Angst zurück. Dann fahren wir nach Hause, machen uns berufliche Sorgen und versuchen wieder, diese mit Entspannungsübungen zu bekämpfen.

Aber werden wir den Stress dadurch los? Noch nicht, denn wir haben die Emotion, die Angst, noch nicht benannt und können daher nicht effektiv auf sie reagieren und sie loslassen. Dr. Phil sagt: »Wenn du es nicht benennen kannst, kannst du es nicht in Ordnung bringen.« Wenn Sie also sagen: »Ich bin nervös«, fragen Sie sich: »Warum bin ich nervös?« So kommen Sie Ihrem zugrunde liegenden Denkmuster auf die Spur: »Oh, ich bin nervös, weil ich Angst habe zu versagen.« Diese Angst sitzt im Frontallappen. Dann schauen Sie, wo in Ihrem Angst-Netzwerk das Gefühl und der Gedanke herkommen. Erst dann können Sie lernen, den Gedanken zu verändern, das Gefühl loszulassen und weiterzugehen.

Nachdem Sie schon mal Wörter wie *gestresst* oder *überfordert* aus Ihrem Vokabular gestrichen haben, könnten Sie gleich noch auf die Formulierungen *nicht gut drauf* und *Probleme überwinden* verzichten. Wo wir gerade dabei sind: Streichen Sie auch den *Nervenzusammenbruch* aus Ihrem Vokabular. Ich habe drei Jahre in der stationären Psychiatrie gearbeitet und weiß immer noch nicht, was ein Nervenzusammenbruch sein soll.

Nachdem Sie sich von Formulierungen befreit haben, die es schwierig machen, das Gefühl zu identifizieren – Angst –, lassen Sie uns nun an Denkmustern arbeiten, die in uns allen Nervosität und Sorge erzeugen. Eliminieren Sie daher das Wort *sollte. Müsste, wollte, sollte* sind in Ihrem Frontallappen gespeicherte Wörter, die Selbstvorwürfe ausdrücken und Sie besorgt und angespannt machen. Als fühlten Sie sich nicht schon ohnmächtig und kritisiert genug, sagen Sie obendrein: »Ich hätte dies oder das tun sollen.«

Nicht nur werden Sie von anderen kritisiert, Sie kritisieren sich auch noch selbst. Louise ist der Meinung, dass *sollte* ein Wort ist, das uns zu Gefangenen macht. Und als Folge davon macht dieses Wort uns ängstlicher. Sie empfiehlt, statt *sollte* das Wort *kann* zu verwenden. Das gefällt mir. Es ist ganz im Sinne der kognitiven Verhaltenstherapie. Warum? Weil *sollte* Ihnen sagt, was Sie in der Vergangenheit falsch gemacht haben. *Kann* ist etwas, das zukünftige Veränderungen möglich macht. Es energetisiert und ermächtigt, statt zu schwächen. Nutzen Sie also jetzt die Gelegenheit, »Sorgen-Wörter« radikal aus Ihrem Wortschatz zu entfernen – alle Wörter der Machtlosigkeit und Selbstkritik, die Sie lähmen und daran hindern, sich zu verändern und weiterzuentwickeln. Im nächsten Kapitel, das sich mit dem Thema Sucht beschäftigt, werden Sie Gelegenheit erhalten, sich von »Scham- und Schuld-Wörtern« zu befreien. Es besteht ein enger Zusammenhang zwischen Angst, Scham und Sucht.

## Die Alles-ist-gut-Klinik

Der Rest dieses Kapitels ist der Alles-ist-gut-Klinik gewidmet, wo ich Ihnen anschaulich zeigen werde, wie Sie Ihre Angst, Sorge und Panik heilen können.

### *I. Chronische Sorge*

Schauen Sie sich die Liste der Symptome an und finden Sie heraus, welche auf Sie zutreffen.

**Geistige Symptome**

- Sie empfinden Angst und machen sich ständig Sorgen wegen Ihrer Familie, Freunden, Ihrer Arbeit oder Ihren Kindern.
- Ängste, die Sie in nahezu allen Lebensbereichen hegen, nehmen in Ihrem Denken und Fühlen sehr viel Raum ein.
- Sie sind schon seit der Kindheit nervös, ängstlich und besorgt,

und es fällt Ihnen schwer, sich an eine Zeit zu erinnern, wo Sie sich einmal keine Sorgen machten.

- Ihre Reizbarkeit und Stimmungsumschwünge bereiten Ihnen Probleme.
- Außerdem leiden Sie an einer schwer zu behandelnden Depression.

**Körperliche Symptome**

- Ihre Muskeln sind angespannt, was auch zu häufigen Gelenkbeschwerden führt.
- Sie sind schnell erschöpft.
- Sie fühlen sich fast ständig ruhelos, gereizt und schreckhaft.
- Sie schlafen schon sehr lange schlecht. Entweder fällt Ihnen das Einschlafen schwer, oder Sie schlafen unruhig und wachen häufig auf.
- Es fällt Ihnen schwer, sich zu konzentrieren.
- Oft fühlt Ihr Kopf sich dumpf und leer an, sodass klares Denken Ihnen schwerfällt.
- Sie leiden unter Allergien.
- Sie leiden unter Ekzemen und Schuppenflechte.
- Häufig machen Ihnen Übelkeit, Sodbrennen und Reizdarm zu schaffen.
- Häufiger Harndrang ist bei Ihnen ein Problem.
- Sie leiden an einer Schilddrüsenunterfunktion.
- Benommenheit oder Schwindel machen Ihnen zu schaffen.
- Ihr Blutdruck ist instabil.
- Sie leiden unter Haarausfall.

Wenn Sie sich in dieser Liste wiederfinden, ist es sehr wahrscheinlich, dass sorgenvolle Denkmuster Sie daran hindern, Ihr Potenzial für ein glückliches und gesundes Leben optimal zu entfalten. Wahrscheinlich wird Ihnen auch vieles aus der folgenden Geschichte bekannt vorkommen.

### *Fallbeispiel Adele: Sorgen, nichts als Sorgen!*

Adele suchte mich auf, weil sie sich ständig Sorgen machte.

#### Das intuitive Reading

Sofort, als ich mich intuitiv auf Adele einstimmte, sah ich, dass in Ihr ein Gefühl des Versagens vorherrschte. Sie betrachtete Ihr eigenes Leben als Fehlschlag und sah auch bei Ihren Mitmenschen immer nur das, was schiefging. Ihr ganzes Denken kreiste um Katastrophen, sei es in ihrer Familie, im finanziellen Bereich, im Beruf – einfach überall.

#### Der Körper

Adeles Denken war so unruhig und hyperaktiv, dass es ihr extrem schwerfiel, sich zu konzentrieren oder zuzuhören. Ihre Nackenmuskeln waren angespannt wie Gummibänder, was einen Druckkopfschmerz verursachte, wie ein Band, das um ihren Kopf zusammengezogen wurde. Auch ihre Darmmuskulatur wirkte angespannt. Hatte sie Verdauungsprobleme und litt an Verstopfung? Dann waren da noch der untere Rücken und die Gelenke. Jedes Gelenk ihres Körpers schien unter der Muskelanspannung zu leiden. Ihre Lendenwirbelsäule, ihre Handgelenke, überhaupt alle Gelenke schienen wie in Schraubstöcke eingespannt. Und dann fragte ich mich, ob Adele mit all diesen Gedanken, die in ihrem Kopf herumschwirrten wie ein Bienenschwarm, eigentlich noch Schlaf fand.

#### Die Fakten

Adele erzählte mir, solange sie sich zurückerinnern konnte, hätten die Leute immer zu ihr gesagt, dass sie sich viel zu viele Sorgen machte. Sie sorgte sich wegen ihrer Eltern, ihrer Ehe, ihrer Finanzen. Sie hatte sich Sorgen gemacht, ob sie einen Platz an einer guten Schule bekommen würde und später wegen eines guten Studienplatzes. Sie machte sich Sorgen wegen der Politik, der wirtschaftlichen Lage. Später sorgte sie sich um ihre Tochter Barbara und deren

Familie. Sorgen, Sorgen, Sorgen. Adele war gedanklich so sehr damit beschäftigt, über mögliche Katastrophen nachzugrübeln, dass sie sich kaum noch auf irgendetwas anderes konzentrieren konnte. Und dann waren da noch all diese ärztlichen Diagnosen, die Adele Grund zu weiteren Sorgen gaben. Sie litt an:

- ADHS
- Spannungskopfschmerzen, möglicherweise Migräne
- Depressionen
- Reizdarm
- Schmerzen im unteren Rücken
- Generalisierter Angststörung

**Die Lösung**

Wenn Sie sich wie Adele viele Sorgen machen, wie kann das zu all diesen Symptomen führen? Warum lösen Angst und Besorgtheit so viele körperliche Beschwerden aus? Das, was für Depressionen gilt, trifft auch auf Sorgen zu: Sie wirken sich auf Gehirn und Körper aus. Wenn die Amygdala ängstliche, sorgenvolle Signale aussendet, beginnen alle sechs Teile des Angst-Netzwerks, Nervosität auszustrahlen, und wie Sie ja inzwischen wissen, wird dieses Signal an die Nebennieren weitergeleitet. Die Nebennieren schütten daraufhin Adrenalin aus, was bewirkt, dass sich alle Muskeln in Ihrem Körper anspannen. Das führt zu Kopfschmerzen, Gelenkschmerzen und, nach einiger Zeit, zu Erschöpfung. Die Muskelanspannung verändert auch die Peristaltik des Darms, wodurch das Risiko für Verstopfung oder das Reizdarmsyndrom ansteigt. Das Adrenalin reduziert au-ßerdem Ihre Konzentration und Aufmerksamkeit, was zu einer ADHS-Diagnose führen kann. Chronische Angst und Sorge bewirken Erschöpfung und Nebennierenschwäche, also ein chronisches Erschöpfungssyndrom. Die Erschöpfung während des Tages und die übermäßige Adrenalin-Ausschüttung sorgen obendrein für nächtliche Schlafprobleme.

**Die Behandlung**

Wenn Sie, wie die große Mehrheit, an chronischer Ängstlichkeit und Besorgtheit leiden, wissen Sie vermutlich, dass man davon nur schwer loskommt. Man versucht es mit Medikamenten, Nahrungsergänzungsmitteln, Heilpflanzen, Akupunktur und dergleichen mehr. Nach einem Monat stellt sich vielleicht eine gewisse Besserung ein, aber nach zwei Monaten oder etwas später kehren Sorge und Panik zurück, oft heftiger als zuvor. Warum? Als ich vor langer Zeit Medizin studierte, setzte man gegen Angstzustände vor allem Valium, Xanax und Rivotril ein. Diese Medikamente wirken mit einer bestimmten Dosierung für ein bis zwei Monate und dann nicht mehr. Außerdem sind die darin enthaltenen Wirkstoffe, die Benzodiazepine, stark suchterzeugend. Ich erinnere mich, dass einer meiner Lehrer auf meine Frage, wie lange die Patienten diese Mittel nehmen sollten, antwortete: »Solange sie Angst haben.« Das Problem mit Ängsten und Sorgen besteht darin, dass unser Gehirn damit umgeht wie bei einem Hütchenspiel. Wenn durch eine medikamentöse Behandlung die Angst in einem Teil des Angst-Netzwerks ausgeschaltet wird, kompensieren die anderen Areale das, und deshalb ist ein oder zwei Monate später die Angst wieder da. Früher erhöhten die Ärzte dann einfach die Dosis, sodass die Patienten abhängig von immer höheren Medikamentendosierungen wurden, bis schließlich auch diese nicht mehr halfen. Doch zu meiner – und gewiss auch Ihrer – Freude muss man Angst heute nicht mehr auf diese Art behandeln.

Warum ist Angst ein Symptom, das sich so schwer greifen und beseitigen lässt? Angst ist ganz tief in der Struktur von Gehirn und Körper verankert. Weiter hinten in diesem Kapitel werden Sie lernen, dass Menschen, die zu Nervosität und Ängsten neigen, auf der anderen Seite über ausgeprägte intuitive Fähigkeiten verfügen. Es ist unmöglich, sich völlig von der Angst zu befreien und gleichzeitig diese besonderen intuitiven Gaben zu behalten. Also haben Menschen, die besonders intuitiv und feinfühlig sind, meistens auch lebenslang mit Ängsten zu kämpfen. Wenn das auf Sie zutrifft, werde ich Ihnen zeigen, wie Sie Ihre intuitiven Gaben optimal entfalten und gleichzeitig die damit einhergehende Sensibilität und Ängstlichkeit abmildern und ausgleichen können. Wenn Sie dazu neigen, sich Sorgen zu machen, müssen Sie lernen, die chronische Angst zu lindern, die in den Angst-Schaltkreisen Ihres Gehirns pulsiert.

- Zuerst einmal wäre es gut, eine Dialektisch-Behaviorale Therapie oder eine kognitive Verhaltenstherapie in Erwägung zu ziehen. Gerade bei der Dialektisch-Behavioralen Therapie lernen Sie, Angst in Geist und Körper zu regulieren. Es ist, als würden Sie den Führerschein für Ihr besonders begabtes, aber auch leicht reizbares und sensibles Gehirn machen.
- Außerdem kommen mehrere körperliche Therapien infrage, um den chronischen Adrenalinüberschuss, den Ihr Gehirn-Körper-Angstnetzwerk erzeugt, abzubauen. Regelmäßiger Sport – 30 bis 45 Minuten an mindestens fünf Tagen pro Woche – setzt Opiate frei, die Sie von Ihren Sorgen ablenken und Sie ruhiger und entspannter werden lassen. Außerdem hilft Bewegung gegen Muskelschmerzen. Auch Yoga kann, mit tiefer Atmung und Entspannungsübungen, sehr wirkungsvoll gegen Angst und Sorge helfen. Yoga hilft auch gegen die Unregelmäßigkeiten in Atmung und Blutdruck, die mit chronischen Sorgen einhergehen.
- Meditation trägt dazu bei, Ihr Denken zu disziplinieren, sodass Sie Ihre Gedanken bewusster wählen können. Viele Übungen in der Dialektisch-Behavioralen Therapie beruhen auf der asiatischen Achtsamkeitsmeditation.
- Legen Sie sich ein Hobby zu – eines, bei dem Sie bestimmte Aufgaben ständig wiederholen, zum Beispiel Sticken oder Holzschnitzen. Wenn Sie Bewegungen regelmäßig immer wieder ausführen, wird in Ihrem Angstnetzwerk GABA freigesetzt, ein beruhigender Neurotransmitter.
- Häufig wiederholte Gebete oder Chanten aktivieren ein bestimmtes Gehirnareal, den Nucleus caudatus, der GABA ausschüttet.

Zusätzlich zu diesem pharmakologischen Aspekt des Betens bewirkt ein regelmäßiger Kontakt mit dem Göttlichen oder einer höheren Macht, dass Sie Ihren Glauben trainieren und stärken, und er ist das universale Gegenmittel zu Angst und Sorge.

**Geeignete Arzneien**

Sie können die Umprogrammierung der chronischen Angstmuster in Gehirn und Körper durch bestimmte Nahrungsergänzungsmittel, Heilpflanzen und Medikamente unterstützen:

- 5-HTP, dreimal täglich 100 mg, kann wie die SSRIs (selektive Serotonin-Wiederaufnahme-Hemmer) Lexapro und Paxil auf den Serotonin-Rezeptor einwirken, aber ohne die Nebenwirkungen dieser Medikamente. Rosenwurz hilft ebenfalls gegen Angst, und es lindert mit der Angst in Zusammenhang stehende Cortisol-Probleme. Auch Ashwagandha (Schlafbeere) hilft ausgezeichnet gegen mentale und körperliche Angstsymptome.
- Einige Nahrungsergänzungsmittel sind eine hilfreiche Alternative zur Behandlung einer generalisierten Angststörung. Passionsblume und Zitronenmelisse eignen sich hier besonders. Baldrian und Kava-Kava dagegen wirken schon nach zweiwöchiger Einnahme oft nicht mehr. Zitronenmelisse hilft auch sehr gut bei chronischer Erschöpfung. Und wegen ihrer antiviralen und antibakteriellen Wirkung kann die Zitronenmelisse bei Fibromyalgie helfen, die mit dem Epstein-Barr-Virus oder der Lyme-Borreliose in Zusammenhang steht. Beide Heilpflanzen sind auch gegen Schlafstörungen und Verdauungsbeschwerden zu empfehlen.
- Ginkgo biloba bindet wie die bereits erwähnten Medikamente Rivotril, Valium und Xanax an die Benzodiazepin-Rezeptoren an. Im Gegensatz zu diesen Substanzen macht Ginkgo aber nicht abhängig. Auch fördert er Konzentration und Aufmerksamkeit, was sehr positiv ist, weil viele Angstpatienten diesbezüglich Probleme haben. Seien Sie aber trotzdem vorsichtig, denn Ginkgo bilo-

ba wirkt blutverdünnend. Fragen Sie Ihren Arzt, ob die Einnahme dieser Heilpflanze für Sie ungefährlich ist.

- Auch verschiedene Arten des Ginseng können empfehlenswert sein. Dazu gehören der asiatische Ginseng *(Panax ginseng)* und der sibirische Ginseng *(Eleutherococcus senticosus)*. Beide wirken besonders gut gegen die körperlichen Auswirkungen von Angststörungen, da sie den erhöhten Cortisolspiegel harmonisieren, der das Immunsystem schwächen kann. Ginseng stärkt außerdem Konzentration und Gedächtnisleistung und fördert einen gesunden Schlaf, der bei Angstpatienten oft beeinträchtigt ist.
- Bei einer generalisierten Angststörung können auch Antidepressiva verordnet werden, zum Beispiel Paxil und andere SSRIs. Doch eine große Hilfe sind diese Medikamente nicht. Zudem treten als häufige Nebenwirkungen Gewichtszunahme und sexuelle Probleme auf. Übrigens empfiehlt es sich, nur sehr wenig Alkohol zu konsumieren. Alkohol dockt an den gleichen GABA-Rezeptoren wie die Benzodiazepine an und reduziert die Angst. Anfangs fühlen Sie sich also großartig. *Hey, ich bin nicht mehr nervös!* Doch in Wahrheit schaffen Sie sich damit zu Ihrem bestehenden Problem noch ein zweites: Erstens werden Sie am nächsten Morgen, wenn der Alkohol nicht mehr wirkt, wieder Angst haben (und vielleicht obendrein einen Kater). Und zweitens erhöhen Sie Ihr Suchtrisiko. Es muss einen besseren Weg geben! (Siehe drittes Kapitel.)

### Die Affirmationen

Angenommen, Sie haben Alkohol oder Valium abgesetzt und denken darüber nach, stattdessen 5-HTP, Rosenwurz, Ginkgo biloba oder Ginseng einzunehmen. Genügt das? Werden Sie dann in Zukunft nicht mehr nervös sein? Nein, denn es kann eine Weile dauern, bis die Denkmuster in Ihrem Gehirn umprogrammiert sind. Zusätzlich zur kognitiven Verhaltenstherapie und der Dialektisch-Behavioralen Therapie können Affirmationen eine dauerhafte Veränderung hartnäckiger Angst-und-Sorge-Denkmuster bewirken. Wenn Sie in der Kindheit verinnerlichte Sorgengedanken immer neu abspulen, verfestigen Sie damit ständig die Angstmuster in Gehirn und Körper. Mit Affirmationen lassen sich festgefahrene Denkmuster besonders gut verändern. Louise hilft uns dabei mit Affirmationen wie den folgenden:

- Atmen Sie tief ein und lassen Sie mit dem Ausatmen Ihre Angst entweichen. Stellen Sie sich vor, dass Sie jetzt mit jedem Ausatmen alte Ängste davonfließen lassen. Erklären Sie danach mit Bestimmtheit:
- »Ich befreie mich und lasse los. Ich löse mich jetzt von alten und neuen Ängsten. Es gibt für mich keinen Grund mehr, mir selbst Angst einzujagen. Ich vergebe allen, die mich verletzt haben. Ich vergebe mir, dass ich andere verletzt habe. Ich vergebe mir, dass ich mir Vorwürfe gemacht und mich bestraft habe. Ich vergebe meinen Eltern ihre Ängste und ihr begrenztes Denken. Ich erkläre, dass ich immer sicher und geborgen bin. Ich schlafe, wache und bewege mich in vollkommener Sicherheit.
- Ich erschaffe mir jetzt eine Realität des Einsseins und der Sicherheit. Ich erschaffe um mich herum eine Insel der Sicherheit und Geborgenheit. Ich sehe diese Insel vor meinem inneren Auge. Sie ist sicher und friedvoll. Sie ist wunderschön und grün. Auf dieser Insel kann ich überall frei umherstreifen, in vollkommenem Frieden. Diese Insel ist jetzt meine Welt, und alle auf dieser Insel erfreuen sich allgemeiner Sicherheit. Wir leben alle in Frieden. Alle Menschen in meiner Welt sind friedlich. Ich bin sicher und geborgen. Ich bin sicher bei Tag und sicher bei Nacht. Meine innere Intelligenz führt mich sicher auf allen Wegen. Mein Bett ist ein sicherer Ort. Ich löse mich liebevoll vom Tag und freue mich auf den Schlaf. Während ich schlafe, bin ich sicher und behütet. Meine Träume sind Träume der Freude. Ich wache sicher und geborgen auf. Ich beginne den neuen Tag erfüllt von freudiger Erwar-

tung, denn er steckt voller neuer Chancen und Möglichkeiten. Ich weiß und bejahe, dass ich an diesem neuen Tag sicher und geborgen sein werde.

- In meinem Zuhause herrschen Sicherheit und Geborgenheit. Alle, die mein Zuhause betreten, bringen Sicherheit und Frieden. Alle Zimmer sind erfüllt von Sicherheit und Frieden. Meine Nahrung ist sicher, gesund und nahrhaft. Ich bin zu Hause friedvoll und entspannt. Wo ich auch bin, stets strahle ich Liebe aus. Ich umgebe mich mit liebevollen Menschen. Nur Liebe geht von mir aus, und nur Liebe kehrt zu mir zurück. Ich vergebe meinen Mitmenschen und setze meinen Weg fort. Mir wird vergeben, und ich bin frei.
- Alle Verkehrsmittel, die ich benutze, sind sicher. Autos, Busse, Züge und Flugzeuge, sogar Fahrräder und Skateboards – was ich auch benutze, stets bin ich sicher und beschützt. Ich kann mich, während ich unterwegs bin, wunderbar entspannen. Frieden begleitet mich auf all meinen Reisen.
- Ich weiß, dass ich bei der Arbeit behütet und sicher bin. Mein berufliches Umfeld ist harmonisch. Ich verstehe mich gut mit meinen Kollegen. Ich verstehe mich gut mit meinem Chef. Mein Arbeitsplatz ist sicher, und solange ich ihn will, ist er mein. Ich bin bei der Arbeit entspannt und ruhig. Auch wenn ich einen wichtigen Termin einhalten muss, bleibe ich ruhig und gelassen, und je gelassener ich bin, desto effizienter und besser arbeite ich. Wenn ich mich entspanne, ist meine Leistung optimal. Überall, wo ich gerade bin, schaffe ich eine entspannte, frohe Atmosphäre. Mein Chef schätzt und respektiert meine Arbeit. Ich bin immer ruhig und fühle mich göttlich beschützt.
- Wohin ich auch in dieser Welt reise, immer nehme ich meine Insel der Sicherheit mit. Diese Insel der Sicherheit beschützt auch meine Familie. Jedes Familienmitglied ist immer sicher und beschützt. Ich löse mich jetzt von aller Sorge um meine Familie. Ich umgebe jedes Mitglied meiner Familie mit Gedanken der Sicherheit und des Friedens.

- Die Dunkelheit ist meine Freundin. Die Dunkelheit tröstet mich. Ich fühle mich im Dunkeln sicher und bewege mich geschickt und gewandt. Es gibt in der Dunkelheit nichts zu fürchten. Ich bin immer sicher und gut beschützt. Alle Menschen in meiner Umgebung bewegen sich in Frieden und Harmonie durchs Leben – jung und alt, ob sie unterwegs zur Schule oder zur Arbeit sind, ob sie draußen spielen oder auf dem Heimweg sind. Ich schenke den Mitgliedern meiner Familie die Freiheit, die Menschen zu sein, die sie sind, und ihr Leben auf ihre Weise zu leben, im sicheren Wissen, dass kein Unheil sie treffen kann. Meine Familie gestattet mir, ich selbst zu sein und mein Leben nach meinen Vorstellungen zu leben. Wir alle sind geborgen und frei. Ich entspanne mich im sicheren Wissen, dass ich in Frieden lebe.
- Ich fühle mich mit meinen spirituellen Überzeugungen wohl und sicher. Ich fühle mich eins mit meinem Schöpfer. Ich weiß, dass mein Schöpfer für mich nichts als Freude und Wohlergehen will. Ich vertraue darauf, dass die Macht, die mich erschuf, mich jederzeit und unter allen Umständen beschützt. Ich wurde dazu erschaffen, mein volles Potenzial zu entfalten. Ich lerne alle meine Lektionen mit Leichtigkeit. Ich löse mich mühelos von allem, was für mich nicht mehr funktioniert, und lasse es hinter mir. Neues zu lernen macht mir Freude und fällt mir leicht. Es ist aufregend und befriedigend, meinen Horizont zu erweitern und mich für neue Erfahrungen und Einsichten zu öffnen. Das Leben bringt mir nur einfach zu lernende Lektionen.«

Ziehen Sie, wie schon gesagt, außerdem eine Dialektisch-Behaviorale Therapie oder eine kognitive Verhaltenstherapie in Erwägung. Damit können Sie die Denkmuster in Ihrem dorsolateralen präfrontalen Cortex umprogrammieren, diese Angst machenden Worte, die durch Ihr Gehirn hallen und Ihre Gehirnchemie aus heiterer Gelassenheit in die Panik umkippen lassen.

### *II. Obsessive und zwanghafte Angst*

Hat Ihre Angst obsessive, zwanghafte Züge? Schauen Sie sich die folgende Liste mit Symptomen an, die in diesem Fall zusätzlich zu den bereits im vorherigen Abschnitt genannten auftreten können.

**Geistige Symptome**

- Ständig wiederkehrende innere Bilder: Eine bildliche Vorstellung, die Ihnen Angst macht, taucht während des Tages immer wieder ungebeten in Ihrem Bewusstsein auf.
- Gedanken-Endlosschleifen: Gedanken, die wie eine gesprungene Schallplatte ständig in Ihrem Kopf herumkreisen. *Ich muss unbedingt [...] erledigen. Ich muss unbedingt überprüfen, ob [...]. Ich muss unbedingt [...] putzen.*
- Ständige, zwanghafte Handlungen. Die praktische Ausführung der eben genannten Gedanken: Sie erledigen [...], überprüfen [...], putzen [...], immer wieder.
- Wie Unkraut in einem Garten überwuchern diese Bilder, Gedanken und zwanghaften Handlungen Ihren Geist, nehmen enorm viel Zeit in Anspruch, die Ihnen dann fehlt, wenn es darum geht, normale Beziehungen zu unterhalten, bei der Arbeit produktiv zu sein oder etwas für Ihren inneren Frieden zu tun.
- Ihr Denken kreist um kleine Details, Regeln, Listen, Ordnung und Organisation, und zwar so sehr, dass andere Ihnen oft rückmelden, Sie seien unfähig, den eigentlichen Sinn und Zweck eines Projekts zu erkennen.
- Ihr Perfektionismus treibt Sie dazu an, bei einer Aufgabe unerbittlich alle fehlerhaften Details zu beseitigen, was sich manchmal auch als eine echte Gabe erweist.
- Es fällt Ihnen leicht, sich detailbesessen in Ihre Arbeit zu stürzen und dabei sehr produktiv zu sein, allerdings oft auf Kosten Ihres Privatlebens, in dem entspannte Erholung und die Pflege von Freundschaften zu kurz kommen.

**Körperliche Symptome**
Zusätzlich zu den im vorigen Abschnitt aufgelisteten Symptomen können auftreten:

- eine extreme Muskelanspannung,
- eine nach vorn gebeugte Haltung,
- Allergien im Verdauungstrakt, Reizdarm und/oder Verstopfung.

Wenn Sie sich darin wiedererkennen, seien Sie unbesorgt: Mit der Ihnen eigenen Obsession und dem starken Drang, alles richtig zu machen, sind Sie in der Lage, Ihr Problem in Ordnung zu bringen, wenn man Ihnen die richtigen Lösungsvorschläge präsentiert. Lesen Sie das folgende Fallbeispiel. Denken Sie daran: Sie befinden sich in der virtuellen Alles-ist-gut-Klinik. Wir haben die richtigen Therapien für Sie. Wir können Ihnen helfen.

***Beth und Charles: Obsessionen und Zwänge***
Beth, 43, rief in der Alles-ist-gut-Klinik an, weil sie sich Sorgen um ihren Mann Charles, 43, machte. Sie meinte, er sei ein »Kontroll-Fanatiker«.

**Das intuitive Reading**
Als ich mich intuitiv auf Charles einstimmte, hatte ich den Eindruck, er wäre ein »König«. Könige herrschen über ein Königreich. Sie bringen ihre Liebe zu anderen Menschen dadurch zum Ausdruck, dass sie für die anderen Entscheidungen treffen, alles für sie regeln. Das fühlt sich zunächst super an, wenn Sie jemand sind, dem es gefällt, dass ein anderer sich um alles kümmert. Doch nach einer Weile beschleicht Sie wahrscheinlich das Gefühl, dass der König Ihre Freiheit ziemlich einschränkt. Als Beth versuchte, unabhängiger zu werden, kam Charles damit nur schwer zurecht. Wenn sie nicht tat, was er wollte, war er verärgert. Zu Hause musste alles immer nach seinen

Vorstellungen ablaufen. Alle mussten sich seinem Befehl unterordnen. Wenn nicht, wurde er erst nervös und dann wütend. Ich spürte deutlich, dass Charles keine Veränderungen mochte.

### Der Körper

Bei der Betrachtung von Charles' Körper fiel mir auf, dass alle seine Muskeln steinhart waren. Er wirkte starr und unbeweglich, und gewissermaßen in Habtachtstellung wie ein Soldat beim Appell. Ich konnte mir nicht vorstellen, dass er, vielleicht von leichten Verdauungs- und Hautproblemen abgesehen, jemals irgendwelche körperlichen Symptome zugeben würde.

### Die Fakten

Beth bestätigte meinen Eindruck, dass es Charles schwerfiel, mit Veränderungen umzugehen. Er zeigte obsessives, zwanghaftes Verhalten. Kurz gesagt: Er hatte Probleme. Alle, die ihn kannten, bezeichneten ihn als Kontroll-Fanatiker. Bei Charles und Beth zu Hause herrschte in allen Küchenschubladen, allen Schränken, sogar in der Garage perfekte Ordnung. Wer es wagte, diese Ordnung zu stören, bekam mit Charles mächtig Ärger. So war es auch im Beruf. Wenn dort ein Kollege auch nur die kleinste Veränderung vorschlug, wütete Charles so lange, bis dieser sich seinem Willen unterwarf. Beth wollte von mir wissen, ob Nahrungsergänzungsmittel, Medikamente oder andere Maßnahmen bei seinen Symptomen helfen könnten. Doch das verneinte ich entschieden.

### Die Lösung

Jede Familie und jede Firma braucht jemanden, der darauf achtet, dass die Ordnung aufrechterhalten wird, niemand allzu sehr aus der Reihe tanzt und das System gut läuft. Falls Sie selbst so ein sehr gut organisierter, perfektionistischer Mensch sind, ist das völlig in Ordnung, solange dies keine stark obsessiven Züge annimmt. Wenn Sie jedoch, im Extremfall, kaum noch an etwas anderes denken können als an die ständige, zwanghafte Aufrechterhaltung der Ordnung, dann handelt es sich um eine Zwangsstörung, die Ihr Leben (und das Ihrer Mitmenschen) erheblich beeinträchtigt.

Versuchen Sie, wenn Sie nervös werden, Ihre Umwelt zu ordnen? Wenn Sie sich unsicher fühlen und die Welt um Sie herum sich verändert, räumen Sie dann Ihren Schreibtisch auf, sortieren Ihren Handtascheninhalt oder erstellen Listen und Terminpläne? Wenn ein hohes Maß an Ordnung und Perfektion Ihnen hilft, Ihre Angst zu reduzieren, kann Sie das zu einem ausgezeichneten Buchhalter machen oder qualifiziert Sie für andere Tätigkeiten, bei denen es auf Genauigkeit und Ordnung ankommt. Wenn Ihr Perfektionismus und Ordnungsstreben aber solche Ausmaße annehmen, dass Sie damit Ihrer Umgebung auf die Nerven gehen, haben Sie ein Problem. Die Leute nehmen Sie dann als kleinlichen Kontrollfreak wahr. Man hält Sie für starrköpfig, überorganisiert und unflexibel, obwohl Sie es doch eigentlich nur gut meinen und helfen wollen.

Eine meiner Freundinnen ist eine fabelhafte Sekretärin. Sie ist ein Muster an Effizienz. Allerdings ist sie auch sehr nervös. Alles in Ihrem Leben wirkt geradezu mathematisch präzise geordnet. Einmal war ich bei ihr im Büro zu Besuch, und als sie zur Toilette ging, konnte ich der Versuchung nicht widerstehen, ihr einen kleinen Streich zu spielen, indem ich die Sachen auf ihrem Schreibtisch um ein paar Millimeter hin und her rückte. Als sie zurückkam, starrte sie auf den Schreibtisch und schob alles, Millimeter für Millimeter, wieder an seinen Platz zurück, denn diese minimale Störung ihrer gewohnten Ordnung löste bei ihr bereits Angst aus. Offensichtlich benötigte sie die Ordnung in ihrer Umgebung wie Valium.

Sind Sie von der Ordnung in Ihrer persönlichen Umgebung auch so abhängig wie von einem Beruhigungsmittel? Und überfällt Sie Panik, wenn Ihr Zeitplan oder andere Belange Ihres Alltags außer Kontrolle geraten? Wenn das auf Sie zutrifft (und ich muss gestehen, ein Stück weit gilt das auch für mich), dann kann Ihre Angst sich in Form von zwanghaftem Kontrollverhalten äußern. Wenn es Ihnen nicht gelingt, diese perfektionistische Ordnung in Ihrer Umgebung aufrechtzuerhalten, kreist Ihr Denken zwanghaft darum, welche schrecklichen Folgen das haben könnte.

Vielleicht lieben andere Sie für Ihren Ordnungssinn. Vielleicht werden Sie öfter gebeten, bei der Planung einer Reise oder beim Packen zu helfen. Doch es ist auch gut möglich, dass Sie sich selbst und andere ziemlich nerven und dass Sie für die Erledigung Ihrer Arbeitsaufgaben einfach zu lange brauchen. Wie Unkraut, das sich im Garten ausbreitet, können Obsessionen und Zwänge im Frontallappen Ihres Gehirns Ihre Emotionen kontrollieren und immer mehr Raum in Ihrem Leben einnehmen. Und Ihr ständiges Bestreben, Ihr Leben unter strenger Kontrolle zu halten, kann sich in Ihrem Körper als chronische Muskelanspannung niederschlagen. Vielleicht leiden Sie bereits unter Schmerzen in Rücken, Schultern, Nacken oder Kopf.

### Empfehlenswerte Therapien

Menschen, die an dieser Form der Angst leiden, wollen oft keine Medikamente oder naturheilkundliche Mittel einnehmen. Möchten auch Sie Ihr Problem selbst unter Kontrolle bekommen, ohne äußere Einwirkung? Wenn das auf Sie zutrifft, versuchen Sie dennoch die Mittel gegen Angst, die wir Ihnen im vorigen Abschnitt empfohlen haben – die Medikamente, Nahrungsergänzungsmittel, Heilpflanzen –, einzunehmen, beginnen Sie aber mit einem Viertel oder der Hälfte der empfohlenen Dosierung. Schauen Sie vor der Einnahme in den Spiegel und sagen Sie zu sich: »Das ist eine so kleine Dosis – sie wird keine Wirkung zeigen *und* vor allem keine Nebenwirkungen haben.« Indem Sie Ihr Gehirn und Ihren Körper auf diese Weise konditionieren, sprechen Sie zu den Denk-Zentren in all Ihren Körpergeweben und teilen Ihnen mit, dass Sie gefahrlos Hilfe aus einer äußeren Quelle annehmen können. Außerdem ist es eine gute Idee, sich durch einen Coach oder Therapeuten helfen zu lassen, wobei die Dialektisch-Behaviorale Therapie, die kognitive Verhaltenstherapie und ein Achtsamkeitstraining sich gut eignen, um die Gefühls- und Denkmuster in Ihrem Gehirn und Körper gesünder zu organisieren.

Versuchen Sie es zusätzlich mit gegen die Angst wirkenden Nahrungsergänzungsmitteln – HTP, Rosenwurz oder Ashwagandha – oder Medikamenten wie Zoloft oder Paxil, solange sie keine Nebenwirkungen verursachen. Yoga und Massage helfen, verhärtete Muskeln zu entspannen. Faszientraining, Pilates, Yamuna Body Rolling (eine Selbstmassage-Technik, bei der spezielle, verschieden große Bälle eingesetzt werden) und andere Formen der Körpertherapie verhelfen Ihnen zu mehr Körperbewusstsein und sorgen für eine Lockerung der Muskeln, die Spannungen in Sehnen und Bindegewebe verursachen. Die Alexandertechnik kann Ihnen einen bewussteren Umgang mit Ihrer Körperhaltung vermitteln, was sich günstig auswirkt, weil Sie wie viele Betroffene infolge der Muskelanspannung vielleicht die Neigung entwickeln, eine vorgebeugte Haltung einzunehmen. Es gibt noch andere Möglichkeiten. Lassen Sie sich naturheilkundlich beraten und fragen Sie nach ätherischen Ölen, die eine entspannende, lindernde Wirkung auf Sie haben.

### Die Affirmationen

Nun kommen wir zu Affirmationen, die mehr Flexibilität in Ihrem Gehirn erzeugen und Angst, Obsessionen und zwanghaftes Denken und Verhalten reduzieren. Louise empfiehlt für diese Situation folgende Affirmationen:

- Meine Beziehungen zu anderen Menschen sind sicher und friedlich. Alle meine Beziehungen sind liebevoll. Ich bin anderen gegenüber offen und aufrichtig und gestatte es den anderen, mir gegenüber offen und aufrichtig zu sein. Ich kann gefahrlos lieben. Es ist gut und sicher, wenn ich in einer Beziehung auf meine eigenen Bedürfnisse achte.

- Ich kann in Gesellschaft anderer gefahrlos ich selbst sein. Es ist sicher für mich, zu lernen und mich weiterzuentwickeln. Ich bin bereit, mich zu verändern. Ich bin bereit, mein Potenzial immer besser zu entfalten. Wenn ich mich selbst entfalte, gefährde ich damit keine andere Person.
- Ich verbringe meine Zeit mit Menschen, die mich in meiner persönlichen Entwicklung unterstützen. Ich bin in Gesellschaft meiner Freunde sicher und geborgen. Ich bin in Gesellschaft meiner Verwandten sicher und geborgen. Ich bin überall in der Öffentlichkeit sicher und geborgen. Sogar in Gesellschaft meiner sogenannten Feinde bin ich sicher und beschützt.
- Ab jetzt ziehe ich nur noch liebevolle Menschen in mein Leben. Ich bin in jedem Alter sicher und geborgen.

Indem Sie auf Ihre kognitive Verhaltenstherapie, Dialektisch-Behaviorale Therapie, Affirmationen und, wenn Sie etwas einnehmen, auf Ihre Arzneien vertrauen, werden Sie die Denkmuster in Ihrem Frontallappen und Ihr Angst-Netzwerk umprogrammieren. Sie werden lernen, sich vom wahren Rhythmus des Lebens beflügeln zu lassen und im Hinblick auf Ordnung und Kontrolle allmählich eine entspanntere Haltung einzunehmen.

### *III. Traumatische Erfahrungen und Geist-Körper-Angst*

Haben Sie eine traumatische Erfahrung machen müssen oder gar mehrere – Vergewaltigung, Missbrauch, Prügel, lebensbedrohliche körperliche Krankheiten, schwerste Verletzungen oder Zeugin/Zeuge eines Mordes zu werden? Wenn ja, dann dürften Ihr Denken und Ihr Körper darauf trainiert sein, eine ängstliche Grundhaltung einzunehmen, was, wie Sie im ersten Kapitel gelesen haben, eine erhöhte Neigung zu Depressionen mit sich bringen kann.

Schauen Sie sich die folgenden Symptome zusätzlich zu den in den beiden vorigen Abschnitten aufgeführten an und markieren Sie solche, die gegenwärtig bei Ihnen vorhanden sind.

### Geistige Symptome

- In Ihrer Kindheit oder Jugend haben Sie in Ihrer Familie seelisch oder körperlich schmerzhafte traumatische Erfahrungen gemacht.
- In einer oder in mehreren Ihrer Beziehungen haben Sie Erfahrungen gemacht, die für Sie emotional oder körperlich traumatisch waren.
- Es gab in Ihrem Leben eine Situation, wo Sie der unmittelbaren Gefahr ausgesetzt waren, ein ernstes körperliches oder seelisches Trauma zu erleiden, das sich weit jenseits von allem befand, was wir als normale Lebenserfahrung einstufen würden. Beispiele hierfür wären: Überleben in einem Krieg oder Bürgerkrieg, Zeuge eines tödlichen Unfalls oder eines Unfalls mit schwersten körperlichen Verletzungen zu werden, selbst Opfer von Vergewaltigung oder Inzest zu werden oder den Missbrauch eigener Kinder miterleben zu müssen.
- Welches Trauma Sie auch erlitten haben mögen, Sie neigen dazu, in jeder Partnerschaft und jedem Job aufs Neue in vergleichbare Situationen zu geraten. Das schmerzvolle Muster wiederholt sich in Ihrem Leben immer wieder, wie in dem Film *Und täglich grüßt das Murmeltier*.
- In Ihrem Denken gibt es feste Muster, die um Schrecken, Panik und nervöse Unruhe kreisen.
- Fast ständig fürchten Sie, verletzt oder geschädigt zu werden oder dass jemand Sie ablehnen oder kritisieren könnte.
- Sie glauben, nicht die Hilfe bekommen zu können, die Sie benötigen.
- Sie fühlen sich unfähig, Ihre Situation zu verändern.
- Sie haben das Gefühl, verrückt zu werden.

### Körperliche Symptome

Zusätzlich zu den im vorigen Abschnitt aufgelisteten Symptomen leiden Sie möglicherweise unter den folgenden:

- Zittern
- Hitzewallungen oder Frösteln
- Taubheitsgefühle und Kribbeln
- Übelkeit und Magenbeschwerden
- Druck auf der Brust
- Herzklopfen
- Kalte Schweißausbrüche
- Kurzatmigkeit
- Kloß im Hals
- Benommenheit und Schwindel
- Das Gefühl, sich »außerhalb des Körpers« zu befinden
- Todesangst

In jedem Kapitel dieses Buches wird deutlich, dass traumatische Erlebnisse das Gehirn in bestimmten Funktionsarealen umprogrammieren können. Aber machen Sie sich deswegen keine Sorgen – in der Alles-ist-gut-Klinik stellen wir Ihnen eine Fülle von Maßnahmen vor, die Sie zusammen mit Ihrem Gesundheitsteam anwenden können, um physische Erleichterung und emotionale Gelassenheit zu erzeugen.

### *Fallbeispiel Dolly: Angst nach einem traumatischen Erlebnis*

Dolly, 28, kam in meine Praxis, weil ihre Familie sich um sie sorgte. Dolly hatte in der Kindheit traumatische Erfahrungen machen müssen.

#### Das intuitive Reading

Ich sah Dolly, als befände sie sich in einem Haus, während jemand hinein- und hinausging und heftig die Tür zuschlug. Dieser Jemand, der bei Dolly große Angst auslöste, litt offenbar an heftigen Stimmungsschwankungen, die bewirkten, dass er gegenüber den Menschen in seiner Nähe gewalttätig wurde. Dollys gesamte Welt schien bedroht, und der Schrecken, den das Leben mit einem solchen Menschen hervorrief, spiegelte sich durch ein Zittern in ihrem Körper wider. Nachdem ich Dollys Familie kennengelernt hatte, erkannte ich, dass Dollys Leben in vielen Bereichen sehr instabil wirkte. Ich konnte keinen Partner erkennen und hatte Mühe, auch nur Freundinnen in ihrem Leben zu sehen. Außerdem machte es nicht den Eindruck, als könnte sie länger eine regelmäßige Arbeit durchstehen und genug Geld für ihren Lebensunterhalt verdienen.

### Der Körper

Ihr Kopf fühlte sich zittrig an. Ihr Körper fühlte sich zittrig an. Dolly war geradezu die Nervosität in Person. Offenbar neigte sie zu Benommenheit und Schwindelgefühlen. Ich spürte einen Kloß in Dollys Kehle. Sie litt anscheinend unter ständiger Kurzatmigkeit. Immer wieder trat ein Herzstolpern auf, das sie als bedrohlich empfand. Ihr Verdauungstrakt wirkte auf mich, als hätte sie ständig »Schmetterlinge im Bauch«, weswegen ihr häufig übel wurde. Alle Muskeln schienen angespannt, wodurch sie sich erschöpft fühlte. Ich sah, dass Dolly nachts kaum Schlaf fand.

### Die Fakten

Es stellte sich heraus, dass Dolly als Kind immer wieder mit ansehen musste, wie ihr Vater ihre Mutter verprügelt hatte. Sein explosives Temperament bewirkte, dass ihm so ziemlich alle Leute aus dem Weg gingen, bis auf Dolly. Sie wohnte immer noch bei ihrem Vater, weil es ihr einfach nicht gelang, auf eigenen Beinen zu stehen. Ihre privaten Beziehungen hielten nicht, und sie verlor einen Job nach dem anderen. Weil es ihr sehr schwerfiel, sich zu konzentrieren, hatte sie nur mit Mühe den Schulabschluss geschafft, und schon früh war bei ihr ADHS diagnostiziert worden. Dolly erzählte mir, dass die Ärzte ihr zunächst Antidepressiva gegen Reizbarkeit verordnet hätten. Und dann hätte es geheißen, sie leide an einer bipolaren Störung, was sie für lächerlich hielt. Dolly hatte angefangen, die Erinnerungen an die Brutalität ihres Vaters mit Alkohol und Marihuana zu unterdrücken. Alles, was sie wollte, war, sich von den Panikattacken zu befreien. Sie wollte endlich frei von Herzklopfen, Atembeklemmung, Zittern und Übelkeit ein glückliches Leben führen können.

### Die Lösung

Viele von uns haben traumatische Erfahrungen gemacht. Vielleicht starb ein Elternteil sehr früh, oder es erkrankte eines unserer Kinder so schwer, dass wir eine Zeit lang fürchteten, dass es nicht überlebt. Vielleicht wurde bei einem unserer Kinder eine Lernschwäche festgestellt, oder wir wurden in einen schweren Autounfall verwickelt. Da unser Gehirn und Körper über eine erstaunliche Widerstandsfähigkeit verfügen, ist es uns normalerweise möglich, solche Erfahrungen zu ertragen und durchzustehen.

Doch wenn das Erlebnis so schrecklich ist, dass wir es nicht verarbeiten können (seien es Kriegserfahrungen, der Tod eines geliebten Menschen, Vergewaltigung oder schwere Misshandlungen), dann graben sich diese furchtbaren Erinnerungen tief in Gehirn und Körper ein. Die Psychiatrie spricht dann von einer posttraumatischen Belastungsstörung (PTBS). Neueste Studien unter Zuhilfenahme von Gehirnscans deuten darauf hin, dass bei Menschen, die an PTBS leiden, das Angst-Netzwerk nicht normal funktioniert. Mit PET-Scans und Magnetresonanzspektroskopie wurde nachgewiesen, dass in diesen Fällen die Elemente des Netzwerks anormal hohe Mengen von Serotonin, GABA oder anderen Neurotransmittern produzieren.[3]

Wenn Sie, wie Dolly, ein ernstes Trauma erlitten haben, kann es sein, dass Sie gleichzeitig an Angst und Depressionen leiden und an deren Auswirkungen auf Gehirn und Körper. Zunächst einmal wäre es gut, wenn Sie sich klarmachen, dass schmerzhafte Erfahrungen unvermeidlich zum Leben dazugehören. Vom Moment unserer Geburt an weinen wir. Irgendetwas tut immer mal weh. Täglich machen wir alle Erfahrungen, die Distress, also als unangenehm empfundenen Stress, in uns auslösen. Ein gewisses Maß an »Stress«, Schmerz ist für unser Wachstum, unsere Entwicklung notwendig. Manche vertreten sogar die Auffassung, dass Krisen notwendig sind, um uns herauszufordern und zu immer größeren Leistungen anzutreiben. Seien es unsere ersten Schritte, die Angst am ersten Tag im Kindergarten oder vor einer schulischen Abschlussprüfung. Wir alle müssen uns immer wieder einem normalen Ausmaß an Angst oder anderen Gefühlen stellen, damit wir uns neue Gehirnregionen erschließen und unser Denken den Gegebenheiten anpassen, was uns in die Lage versetzt, uns neuen Lebensaufgaben zuzuwenden. Wurden wir oder ein uns nahestehender Mensch aber körperlich bedroht oder gar Opfer von Gewalt, muss man von PTBS ausgehen, wenn folgende Symptome länger als einen Monat anhalten:

- Sie durchleben die traumatische Erfahrung immer wieder in Form von lebhaften Träumen, inneren Bildern und körperlichen Reaktionen.
- Sie bemühen sich krampfhaft, alle Situationen zu meiden, die Sie an das Erlebnis erinnern. Wenn Sie einen Autounfall auf der Autobahn hatten, könnte es zum Beispiel sein, dass Sie sich weigern, wieder Autobahnen zu benutzen. Wenn Sie an einem Flughafen Zeugin eines Hubschrauberabsturzes wurden, halten Sie sich von allen Flughäfen fern und so weiter. Sie meiden also alle Situationen, in denen Sie etwas hören, sehen oder empfinden, das Sie an Ihr Trauma erinnern würde.
- Nach dem traumatischen Erlebnis gibt es bei Ihnen deutlich wahrnehmbare Veränderungen im Umgang mit Gedanken und Gefühlen, und auch Ihre Körperfunktionen verändern sich. Ihr Gedächtnis funktioniert schlechter als früher. Manchmal kommt es Ihnen so vor, als würden Sie »neben sich stehen«, losgelöst vom Empfinden des eigenen Körpers, was man Dissoziation nennt. Auch kann die Erinnerung an das erlittene Trauma stark verzerrt sein. Entweder geben Sie sich selbst die Schuld, oder

Sie machen andere oder die Umwelt für das Geschehen verantwortlich. Vielleicht ziehen Sie sich immer mehr in sich selbst zurück und kapseln sich ab. Auch gegenüber den Menschen, die Ihnen nahestehen, verhalten Sie sich distanziert und als wären Sie emotional taub geworden. Dieser abgestumpfte, dumpfe Bewusstseinszustand macht es für Sie schwierig, Liebe, Freude und Zufriedenheit zu erleben.

- Nach dem Trauma bleibt Ihr Körper dauerhaft überreizt. Ihre Nebennieren schütten im Übermaß das Stresshormon Noradrenalin aus, was Sie schreckhaft, übertrieben wachsam und unruhig macht. Sie leiden unter Muskelanspannung und, infolge davon, an Erschöpfung. Das wiederum führt zu Konzentrationsschwäche und Schlafstörungen. Ihre Nervosität und Überreizung lösen plötzliche Stimmungswechsel aus, was bei Ihnen die Gefahr von Wutausbrüchen erhöht und zu Problemen in Partnerschaft, Beruf und Ihren zwischenmenschlichen Beziehungen insgesamt führt.
- Es gibt Symptome von PTBS, die das Leben noch stärker beeinträchtigen als die Neigung zu Panikattacken. Besonders lähmend wirkt sich aus, dass sich die Betroffenen häufig große Einschränkungen auferlegen. Sie fangen an, alles zu meiden, was sie irgendwie an ihr Trauma erinnert. Dieser Teufelskreis der Vermeidung wird enger und enger. Erst meiden sie nach dem Unfall Autobahnen, doch bald auch schon Landstraßen, bis sie schließlich gar nicht mehr Auto fahren. Es genügt schon, lediglich Straßenlärm zu hören. Nun müssen die Fenster bei ihnen zu Hause ständig geschlossen bleiben, damit überhaupt keine Autogeräusche mehr an ihr Ohr dringen. Sie verlassen das Haus immer seltener. Wenn Freunde zu ihnen sagen: »Hör mal, so kann das nicht weitergehen, du engst dein Leben ja immer mehr ein«, antworten sie: »Na ja, ich könnte mehr unternehmen, aber ich habe einfach keine Lust.« Und sie denken: Was könnte schiefgehen? Was ist, wenn ich mich wieder in ein Auto setze, und es passiert

wieder ein Unfall? Eine Minderheit der Betroffenen, etwa 5 Prozent, entwickeln so schwere Ängste, dass sie tatsächlich das Haus nicht mehr verlassen, was als Agoraphobie bezeichnet wird.

### Die Behandlungsmöglichkeiten

Wenn Sie ein ernstes Trauma erlitten haben, das Sie seelisch und körperlich stark belastet, lesen Sie noch einmal den dritten Abschnitt der Alles-ist-gut-Klinik im ersten Kapitel. Es besteht ein erhöhtes Risiko, an einer Depression zu erkranken, und viele der Lösungsvorschläge dort dürften sich für Sie eignen. Diese Lösungen unterstützen Ihr Gehirn und Ihren Körper, während Sie die Vergangenheit heilen und sich gesündere Denkgewohnheiten aneignen und Ihre körperliche Verfassung verbessern. Mehr Glück und Freude in Gegenwart und Zukunft sind das Ziel!

Wenn es bei Ihnen nach einem Trauma zu Panikattacken kommt, lassen Sie alle möglichen körperlichen Erkrankungen medizinisch abklären, die Ihre Angst, Nervosität und Unruhe verstärken können. Lassen Sie Ihre Schilddrüse, Ihren Blutzuckerspiegel und Calciumspiegel sowie Ihre Nebennieren ärztlich untersuchen. Eine Schilddrüsenüberfunktion, das Cushing-Syndrom (Cortisol-Überschuss oder Nebennierenschwäche) und Probleme mit der Nebenschilddrüse können Ihre Panik verschlimmern oder Symptome hervorrufen, die einer Panikattacke ähneln. Lassen Sie bei einem Kardiologen ein EKG schreiben, um Ihren Herzrhythmus zu untersuchen. Wenn Sie unter Benommenheit, Schwindel oder einem Gefühl des »Abgetrenntseins« vom eigenen Körper leiden, suchen Sie am besten einen Neurologen auf, um abzuklären, ob bei Ihnen ein Gehirnwellenproblem vorliegt. Gehen Sie zu einem Hals-Nasen-Ohren-Arzt, um sich zu vergewissern, dass Ihr Mittelohr keine Symptome verursacht. Ich will damit nicht sagen, dass Ihre Panik völlig verschwinden wird, wenn Sie diese körperlichen Beschwerden behandeln lassen. Traumatische Erfahrungen können Ihr Risiko erhöhen, an den genannten körperlichen Symptomen zu erkranken. Daher ist es wichtig, beides zu behandeln – Ihre körperlichen Probleme und den emotionalen Disstress. Klären Sie auch ab, ob bei Ihnen Allergien oder Asthma bestehen und Ihre Kurzatmigkeit verschlimmern.

Besprechen Sie Ihre Ernährung mit einem Coach oder Ernährungsberater, um sicherzustellen, dass Ihre Panik nicht durch bestimmte Medikamente, Nahrungsergänzungsmittel oder Speisen verschlimmert wird. Das gilt in besonderem Maße für Koffein und Alkohol, von Kokain und Marihuana ganz zu schweigen. Vielleicht sagen Sie jetzt: »Wie könnte denn Marihuana meine Panikattacken verschlimmern?« Nun, es kann gut sein, dass Marihuana Sie zunächst beruhigt, aber mit der Zeit erzeugt es Gehirnnebel, beeinträchtigt Ihre Konzentration und Ihr Gedächtnis. Sie fügen also Ihren bestehenden Problemen noch ein weiteres hinzu. Wenn Sie Marihuana zur Beruhigung konsumieren, schwächt das Ihr Konzentrationsvermögen, und trinken Sie Alkohol, um besser einschlafen zu können, verstärkt das Ihre Depressionen. Lassen Sie sich von einem qualifizierten Arzt oder Heilpraktiker beraten, damit Sie nicht durch eine falsche Selbstmedikation den Zustand Ihres Gehirns und Ihres Körpers verschlimmern.

Gibt es andere Lösungen? Wenn Sie Ihren Körper medizinisch und pharmazeutisch umprogrammieren, können Sie das Gleiche auch mit Ihrem Gehirn und Ihrem Verhalten tun. Die kognitive Verhaltenstherapie kann Ihnen dabei helfen, die Denkmuster des »Was-wäre-wenn« und »Ich-möchte-lieber-nicht« zu identifizieren. Mithilfe der Konfrontationstherapie lässt sich jenes Muster stoppen, das Sie dazu treibt, sich immer mehr in sich selbst zurückzuziehen und Vermeidungsverhalten zu entwickeln. Bei dieser Therapieform wird der Klient in einem geschützten therapeutischen Rahmen mit der Vorstellung, also den inneren Bildern, der traumatischen Erfahrung konfrontiert. Darüber hinaus vergegenwärtigt er sich die Situationen, die Erinnerungen an das Trauma auslösen. Mithilfe eines Therapeuten lernt er so, Gehirn und Körper zu densibilisieren.[4]

Wichtig ist, dass Sie sich in diesem Stadium Ihrer Behandlung dazu beglückwünschen, ein tapferer Überlebender zu sein, der es bis hierher geschafft hat, und sich zu sagen, dass Sie sich, paradoxerweise, neuen Situationen aussetzen wollen, die Ihnen vielleicht Angst machen und sich außerhalb Ihrer Komfortzone befinden. Zwei scheinbar entgegengesetzte (also paradoxe) Denkmuster gleichzeitig aufrechtzuerhalten ist der Schlüssel zur Heilung eines Traumas. Zum Beispiel kann man »Ich liebe mich so, wie ich bin« koppeln mit »Ich möchte mich ändern«. Menschen, die traumatische Erfahrungen gemacht haben, fällt es oft schwer, ein Paradox auszuhalten. Sie neigen zu Schwarz-Weiß-Denken. Vielleicht sagen Sie: »Ich bin eine Überlebende. Ich habe es bis hierher geschafft. Ich habe gelernt, wie ich mich verhalten muss, damit ich mich sicher fühle.« Doch wenn dieses erlernte Verhalten, mit dem Sie sich schützen, Sie stark einschränkt, weil Sie nur noch ein oder zwei Freundinnen haben und nichts mehr unternehmen, das Glück und Freiheit in Ihr Leben bringen würde, hat Ihr Trauma Sie immer noch fest im Griff. Sollte das so sein, können Sie vielleicht damit beginnen, sich selbst zu lieben, wie Sie gegenwärtig sind, *und* mehr vom Leben erwarten.

Wie gelingt das? Mithilfe der Dialektisch-Behavioralen Therapie trainieren Sie, gleichzeitig zwei scheinbar gegensätzliche Gedanken aufrechtzuerhalten und sich von dem Schwarz-Weiß-Denken zu befreien, das die Panik eskalieren lässt und Ihr Leben einschränkt. Für viele von PTBS und Panikstörungen Betroffene ist die Dialektisch-Behaviorale Therapie das Mittel der Wahl. Diese Form der kognitiven Verhaltenstherapie basiert auf dem tibetischen Buddhismus und einer geistigen Haltung der Achtsamkeit. Bei dieser Therapie lernen Sie, Panik, Angst, Traurigkeit, Wut, Scham und Schuldgefühle selbst zu regulieren. Zusätzlich kommen auch die Hypnosetherapie oder EMDR infrage. Die Traumatherapie EMDR (Abkürzung für »eye movement desensitization and reprocessing«, übersetzt: »Desensibilisierung und Aufarbeitung durch Augenbewegungen«) unterstützt Sie dabei, Ihre durch das erlittene Trauma destabilisierten inneren Geist-Körper-Netzwerke positiv zu beeinflussen und zu heilen.

**Andere Medikamente gegen Panik**

Wenn Ihre Panik außer Kontrolle gerät und Sie das Bedürfnis verspüren, zusätzlich zu 5-HTP, Passionsblume, Zitronenmelisse, Rosenwurz und Ashwagandha Medikamente einzunehmen, suchen Sie bitte einen Psychopharmakologen auf, um ein für Sie zur kurzzeitigen Anwendung geeignetes Mittel zu finden. Ich rate Ihnen aber dringend, Xanax, Valium, Rivotril und andere Benzodiazepine zu meiden. Sie helfen zwar kurzfristig, wenn Sie sie aber länger gegen Angstzustände und Panik einnehmen, schaffen Sie sich damit, wie schon gesagt, nur weitere Schwierigkeiten. Denn diese Medikamente machen schnell abhängig, und Sie bekommen zusätzlich zu PTBS ein Suchtproblem. Dann müssen Sie auch noch eine Entziehungskur machen, um von Xanax & Co. loszukommen. Und das ist nicht leicht.

Es gibt aber Arzneien aus der traditionellen chinesischen Medizin, mit denen sich Angstzustände in Gehirn und Körper, vor allem nach Panikattacken, sehr gut behandeln lassen. Sprechen Sie mit einem in TCM bewanderten Arzt oder Heilpraktiker über die folgenden Mittel:

- Wenn Sie zu Angstschweiß neigen – Suan Zao Ren *(Zizyphi spinosae)*
- Bei Atemnot und Panik – Di Long *(Lumbricus)*
- Bei erhöhtem Blutdruck und Beschwerden in der Brust – Gou Teng *(Uncariae ramulus)*
- Bei Einschlafstörungen – Ci Shi *(Magnetitum)*
- Bei Magenbeschwerden und Panik – Long Gu *(Draconis os)* und Mu Li *(Ostrea concha)*
- Wenn bei Ihnen perimenopausale Beschwerden auftreten und Sie zusätzlich infolge von PTBS an Angst und Panik leiden, gibt es noch zahlreiche andere geeignete chinesische Arzneien. Bei Nervosität, Erregungszuständen, Schlaflosigkeit und Kopfschmerzen hilft Yan Hu Suo *(Corydalis rhizoma)*. Mit Huang Lian *(Coptidis rhizoma)* lassen sich Nervosität, Angst, Druck auf der

Brust, Hitzewallungen und Gedächtnisprobleme behandeln. Hou Po (Magnolienrinde, *Magnoliae officinalis cortex*) fördert Entspannung, baut Angst ab und hilft gegen Schlaflosigkeit und einen nervösen Magen.

### Die Affirmationen

Wenn es darum geht, traumatische Erfahrungen in den Griff zu bekommen, empfiehlt Louise den Betroffenen, sich zuallererst eine neue innere Erfahrung zu erschaffen. Sie hilft ihnen, sich ein »gesünderes inneres Kind« zu erschaffen, was insbesondere bei belastenden traumatischen Kindheitserlebnissen sehr wirkungsvoll ist – ein inneres Kind mit Erinnerungen, die Sicherheit und Geborgenheit vermitteln. So wird auch bei anderen Psychotherapien vorgegangen. Der therapeutische Fachausdruck hierfür lautet Reparenting (von engl. »Parents« = Eltern), was mit »Neubeelterung« übersetzt wird, das heißt, in der Therapie werden die Defizite der eigenen Eltern ausgeglichen. Louises Affirmationen für das innere Kind helfen Ihnen dabei, in Ihrem Gehirn Denkmuster zu etablieren, die das Kind in Ihnen unterstützen, das bisher die Welt als furchterregend und unsicher wahrnahm. Ehe wir uns diesen Übungen zuwenden, wollen wir eine Antwort auf die Frage finden, ob solche Affirmationen tatsächlich das Gehirn beeinflussen können. Kann man wirklich mit Affirmationen die gestörten Gehirn-Schaltkreise von PTBS-Patienten neu »verkabeln« und so ihr inneres Kind heilen? Ja, das ist absolut möglich. Zahlreiche wissenschaftliche Erkenntnisse deuten darauf hin, dass traumatische Erfahrungen unsere Wahrnehmung der Welt verändern. Wenn Sie in der Kindheit ein Trauma erleiden, beeinflusst die Erinnerung daran die Schaltkreise in Ihrem Gehirn. Und Affirmationen helfen Ihnen dabei, diese Schaltkreise positiv umzuprogrammieren.

Indem wir diese Übungen für das innere Kind anwenden, implantieren wir in unserem Gehirn, so meine Vermutung, Gedanken und Erinnerungen, die dann unsere alten traumatischen Denk- und Erinnerungsstrukturen allmählich verdünnen und auflösen. Das Leben vieler wunderbarer, brillanter, großartiger Menschen wurde durch traumatische Erfahrungen geprägt und in bestimmte Bahnen gelenkt. Nelson Mandela saß 25 Jahre im Gefängnis. Er musste schreckliche Demütigungen, körperliches und seelisches Leiden erdulden, was später seine Gesundheit beeinträchtigte. Doch sein Trauma führte ihn zu einer Weisheit, die als revolutionäre Kraft imstande ist, in unserer Gesellschaft Frieden zu erzeugen. Sie stimmen mir also zu, dass es nicht darum geht, alle Ihre traumatischen Erinnerungen komplett zu löschen? Falls nicht, denken Sie bitte noch einmal in Ruhe darüber nach. Gehen Sie dialektisch an die Sache heran: Ich kann persönlich den Wunsch sehr gut verstehen, schmerzhafte vergangene Erfahrungen komplett auszuradieren – *und* (beachten Sie, dass ich nicht »aber« verwendet habe) ich entscheide mich stattdessen dafür, die diversen schmerzhaften und traumatischen Erfahrungen in meinem Leben als besondere Qualifikation zu betrachten. Viele Leute denken, meine Qualifikation bestünde vor allem darin, dass ich meine Approbation als Ärztin, meine Facharztausbildung als Psychiaterin und einen Bachelorabschluss an der *Brown University* erworben habe. Das mag zutreffen, und Sie werden mir vermutlich beipflichten, dass ich Weisheit auch noch auf andere Art erlangt habe:

- Skoliose mit Stäben und Fusionen an der gesamten Wirbelsäule
- Epilepsie und Narkolepsie. Letzteres bedeutet, dass ich plötzlich »einfach einschlafe«. Einmal passierte das, während ich über eine Brücke joggte mit den entsprechenden Folgen (siehe Seite 12).
- Beidseitiger metastasierender Brustkrebs mit doppelter Mastektomie und Rekonstruktion
- Schwere Blutungen bei einer Wirbelsäulenoperation, weswegen ich zehn Minuten lang wiederbelebt werden musste und anschließend zweieinhalb Wochen auf der Intensivstation lag.
- Ein 30 Zentimeter langer Gefäßverschluss in meiner linken Hüfte
- Vier kleine Darmverschlüsse
- Legasthenie und ADHS (aber ich verberge es ziemlich gut!)

Sie können sich sicher denken, dass das alles nicht leicht war. Ich schaffte es, am Leben zu bleiben, ja sogar erfolgreich zu sein, obwohl ich eine Menge Narben an Körper, Gehirn und, ja, wohl auch an meiner Seele davongetragen habe, auch wenn ich das nicht gerne zugebe. Jedenfalls bringe ich diese Qualifikation mit, wenn ich nun mit Ihnen Louises Meditation übe.

Durch diese Übung hilft Louise uns, Sehvermögen, Gehör und Erinnerungen unseres Gehirns umzuprogrammieren. Es handelt sich um eine geführte Meditation für unser inneres Kind. Louise versucht darin, eine sichere und liebevollere Welt für uns zu erschaffen. Vielleicht ermöglicht sie es uns so, unsere Schaltkreise in Amygdala und Hippocampus neu zu »verdrahten« und auf diese Weise die elterlichen Defizite unseres inneren Kindes auszugleichen.

> Sehen Sie Ihr inneres Kind. Beobachten Sie, wie dieses kleine Kind aussieht und wie es sich fühlt. Trösten Sie Ihr Kind. Wenn Sie möchten, entschuldigen Sie sich dafür, dass Sie ihm bisher so wenig Liebe geschenkt und so oft mit ihm geschimpft haben. Doch jetzt können Sie Ihrem inneren Kind versprechen, dass Sie sich von nun an immer um es kümmern und es niemals im Stich lassen werden. Wann immer dieses Kind Trost oder Rat braucht oder mit Ihnen etwas Schönes erleben möchte, werden Sie da sein. Sie erkennen ab jetzt an, dass die Beziehung zu Ihrem inneren Kind zum Wichtigsten in Ihrem Leben gehört. Sagen Sie Ihrem Kind, wie kostbar es für Sie ist. Stärken Sie seine Selbstachtung, sein Selbstwertgefühl, indem Sie es loben. Stellen Sie sich lebhaft vor, dass Ihr inneres Kind wohlauf ist, dass es sicher und geborgen ist, sich seines Lebens freut, glücklich ist, lacht, mit seinen Freunden spielt und frei herumtollt. Stellen Sie sich vor, dass es bei allem, was es tut, Freude empfindet: lernen, kreativ sein, sich mit anderen austauschen, eine Blume berühren, einen Baum umarmen, mit Genuss essen, mit einem Hündchen oder Kätzchen

spielen, auf einer Schaukel hin und her schwingen, vergnügt lachen, herbeilaufen und Sie liebevoll an sich drücken. Sehen Sie sich und Ihr Kind gesund, an einem schönen, sicheren Ort lebend, umgeben von wunderbaren Menschen und überall herzlich willkommen.

Visualisieren Sie jetzt Ihren inneren Teenager, der Trost und Liebe empfängt, während er durch die verwirrende Übergangszeit zwischen Kindheit und Erwachsensein, die Pubertät, geht und ein gesundes Selbstwertgefühl entwickelt.

Visualisieren Sie jetzt Ihren inneren Erwachsenen. Beglückwünschen Sie sich liebevoll zu allem, was Sie bisher im Leben erreicht haben. Stets haben Sie im Rahmen Ihrer jeweiligen Möglichkeiten Ihr Bestes gegeben. Stärken Sie nun Ihre Selbstachtung und Ihr Selbstwertgefühl. Die Liebe und Wertschätzung, die Sie jetzt für sich empfinden, wird Ihnen helfen, mit Leichtigkeit die nächste Ebene der Selbstliebe zu erreichen. Sie sind sehr mächtig. Sie verfügen über die Macht, bei der Erschaffung der Welt mitzuwirken, die Sie sich für uns alle wünschen.

Louise bietet auch spezielle Affirmationen für Menschen mit PTBS an:

Ich schädige andere nicht, und sie schädigen mich nicht. Ich fühle mich in Gegenwart von Kindern und Erwachsenen sicher und geborgen. Ich fühle mich in Gegenwart von Menschen, die wie ich sind, und Menschen, die nicht wie ich sind, sicher und geborgen. Ich fühle mich im Umgang mit Tieren sicher und geborgen. Ich fühle mich in Gegenwart von Tieren entspannt und wohl. Ich lebe in Harmonie mit allen Tieren. Das Wetter ist mein Freund. Ich lebe in Harmonie mit allem, was ist – der Sonne, dem Mond, Wind, Regen, der Erde und ihren Bewegungen. Ich lebe in Frieden mit den Elementen. Ich fühle mich bei jedem Wetter wohl. Mein Körper passt sich mühelos an die gerade herrschende Temperatur an. Mein Leben ist einfach und harmonisch.

Ich habe gelernt, heitere Gelassenheit und Ruhe zu bewahren, sogar inmitten des größten Chaos. Ich lebe stets in innerem Frieden. Ich übe mich darin, Friedfertigkeit zu praktizieren, wenn andere aufgeregt oder wütend sind. Ich lasse mich von der Nervosität und dem Ärger anderer nicht anstecken. Für mich sind geistiger Frieden und Selbstliebe am allerwichtigsten. Indem ich mein Denken verändere, erschaffe ich hier und jetzt in meiner Welt Frieden. Frieden ersetzt Furcht, Schrecken wird durch gelassene Ruhe ersetzt, Ängstlichkeit wird zu Heiterkeit, aus Unsicherheit wird Zuversicht. Liebe ersetzt Hass. Enge und Zwang weichen der Freiheit. Liebevoll segne ich alle Menschen und hülle den Planeten in einen Mantel der Liebe. Ich weiß, dass wir alle sicher und geborgen sind. Alles ist gut, und so ist es.

### *IV. Panik nach einer lebensgefährlichen Erkrankung*

Dass eine ernste Erkrankung Angstzustände und Panik auslösen kann, ist nachvollziehbar. Wie Sie im sechsten Kapitel erkennen werden kann eine schwere körperliche Krankheit in Ihrer Biochemie sogar dann Angst auslösen, wenn Sie bewusst darauf vertrauen, dass Sie überleben und wieder vollständig genesen werden. Schauen Sie, ob eine oder mehrere der folgenden Aussagen auf Sie zutrifft.

#### Geistige Symptome

- Sie litten oder leiden an einer Krankheit, die lebensbedrohlich und ein tiefer Einschnitt in Ihrem Leben war oder ist.
- Ihre Krankheit bewirkt, dass Sie sich allein fühlen und nicht wissen, was die Zukunft bringen wird.
- Die ärztliche Behandlung war oder ist schmerzhaft und/oder Sie fürchten sich vor zukünftigen Behandlungen.
- Sie fürchten sich davor, was die Ärzte Ihnen sagen werden, und Sie weichen dem Gespräch mit ihnen aus, weil Sie keine schlechten Nachrichten mehr hören wollen.

**Körperliche Symptome**

- Jedes der körperlichen Angstsymptome, von denen Sie in diesem Buch bereits gelesen haben.

Wenn nicht Sie selbst, sondern ein geliebter Mensch an einer schweren Krankheit leidet, treten im Grunde die gleichen Panikgefühle auf, denn Sie fühlen dann seine Angst, als wäre es Ihre eigene. Hier eine kurze Liste lebensbedrohlicher Erkrankungen, die Sie selbst oder nahestehende Menschen treffen können:

- Die Diagnose einer Autoimmunerkrankung, die bis zum Organversagen führen kann
- Unfruchtbarkeit, die Unfähigkeit, Kinder zu bekommen
- Eine sexuell übertragbare Krankheit, die so große Scham auslöst, dass Sie sich nie wieder auf eine intime Beziehung einlassen möchten
- Eine so schwere Reflux-Krankheit, dass sie zu lebensgefährlichen Magenkomplikationen führen kann
- Mehr als 30 Kilo Übergewicht
- Herzinfarkt, verengte Herzkranzgefäße, wiederholte Schlaganfälle
- Krebs
- Fortschreitender Gedächtnisverlust, Parkinson, Demenz
- Wenn Sie selbst (oder geliebte Menschen) sich in einer solchen Situation befinden und es Ihnen schwerfällt, die damit einhergehende Angst in den Griff zu bekommen, sodass Sie sich angesichts dieses komplizierten gesundheitlichen Problems vollkommen überfordert fühlen, lesen Sie weiter. (Und als erster Hinweis: Die Angst sitzt nicht nur in Ihrem Kopf!)

### *Fallbeispiel Evan: Ich habe Angst zu sterben*

Als Evan mich anrief, war er in heller Panik. Er wollte sofort ein Reading.

**Das intuitive Reading**

Als ich mir Evan auf der emotionalen Ebene anschaute, nahm ich nichts als schreckliche Angst wahr. Es fiel mir schwer, Details aus seinem Leben zu erkennen. Ich wusste, dass er mit seiner Sterblichkeit konfrontiert war, etwas, womit er sich bislang kaum beschäftigt hatte. Ich sah, dass er ein sehr, sehr ehrgeiziger Mensch mit einem ausgeprägten Konkurrenzdenken war. Damit hatte er sich in einer rauen Berufswelt bislang recht gut behaupten können, aber er war weniger gut darin, die spirituelle und emotionale Seite des Lebens zu sehen.

**Der Körper**

Ich spürte, dass Evan Mühe hatte, sich zu konzentrieren, aber das konnte an seiner intensiven Angst liegen. Meine Aufmerksamkeit wurde von seiner Lunge angezogen, die auf mich »dunkel« wirkte. Lebte er an einem Ort, wo die Luft sehr »verräuchert« war? War er selbst starker Raucher? Die übrigen Teile seines Körpers schienen gesund zu sein.

**Die Fakten**

Das Erste, was Evan zu mir sagte, war: »Ich habe Angst zu sterben.« Er erzählte mir, dass die Ärzte bei einer Routineuntersuchung einen Schatten auf der Lunge entdeckt hatten. Bei einer anschließenden Biopsie war Lungenkrebs festgestellt worden. Er bereitete sich gerade auf einen Termin bei einem Onkologen vor. Evan war ein sehr erfolgreicher Geschäftsmann, der seit Jahren mit hohem Gewinn Immobilien kaufte und verkaufte. Er sagte, er hätte sein ganzes Leben immer gearbeitet, gearbeitet, gearbeitet. Für seine Partnerin und seine Kinder hätte er sich nie wirklich Zeit genommen. Inzwischen war er geschieden und Single. Seine Kinder waren erwachsen, und er fürchtete, ganz allein zu sterben. Sein ganzes Leben hatte er immer das Gefühl gehabt, alles unter Kontrolle zu haben, doch nun – angesichts einer möglicherweise tödlichen Krankheit – war er zutiefst verängstigt und fühlte sich hilflos und verlassen.

### Existenzielle Angst

Sind Sie im Angesicht einer lebensbedrohlichen Erkrankung vor Panik wie gelähmt? Wir alle geraten irgendwann im Leben in eine Situation, wo uns selbst schweres körperliches Leid oder gar der Tod droht oder wo wir um das Leben eines geliebten Menschen fürchten. Wir alle werden eines Tages diesen Planeten wieder verlassen müssen. Der Tod ist unvermeidlich. Evans Geschichte erinnert mich an David Bowies Song »The Man Who Sold the World« (Übersetzt: »Der Mann, der die Welt verkaufte«). Ich musste mir den Song neunmal anhören, ehe ich den Sinn des Textes begriff. Das Lied handelt von einem Mann, der niemals die Kontrolle verliert und sich eine Identität erschafft, die er der Welt präsentiert. Doch diese Identität ist eindimensional, denn es geht nur um sein Ich, darum, was er bei der Arbeit tut und wenn er nach Hause kommt. Nie geht es um ein »Wir«. Sein Leben hat keine soziale oder geistige Dimension. Man könnte sagen, dass er seine Seele verkauft. Auch Evan hatte seine Identität verkauft, um als Anwalt im Immobiliengeschäft zu arbeiten und reich zu werden, statt echte Beziehungen zu anderen Menschen und zum Göttlichen einzugehen. Er hatte das Leben bis dato für ein großes Geschäft gehalten.

Sind Sie mit der Angst vor einer schweren Krankheit konfrontiert? Sind Sie in Ihrem Leben an einem sprichwörtlichen Scheideweg angelangt? Vielleicht fragen Sie sich: *Soll das alles gewesen sein? Wie viel Zeit bleibt mir noch? Was möchte ich mit dieser Zeit anfangen?*

### Die Lösung

Angst vor dem Tod ist kein psychiatrisches Problem. Wenn Sie allerdings an einer lebensgefährlichen Erkrankung leiden, kann Ihre Körperchemie so in Mitleidenschaft gezogen sein, dass Sie mit Angst und auch mit Gehirnnebel zu kämpfen haben. Bei einer so schweren gesundheitlichen Krise lässt sich oft nur mit Mühe unterscheiden, wo Panik und Furcht enden und die körperlichen Gesundheitsprobleme beginnen. Möglicherweise ist Ihnen gar nicht bewusst, dass Gehirnnebel es Ihnen erschwert, emotional, mental und spirituell dieses sehr entscheidende Entwicklungsstadium in Ihrem Leben zu bewältigen, dem wir alle uns früher oder später stellen müssen.

Versuchen Sie nicht, diesen Weg allein zu gehen. Organisieren Sie sich ein Helferteam, dessen Chef oder Chefin Sie selbst sind. Wichtig ist, dass Sie das Sagen haben und die Mitglieder des Teams Sie gut beraten. Lassen Sie ärztlich abklären, ob bei Ihnen ein Delirium oder Gehirnnebel vorliegt. Wenn das der Fall ist, lesen Sie sich den vorherigen Fall in diesem Kapitel noch einmal durch und befolgen Sie die dortigen Vorschläge. Stellen Sie sicher, dass Sie stets gut betreut und begleitet werden, damit Sie bei jedem Schritt auf Ihrer Heilungsreise möglichst klar bei Bewusstsein sind, gut über die Einzelheiten informiert werden und fundierte Entscheidungen treffen können.

### Depressionen und Angst

Es ist normal, dass die zahlreichen Umstellungen, die eine schwere Krankheit unter anderem im familiären und beruflichen Bereich erfordert, Ängste und depressive Gefühle auslösen. Lassen Sie sich auf dieser Reise durch einen vertrauenswürdigen Ratgeber helfen, um Kummer und Panik besser durchzustehen. Widerstehen Sie dem Bedürfnis, es in dieser Zeit mit der Einnahme von Nahrungsergänzungsmitteln, Pflanzenarzneien und schulmedizinischen Medikamenten zu übertreiben, denn diese Substanzen können Ihr Bewusstsein zu stark trüben. Ziehen Sie aber in Erwägung, die beim ersten Fallbeispiel in diesem Kapitel empfohlenen Mittel gegen Angst in niedriger Dosierung einzunehmen.

Lassen Sie sich von nahestehenden Menschen helfen. Die Gesellschaft guter Freunde kann Ängste abbauen und die Lebenserwartung erhöhen.[5] Wer keine nahen, guten Freunde hat, verkürzt seine Lebenserwartung damit ebenso sehr wie durch Alkohol, starkes Übergewicht oder Rauchen. Wenn eine gute Freundin Ihre Hand hält, lindert das also nicht nur Ihre Angst, sondern verlängert Ihr Leben.

Lassen Sie sich spirituell beraten. Wenn die Freunde wieder gegangen sind und Sie allein zu Hause oder in einem Krankenzimmer zurückbleiben, werden Sie möglicherweise besonders intensive Angst empfinden. Unabhängig davon, woran Sie glauben, stellt eine schwere Krankheit für jeden Menschen eine Herausforderung seines Glaubens dar. Selbst besonders spirituelle Menschen können in einer solchen Krise ihren Glauben verlieren oder zumindest von Zweifeln befallen werden. Andererseits stellen sich Menschen, die bislang an gar nichts glaubten – also überzeugte Atheisten –, meist die Frage, ob es da nicht doch mehr gibt, als sie bisher dachten. Es ist gut möglich, dass Sie in dieser Phase jemanden brauchen, der Sie berät und mit dem Sie sich über die Fragen austauschen können, die Sie nun beschäftigen. Sicher ist es auch hilfreich, sich in einem Tagebuch mit den eigenen Gedanken und Gefühlen auseinanderzusetzen, aber gerade die heilende Kraft einer unmittelbaren Begegnung mit einem anderen Menschen bietet die Chance, etwas Frieden angesichts einer Situation zu finden, die sich gewiss manchmal anfühlt, als würden Sie in einen tiefen Abgrund stürzen. Christliche Mystiker bezeichneten potenziell tödliche Krankheiten und andere schwere Lebenskrisen als »die dunkle Nacht der Seele«. Finden Sie Erkenntnis und Trost, indem Sie sich einem spirituellen Berater oder einer Seelsorgerin anvertrauen.

### Bin ich schuld an meiner Krankheit?

In der medizinischen Intuition gilt eine lebensbedrohliche Krankheit als Aufforderung, uns mit dem Sinn des eigenen Lebens auseinanderzusetzen und Verbindung zu unserer höheren Macht aufzunehmen – Gott oder wie immer Sie diese nennen möchten. Angst vor dem Tod erfüllt einen Menschen mit Ohnmachtsgefühlen. In der Tradition der Zwölf-Schritte-Programme gegen Alkoholismus und andere Suchtprobleme besteht der erste Schritt darin, uns einzugestehen, dass wir unser Leben nicht mehr managen können, dass die Lage außer Kontrolle geraten ist. Wir müssen akzeptieren, dass es eine Macht gibt, die größer und stärker ist als wir selbst. Manche Menschen tun sich schwer damit, dieses Konzept zu verstehen. Sie versuchen herauszufinden, wie und warum sie ihr Problem selbst verursacht haben. Doch gibt es hier kein Entweder-oder. Auch wenn es Ihnen schwerfällt, versuchen Sie, sich für die Einsicht zu öffnen, dass wir Mit-Schöpfer unseres Lebens sind, in Partnerschaft mit einer größeren Quelle, einer höheren Macht. Sie haben selbst Einfluss auf Ihr Leben, aber eine höhere Macht, das gesamte Universum, übt ebenfalls seinen Einfluss aus, und gemeinsam erschaffen Sie in Partnerschaft. Würden Sie mir zustimmen, dass Sie dabei nicht so viel Einfluss haben wie das Universum? Ich weiß es aber auch nicht sicher, weil ich schließlich noch nicht tot bin! Ich versuche jedoch Antworten auf solche existenziellen Fragen zu finden, indem ich mich weiterentwickle und durch diese »Lernerfahrungen« in meinem Leben mehr Weisheit gewinne. Wenn Sie mit einer lebensgefährlichen Krankheit konfrontiert sind, machen Sie sich bewusst, dass niemand von uns alle Antworten kennt. Und nutzen Sie alle Hilfestellungen, die sich bieten. Gebete beispielsweise können zwar nicht verhindern, dass jemand an einer tödlichen Krankheit stirbt. Aber sie helfen uns, etwas ruhiger zu werden. Sie spenden uns Trost, wenn es gilt, eine schwere Krankheit und einen möglicherweise bevorstehenden Abschied zu bewältigen. Auch Affirmationen können den Tod nicht aufhalten. Doch wie Gebete helfen sie uns, während einer schweren Krankheit, die in gewisser Weise auch immer ein Entwicklungsschritt ist, unser volles Geist-Körper-Potenzial zu entfalten.

### Die Affirmationen

Für den Fall, dass Sie selbst oder Ihnen nahestehende Menschen lebensgefährlich erkranken, empfiehlt Louise folgende stärkende Affirmationen:

Ich fühle mich in meinem Körper sicher und geborgen. Ich bin gesund, sicher und beschützt. Alte Glaubenssätze, Krankheiten, Schmerz und Leid werden jetzt aufgelöst. Ich entscheide mich jetzt dafür, gesund zu sein, und strahle ab jetzt strahlende Gesundheit aus. Ich sorge liebevoll für meinen Körper, und mein Körper liebt mich. Ich liebe es, gesund und köstlich zu essen. Ich genieße es, mich zu bewegen und Sport zu treiben. Mein Körper liebt Dehnübungen, und ich entscheide mich für ein Bewegungstraining, das mir Freude macht.

Ich bin sicher und geborgen, wenn ich jung bin. Ich bin sicher und geborgen, wenn ich alt bin. Ich freue mich darauf, ein langes und gesundes Leben zu führen. Jedes Alter hält seine eigenen Freuden und Kostbarkeiten für mich bereit. Ich werde mich bis zum letzten Augenblick, und darüber hinaus, meines Lebens freuen, und ich weiß: Wenn ich diese Welt verlasse, werde ich auch bei dem neuen Abenteuer, das mich danach erwartet, wieder sicher und behütet sein. Wenn für mich die Zeit kommt, in die nächste Dimension weiterzureisen, werde ich in Frieden und Harmonie und im für mich perfekten Moment diese Welt verlassen. Der Tod ist eine natürlich Erfahrung, und ich bin immer sicher und geborgen.

Das Leben verhilft mir stets zur rechten Zeit zu allen meinen Erfahrungen. Ich befinde mich in Harmonie zu jenem Prozess, den man Leben nennt. Auch wenn ich manchmal nicht verstehe, warum bestimmte Dinge geschehen, weiß ich doch, dass das Leben sich stets zu meinem höchsten Wohl entfaltet. Ich entscheide mich dafür, mir nicht länger mit meinen eigenen Gedanken Angst einzujagen. Ich liebe mich selbst viel zu sehr, um mich jemals wieder selbst in Angst zu versetzen. Ich sehe deutlich vor mir, dass ich mich jetzt von altem Ballast, von Schmerzen und Angst befreie. Alte negative Muster fallen von mir ab, und dann sehe ich mich dastehen, die Arme weit ausgebreitet, und ich bejahe, dass ich offen und empfangsbereit für alles Gute bin.

Ich erkläre jetzt, was ich mir wünsche, nicht das, was ich mir nicht wünsche, und ich weiß, dass die Erfüllung meiner Wünsche möglich ist. Ich sehe mich heil, erfüllt und friedvoll. Ich sehe mich erfüllt von Liebe. Ich sehe meine tiefe Verbundenheit mit anderen Menschen und fühle, wie die Liebe von Herz zu Herz fließt. Und die Liebe, die von mir ausgeht, kehrt vielfach vermehrt zu mir zurück. Das ist der Kreis der Liebe und des Lebens. Ich sehe mich im Zentrum dieses Kreises, umgeben von Liebe, sicher und im Frieden und in Harmonie mit allem Leben. Ich verfüge über die Fähigkeit, mein Leben und mich selbst zu lieben. Und so ist es.

# 3. Kapitel
# SUCHT

Sind unter den nachfolgend aufgelisteten Verhaltensweisen solche, die Ihnen bekannt vorkommen? Gibt es auf der Liste etwas, das Ihre Aufmerksamkeit so beansprucht, dass darüber andere wichtige Aspekte des Lebens und die Ihnen nahestehenden Menschen zu kurz kommen?

- Schuhe, Kleidung, Bücher, technische Geräte (immer das Neueste vom Neuen) sammeln, sportliche Aktivitäten (zum Beispiel Wandern oder Laufen), vielleicht sogar selbst zugefügte Verletzungen
- Textmails schreiben, soziale Medien, E-Mails checken, Shopping, Sex, Pornografie
- Diäten, Bulimie, Alkohol, illegale Drogen, Kaffee und Cola, Kohlenhydrate, Schokolade, Rauchen, Arbeit, Glücksspiel
- Menschen retten; die Sucht, gebraucht zu werden; nicht allein sein können; Sucht nach Aufmerksamkeit
- Klatschsucht, Telefonieren
- Lügen, Stehlen, Ladendiebstahl, zu schnelles Autofahren, Smartphone-Apps, Videospiele, Internetsurfen, Risikoverhalten
- Ständige spirituelle Praktiken, die Sie davon abhalten, das wirkliche Leben auf der Erde zu erfahren

Wenn es auf der Liste etwas gibt, bei dem Sie fürchten, dass Ihr Umgang damit problematisch ist, stellen Sie sich folgende Fragen:

- Haben Sie je das Gefühl gehabt, dass Sie diese Sache übertreiben und es besser wäre, sie zu reduzieren oder ganz aufzugeben?
- Reagieren Sie verärgert, wenn andere Ihr Verhalten kritisieren?
- Hatten Sie wegen der betreffenden Verhaltensweise schon einmal Schuldgefühle?
- Was ist das Erste, woran Sie morgens nach dem Aufwachen denken?

Bei diesen vier Fragen handelt es sich um den sogenannten CAGE-Test, der für gewöhnlich dazu dient, eine mögliche Alkoholabhängigkeit festzustellen. Zwar sind diese Fragen für die Diagnose anderer Suchtformen nicht immer geeignet, doch modifizierte Versionen wurden auch für andere Suchterkrankungen verwendet. Wenn Sie zwei oder mehr dieser Fragen mit Ja beantwortet haben, weist das darauf hin, dass Sie möglicherweise ein Problem haben. Die wichtigste CAGE-Frage ist die Nummer vier – sie ist oft der Augenöffner. Denn etwas muss schon eine *sehr* große Rolle in Ihrem Leben spielen, wenn Sie gleich nach dem Aufwachen daran denken, nicht wahr?

Wenn Sie auf eine dieser Verhaltensweisen so viel Zeit, Geld und Ressourcen verwenden, dass Familie, Freundschaften, Beruf und Finanzen darunter leiden, liegt mit hoher Wahrscheinlichkeit ein Suchtproblem vor. Wenn es Ihnen schwerfällt, den Teufelskreis des Essens, Trinkens oder einer der anderen aufgelisteten Aktivitäten zu durchbrechen, dann willkommen im Club! Gibt es überhaupt irgendjemanden unter uns, der nicht wenigstens ein oder zwei Süchte hat?

## Sucht richtig einschätzen

Suchtverhalten ist ein wichtiger Bestandteil unseres intuitiven Leitsystems und weist uns darauf hin, dass wir ein Gefühl unterdrücken, mit dem wir nicht klarkommen. Sucht ist ein Versuch, eine Substanz oder ein Verhalten zu benutzen, um ein Gefühl zu überdecken – meist eine innere Leere. Was ist es bei Ihnen? Wie füllen Sie die Leere? Mit Alkohol? Mit Glücksspiel? Mit Drogen? Oder vielleicht, indem Sie sich auf eine Beziehung einlassen, die Ihnen nicht guttut. Oder fliehen Sie vor sich selbst, indem Sie ständig andere zu retten versuchen? Oder kaufen Sie wie im Rausch ein, sodass Sie schon gar nicht mehr wissen, wohin mit all den »Schnäppchen« und Sammelobjekten? Was es auch in Ihrem Fall sein mag, wir alle müssen die Elemente unseres Lebens in den Griff bekommen, die, wie Unkraut im Garten, unser Leben zu überwuchern drohen: Trinken, Essen, Beziehungsverhalten – alles, was wir dazu missbrauchen, unsere emotionale und spirituelle Leere zu füllen.

Häufig benutzen wir Trinken, Essen, Sex, Tabletten, Glücksspiel, übermäßiges Arbeiten und überhaupt jede Art von exzessivem Verhalten, um uns Ersatz für die Liebe zu schaffen, an der es uns mangelt. Die Gehirnchemie der Sucht ist die gleiche wie für Liebe und Belohnung, für Selbstfürsorge und die Verbindung zum Göttlichen. Laut Louise Hay ist Suchtverhalten ein Weg zu sagen: »Ich bin nicht gut genug.« Wenn Sie sich im Teufelskreis einer Sucht verfangen, versuchen Sie damit eigentlich, vor Ihren Gefühlen davonzulaufen. Denken Sie darüber nach, wenn Sie das nächste Mal zu viel Popcorn essen oder wieder viel zu viele Stunden mit Facebook verbringen. Oder zu viel Geld für Schuhe oder Kleidung ausgeben, die Sie gar nicht wirklich brauchen, oder welche Sucht es in Ihrem Fall sein mag. Wovor sind Sie auf der Flucht?

Anfangs scheint die Sucht, in die wir fliehen, verlockend. Sie gibt uns offenbar genau das, was wir gerade brauchen. Sei es die erste Zigarette, der erste Drink, der erste Sex mit einem bestimmten Menschen, der erste Einsatz beim Spielautomaten. Da ist dieser Kick. Doch dann wiederholen wir das Verhalten immer öfter, und der Kick befriedigt uns immer weniger – was daran liegt, dass der Anstieg der Toleranzschwelle kennzeichnend für jede Sucht ist. Mit der Zeit brauchen wir immer mehr Alkohol, Sex, Einkaufstouren, Glücksspielrunden oder Essen, um die gewünschte Wirkung zu erzielen, also Erleichterung zu verspüren. Und noch schlimmer ist, dass wir nicht einfach damit aufhören können. Denn wenn wir mit dem Trinken, Einkaufen, Essen, Glücksspiel oder dem Sex mit dem Menschen, nach dem wir süchtig sind, aufhören, fühlen wir uns schrecklich. Wir entwickeln emotionale und körperliche Entzugserscheinungen, schmerzhafte Symptome von Disstress.

Für gewöhnlich glauben wir, Sucht oder Missbrauch wären einfach nur ein psychologisches Problem. Nein. Süchte bewirken eine Umprogrammierung des Gehirns. Das gilt für Spielsucht oder Sexsucht genauso wie für Alkohol oder Kokain: Es kommt zu unerwünschten Veränderungen in unserem Gehirn und unserem Körper, in unserer Psyche und unserem Geist. Schaltkreise in Ihrem Gehirn, die normalerweise für zwischenmenschliche Beziehungen, Arbeit, Lernen und so weiter zuständig sind, werden nun dafür beansprucht, die Sucht zu befriedigen. Ganz buchstäblich wird Ihr Gehirn von Ihrer Sucht als Geisel genommen. Statt also Liebe und Erfüllung durch familiäre Bindungen, Freundschaften und berufliche Herausforderungen zu erlangen, opfern Sie Ihre Zeit und Ihre Gehirnkapazität den Erfordernissen Ihrer wie auch immer gearteten Sucht. Aber es gibt eine Lösung. Sie können eine gesunde Neuprogrammierung Ihres Gehirns vornehmen – weg von dem zwanghaften Wunsch nach etwas, das Sie am Ende versklavt.

### *Gründe für Suchtverhalten*

Warum werden wir überhaupt süchtig? Wir alle besitzen in unserem Gehirn gewisse individuelle Einschränkungen, die es uns erschweren, uns an Veränderungen anzupassen. Manche Menschen leiden unter sozialen Ängsten. Bei ihnen liegt ein Ungleichgewicht in den GABA-Rezeptoren vor, und deshalb greifen sie häufig zum Alkohol, weil der an den GABA-Rezeptoren andockt und so ihre Unsicherheit und Ängstlichkeit in geselligen Situationen lindert. Menschen mit einer Aufmerksamkeitsdefizitstörung (dazu kommen wir in einem späteren Kapitel noch) haben häufig Probleme mit Dopamin, einem anderen Neurotransmitter. Daher greifen sie gerne zu Substanzen, die ihre Neurochemie ins Gleichgewicht bringen, sei es Nikotin, Koffein, Kokain oder Amphetamine. Menschen mit ADHS greifen zu Mitteln, die ihnen helfen, sich besser zu konzentrieren. Zu guter Letzt sind da noch die Depressiven unter uns. Ihnen bereitet ihr Serotoninspiegel Probleme, und deshalb essen sie viele Kohlenhydrate – Nudeln, Reis, Brot oder Süßigkeiten. Das sorgt für bessere Stimmung, weil der Serotoninspiegel ansteigt – allerdings steigt auch das Körpergewicht.

War es das an Gründen? Muss man an Ängsten, Depressionen oder ADHS leiden, um Suchtverhalten zu entwickeln? Natürlich nicht. Auch ohne dass bei Ihnen eine solche Diagnose zutrifft, können Sie durchaus Substanzen missbrauchen, um eine Emotion zu unterdrücken, die Sie als unangenehm empfinden. Wir alle mögen einige unserer Gefühle nicht. Also suchen wir uns etwas, mit dem wir uns das Leben ein wenig versüßen können. Suchtverhalten gibt es vermutlich schon seit den Zeiten der Höhlenmenschen. Und wahrscheinlich kannten es bereits Höhlenhunde und Höhlenkatzen. Ist Ihnen schon mal aufgefallen, dass Ihr Hund und Ihre Katze häufiger den Futternapf aufsuchen, wenn sie deprimiert sind? Die Nervenbahnen im Gehirn, in denen Opiate und Dopamin eine Rolle spielen, gehören zu den urtümlichsten Teilen Ihres Gehirns. Opiate und Dopamin hängen mit den für unser Überleben wichtigsten Aspekten zusammen: Liebe, Fürsorge, Beziehungen und Belohnungen. Werden diese Grundbedürfnisse nicht befriedigt, fühlen wir uns einfach nicht wirklich lebendig.

Es kann sein, dass wir anfangen, Alkohol und Drogen zu konsumieren, weil unsere Freunde es tun. Das bezeichnet man als durch Gruppendruck hervorgerufenes Suchtverhalten. Oder wir verwenden Alkohol, Tabletten oder Sex, weil wir unter ständigen Schmerzen leiden und diese betäuben wollen. Viele Menschen, die nach Operationen Schmerzmittel wie Oxycodon einnehmen, stellen fest, dass diese Art von Medikamenten auch die emotionalen Schmerzen einer unglücklichen Paarbeziehung beseitigt. Wieder andere leiden schlicht unter Langeweile und ersetzen den dumpfen, nicht stimulierenden Schmerz eines langweiligen Lebens durch den kurzen Höhenflug, den sie sich durch Halluzinogene oder andere stimulierende Substanzen verschaffen. Manche Menschen versuchen, durch die Einnahme bewusstseinsverändernder Mittel eine Verbindung zum Göttlichen herzustellen, wofür dann Peyote oder andere psychodelische Substanzen verwendet werden. Seit Anbeginn der Zeit haben die Menschen bewusstseinsverändernde Drogen eingenommen, weil sie spirituelle Erfahrungen suchten. Für manche kann auch die Spiritualität zur Sucht werden und an die Stelle erfüllter zwischenmenschlicher Beziehungen oder einer produktiven Berufstätigkeit treten. Der große Psychiater und Experte für Drogenmissbrauch Abraham Twerski, ein Rabbiner, bezeichnete unsere Sehnsucht nach dem Göttlichen als die Grundlage jeder Sucht – wenn wir in unserem Leben Leere und Langeweile empfinden, ist uns nicht bewusst, dass es dabei eigentlich um eine fehlende Verbindung zur Spiritualität geht. Um diese tiefe Sehnsucht zu befriedigen, die sie nicht benennen können, greifen viele Menschen zu Drogen. Twerski nannte das die spirituelle Anatomie der Sucht.

### *Sucht und medizinische Intuition*

Die medizinische Intuition sagt uns, dass Sucht ein wichtiger Bestandteil unseres intuitiven Leitsystems ist. Unser Suchtverhalten ist ein Hinweis darauf, dass wir Schwierigkeiten haben, unser Selbst, unsere Selbstliebe mit unseren beruflichen Verpflichtungen und unserer Verantwortung für andere in Einklang zu bringen. Es handelt sich um ein Problem des dritten Zentrums. Wie Sie aus der Einführung wissen, geht es im dritten Zentrum darum, unsere Selbstachtung und Selbstliebe mit unserer Fähigkeit in Einklang zu bringen, Verantwortung für andere zu übernehmen. Wenn uns hier kein ausgewogenes Verhältnis gelingt, kann das zu Übergewicht, Verdauungsbeschwerden, Zweifeln am eigenen Körper und auch zu Suchtverhalten führen. Ob es sich um Diabetes handelt, also ein Problem der Bauchspeicheldrüse, oder die Auswirkungen von Alkohol auf Leber, Magen und Bauchspeicheldrüse, alle mit Sucht in Zusammenhang stehenden Probleme gehören zum dritten Zentrum.

Im Gehirn spielen bei der Sucht Opiate aus dem Nucleus accumbens und Dopamin aus dem ventralen Tegmentum eine Rolle. Doch unser Belohnungsgefühl wird nicht nur durch die Neurochemie im Gehirn erzeugt. Freude und Dankbarkeit werden in uns durch Kinder, Haustiere, sinnerfüllte Arbeit, ehrenamtliches Engagement, eine glückliche Beziehung, unsere Familie, Lernen, Spiritualität, die Natur ausgelöst – jedes emotionale Zentrum hat in der medizinischen Intuition eine Quelle der Belohnung. Geist-Körper-Gesundheit bedeutet, in vielen Lebensbereichen Glück und Erfüllung zu finden. So wie es bei einem guten Aktienpaket auf Ausgewogenheit ankommt, ist es für uns wichtig, mehrere Lebensbereiche zu haben, in die wir unsere Emotionen investieren. Wenn Sie nur in einem Bereich emotionale Belohnungen erhalten, also im Beruf *oder* beim Sex *oder* indem Sie anderen helfen, findet die Belohnung nur in einem Ihrer Zentren statt. Da es in der medizinischen Intuition aber sieben Zentren gibt, trägt jedes davon 14 Prozent zu Ihrem Leben bei. Wenn zum Beispiel Ihre ganze Aufmerksamkeit Ihrer Paarbeziehung gilt (zweites Zentrum: 14 Prozent) und Sie dafür so viel Energie aufwenden, dass Sie für die anderen Zentren (erstes, drittes, viertes bis siebtes: 86 Prozent) keine emotionalen, körperlichen oder finanziellen Ressourcen mehr übrig haben, könnte man sagen, dass Ihre Partnerschaft Suchtcharakter hat. Ja, es ist durchaus möglich, sich ein künstliches Gefühl der Belohnung (also eine angenehme Opiat-Ausschüttung) zu verschaffen, indem man Kokain nimmt, ins Spielcasino geht, Sex hat oder andere Menschen rettet. Doch dieser Selbstbetrug funktioniert nicht. Wenn Sie nicht dafür sorgen, dass Sie in vielen Bereichen Ihres Lebens auf gesunde Weise Glücksgefühle erfahren, werden Sie schon bald ein Suchtverhalten entwickeln.[1]

### *Die Anatomie von Liebe und Sucht*

Louise Hay sagt, dass Sucht innere Leere und verletzte Selbstliebe ist. Doch was ist eigentlich Selbstliebe? Im Lied »What's Love Got to Do with It?« fragt Tina Turner, ob Liebe eine »Emotion aus zweiter Hand« ist. Nein, eindeutig nicht! Wenn Sie auf die Welt kommen, schauen Sie Ihre Mutter an, Ihre Mutter schaut Sie an, und sofort beginnen Sie, Selbstliebe zu entwickeln. Die Biologie der Selbstliebe beginnt bei den Opiaten. Ja, das sind die auch für Sucht zuständigen Neurotransmitter. Gleich nach der Geburt gilt: Wenn Sie jemanden anschauen und die andere Person Sie anschaut, beginnt in Ihrem Gehirn und in Ihrem Körper die Schaffung von Schaltkreisen der Selbstliebe. Wenn Sie dann sprechen lernen, wird durch alle Worte, mit denen Sie beschreiben, was Sie sich selbst und anderen gegenüber empfinden, diese innere Programmierung verstärkt. Wenn Sie sagen: »Ich hasse mich. Ich hasse meine Hüften. Ich hasse meinen Bauch. Ich bin dumm«, sinkt Ihre Selbstliebe, und gleichzeitig sinkt Ihr Opiat- und Dopaminspiegel. Dann versuchen Sie vielleicht, diese neurochemischen Spiegel künstlich anzuheben, indem Sie Essen oder Drogen konsumieren oder anderes Suchtverhalten entwickeln. Auf diese Weise geben Sie vor, sich selbst zu lieben, doch dieser Selbstbetrug hält nicht lange vor. Die Wirkung der Drogen lässt schon bald nach. Wenn der Sex vorüber ist und Sie wieder allein sind, müssen Sie sich mit sich selbst konfrontieren, und diese tiefe Leere in Ihnen, die Sie dann spüren, verrät Ihren Mangel an Selbstliebe.

Der Gegenpol der Selbstliebe ist die Scham. Scham bedeutet, dass Sie glauben, ungenügend zu sein, nicht gut genug. Sie denken, dass mit Ihnen etwas nicht stimmt. *Ich schäme mich wegen meiner Hüften. Ich schäme mich, weil ich nicht intelligent genug bin. Ich schäme mich, weil es in meiner Lebensgeschichte etwas gibt, das ich für schrecklich und inakzeptabel halte.* Und dann glauben Sie, auch Ihre Mitmenschen wären der Ansicht, dass mit Ihnen etwas nicht stimmt. Man lacht über Sie. Man kritisiert Sie. Man verurteilt Sie. All das wird in Gehirn und Körper gespeichert. Geringes Selbstwertgefühl, Scham, Kritik und so weiter und so weiter. Es endet damit, dass Sie diesen Wust aus schlechten Gefühlen durch Suchtverhalten abzutöten versuchen. Wenn es Ihnen an Selbstliebe mangelt, führt das immer zu einem schlechten Selbstwertgefühl, welches dann der Nährboden für Süchte ist.[2]

Möglicherweise gelingt es Ihnen, mithilfe eines mutigen Blickes nach innen den Grund für Ihr Suchtverhalten herauszufinden. Zu wissen, dass Sie genetisch anfällig für Suchtkrankheiten sind, eine traumatische Vergangenheit haben oder eine Geschichte von Depressionen, Angst oder ADHS mit sich herumtragen, bedeutet jedoch nicht, dass Sie auch wissen, wie Sie Ihre Sucht in den Griff bekommen, sich davon befreien können. Genauso wie das Wissen, warum Ihr Auto eine Reifenpanne hat, Ihnen noch nicht hilft, den Reifen zu wechseln. Wechseln Sie den Reifen jetzt und finden Sie später heraus, woher der Nagel kam. Lernen Sie jetzt, Ihre Sucht in den Griff zu bekommen. Das wird Ihnen die emotionale Widerstandsfähigkeit verleihen, die Sie benötigen, um Ihre Vergangenheit aufzuarbeiten – falls Sie das überhaupt wollen.

Manchmal wird bei Suchtproblemen eine »duale Diagnose« gestellt. Sie haben richtig gelesen: *zwei* Diagnosen. Bei Menschen mit Angststörungen und Sucht ergibt sich aus dieser Doppeldiagnose, dass bei ihnen eine erhöhte Wahrscheinlichkeit für Alkoholismus besteht, weil Alkohol an die GABA-Rezeptoren anbindet und damit die Angst reduziert. Ähnlich würde jemand, der sexsüchtig ist, wahrscheinlich Probleme mit den Opiaten haben. Und wenn jemand zu viel isst, vor allem, um sich zu trösten und seine Stimmung aufzuhellen, liegt dem in vielen Fällen ein Trauma oder eine Depression zugrunde. Gerade dieses »Trost-Essen« ist sehr oft Suchtverhalten und ein Eckpfeiler unserer weltweiten modernen Übergewichts-Epidemie. So sind beispielsweise 60 Prozent der amerikanischen Bevölkerung übergewichtig, und rund 50 Prozent der deutschen. Und das hat nichts mit mangelnder Information zu tun. Oft benutzen wir Essen als Ersatz für unser fehlendes Selbstwertgefühl, weil wir enttäuscht von uns selbst und anderen sind, weil wir uns nicht geliebt fühlen. Überlegen Sie, zu welcher Art von Sucht Sie neigen und um welche neurochemischen Merkmale es sich demnach handelt. Ist es der Alkohol? Dann versuchen Sie sehr wahrscheinlich, Angst zu unterdrücken. Sind Sie süchtig nach Kartoffeln, Nudeln, Reis und Schokolade? Dann stecken wohl eher Depressionen dahinter. Die Anatomie der Süchte verrät Ihnen, wie die andere Seite Ihrer dualen Diagnose aussieht und welches chemische Ungleichgewicht in Ihrem Gehirn Sie auszugleichen versuchen.

### *Sucht und Affirmationen*

Es gibt neben der Sucht nach chemischen Substanzen noch viele andere Formen der Sucht. Louise Hay sagt, dass es suchthafte Verhaltensmuster gibt, die uns davon abhalten, in unserem Leben wirklich präsent zu sein. Arbeitssucht, die Sucht, andere zu retten und von ihnen gebraucht zu werden, die Sucht nach Zerstreuung. Indem wir uns in diesen Aktivitäten und dem Geschnatter in unserem Kopf verlieren, übertönen wir die innere Stimme der spirituellen und intuitiven Weisheit. Achtsamkeit hilft uns, still zu sitzen, das Geplapper zu unterbrechen und auf die Stimme des Göttlichen oder der Seele zu hören. Wenn es Ihnen nicht gelingen will, sich still hinzusetzen, wenn Sie Ihr Leben mit innerem und äußerem Geplapper anfüllen müssen, dann versuchen Sie auf diese Weise, Gefühlen auszuweichen, mit denen Sie nicht zurechtkommen.

Louise Hay empfiehlt gegen Suchtverhalten folgende Affirmationen:

- Ich bin, wie jeder Mensch, für meine Erfahrungen selbst verantwortlich.
- Mit jedem Gedanken, den ich denke, erschaffe ich meine Zukunft.
- Jeder Mensch muss sich mit seinen schädlichen Verhaltensmustern auseinandersetzen – mit Bitterkeit, Kritik, Schuldgefühlen und Selbsthass.
- Es sind nur Gedanken, und Gedanken kann man ändern.
- Es ist wichtig, dass ich mich von der Vergangenheit löse und allen Menschen vergebe, mir selbst eingeschlossen.
- Mich selbst hier und jetzt zu akzeptieren und wertzuschätzen ist der Schlüssel zu positiven Veränderungen.
- Die Kraft, etwas positiv zu verändern, liegt immer in der Gegenwart.

Und dann sagt Louise noch: »Wenn Sie schon nach etwas süchtig sind, warum nicht nach sich selbst?« Denn sich selbst zu lieben wird in Ihrer Gehirnchemie die Harmonie erzeugen, nach der Sie sich ohnehin sehnen.

### *Süchte richtig behandeln*

Der erste Schritt einer Suchttherapie besteht traditionell darin, die Neurochemie im Gehirn wieder auszubalancieren und gleichzeitig den Drang zu Drogenmissbrauch oder ungesundem Verhalten zu unterdrücken. Viele Menschen denken, eine Sucht aufzugeben würde einfach bedeuten, nicht mehr zu trinken oder eine Droge nicht mehr zu konsumieren. Doch so einfach ist es nicht. In der medizinischen Intuition bedeutet Suchtbehandlung, das dritte emotionale Zentrum zu therapieren. Es geht darum, Ihre Selbstachtung und Selbstliebe wiederherzustellen, aber auch Ihre Fähigkeit, ein verantwortungsbewusstes Leben zu führen – Sie also in die Lage zu versetzen, Ihren Verpflichtungen sich selbst und anderen Menschen gegenüber nachzukommen, Rechnungen zu bezahlen, einer geregelten Arbeit nachzugehen und dergleichen.

Es gibt mehrere klassische Therapieformen. Am verbreitetsten ist das Zwölf-Schritte-Programm. In einer Zwölf-Schritte-Gruppe gestehen sich die Teilnehmer gegenseitig ein, dass sie mit ihrem Leben nicht mehr zurechtkommen. Sie lassen sich auf die Partnerschaft mit einer höheren Macht ein und nehmen eine Reihe von kognitiven und spirituellen Verbesserungen vor. Was heißt das? Das Gehirn wird umprogrammiert, und Sie nehmen Kontakt zu einer geistigen Macht auf, die größer und mächtiger als Sie ist. Viele Leute tun sich mit diesem Konzept schwer. Zu den Zwölf-Schritte-Programmen kursiert eine bekannte Geschichte: Ein Mann steht bei einem Gruppentreffen auf und sagt: »Ich weiß nicht. Diese Sache mit Gott oder dieser spirituellen Macht bereitet mir Probleme.« Da steht eine Frau auf und sagt zu ihm: »Bist du denn bereit zuzugeben, dass du nicht ER bist?« Der Punkt ist: Wenn Sie ehrlich mit sich sind, werden Sie vermutlich zugeben, dass es irgendwo dort draußen etwas gibt, das größer ist als Sie.

Eine andere Hilfe bei Suchtproblemen ist ein sogenanntes duales Diagnoseprogramm. Wenn Sie also an einer Depression plus Sucht leiden oder an Angst plus Sucht oder bei Ihnen zusätzlich eine Wutproblematik oder ADHS vorliegt – die Liste ist sehr lang –, wird ein Psychiater Ihnen pharmakologisch helfen, diese Störung zu behandeln, wobei GABA, Dopamin, Serotonin und andere Arzneien und Nahrungsergänzungsmittel im Fokus stehen. Ein guter Arzt wird aber nur Nahrungsergänzungsmittel und Medikamente verordnen, die nicht abhängig machen. Wenn Sie dann den Arzt wechseln wollen, weil die verschriebene Pille Ihnen nicht den gleichen Kick wie Ihr Kokain verschafft oder die gleiche Euphorie wie das Oxycodon, denken Sie lieber noch einmal nach. Sie sind nämlich offenbar immer noch im Suchtmodus. In den meisten Fällen wird bei Suchtkranken die kognitive Verhaltenstherapie und heute vor allem auch die Dialektisch-Behaviorale Therapie zusammen mit Affirmationen eingesetzt, um jene Denkmuster in Ihrem Frontallappen zu verändern, die Sie von der Selbstliebe abhalten und zu problematischem Denken und Verhalten veranlassen. Ein Fachausdruck dafür lautet *Rückfallprävention.*[3]

Zu guter Letzt sind auch Arbeit und Beruf von großer Wichtigkeit. Wenn Sie arbeitslos sind, haben Sie viel Zeit, und das Nichtstun wird das Verlangen nach Ihrem Suchtmittel verstärken. Tatsächlich ist eine sinnvolle Arbeit das beste Mittel gegen die Sucht. Warum? Weil eine befriedigende, als lohnenswert empfundene Arbeit im Gehirn Opiate freisetzt, den neurochemischen Schlüssel der Sucht. Nun sagen Sie vielleicht: »Aber ich hasse meine Arbeit, und deshalb arbeite ich nicht.« Das ist zwar verständlich, aber ein großer Fehler. Denn was Sie brauchen, ist eine gut strukturierte berufliche Aufgabe, sodass Sie morgens pünktlich aufstehen und das Haus verlassen müssen. Ein stabiler täglicher Zeitplan hilft Ihnen, wieder zu einem gesunden Biorhythmus zu finden. Das ist wichtig für den Cortisolspiegel in Ihrem Gehirn und heilt die Nervenbahnen, die durch die Sucht missbraucht wurden. Während Sie in diesem Job arbeiten, können Sie parallel eine Berufsberatung aufsuchen und mithilfe des Beraters herausfinden, wie Sie sich für eine Tätigkeit qualifizieren, die eher Ihren persönlichen

Wünschen und Neigungen entspricht. Und wenn Sie zu den Arbeitssüchtigen gehören, wird der Berufsberater Ihnen helfen, zu einer gesunden Arbeitseinstellung zu finden.

Das Beste an Selbsthilfegruppen für Menschen mit Suchtproblemen ist, dass sie dort eine Familie finden. Die meisten Suchtkrankheiten werden in Familien von Generation zu Generation weitergegeben, und die meisten traumatischen Erlebnisse geschehen in Familien, in denen Eltern oder andere Angehörige suchtkrank sind. Durch die Teilnahme an einem Zwölf-Schritte-Programm erhalten Sie eine »Ersatzfamilie«, die Ihnen hilft, neue, suchtfreie zwischenmenschliche Beziehungen aufzubauen. Viele Suchtkranke kommen aus zerrütteten familiären Verhältnissen, haben an der Sucht zerbrochene Paarbeziehungen hinter sich und sind von ihren Kindern entfremdet. Für eine erfolgreiche Suchttherapie ist es entscheidend wichtig, die in einer Beziehung entstandenen Verletzungen zu heilen und neue, gesunde Bindungen aufzubauen.

### *Die Medikamente*

Während einer Entziehungskur werden diverse Medikamente eingesetzt. Ob Suboxone, Methadon, Naloxon oder andere, alle diese Medikamente binden an den Opiat-Rezeptor an und senken dadurch das Risiko eines Rückfalls. Doch allein durch Medikamente wird sich Ihr Verhalten nicht ändern. Immer wieder zeigt sich, dass Patienten alle diese Medikamente einnehmen und den Drogenkonsum trotzdem nicht aufgeben. Der Eckpfeiler jeder Suchttherapie besteht darin, das dritte Zentrum eines Menschen zu heilen: Selbstliebe, Selbstbild, Verantwortungsgefühl gegenüber anderen und die Wiederherstellung gesunder familiärer und beruflicher Verhältnisse.

Rom wurde nicht an einem Tag erbaut. Auch die Heilung einer Sucht geschieht nicht über Nacht. Selbst bei Menschen, die eine sehr gute Therapie erhalten, kommt es zu Rückfällen. Wie bei jeder Krankheit gibt es auch bei der Sucht viele verschiedene Stadien. Ich will hier nicht auf alle diese Stadien ausführlich eingehen. Es genügt der Hinweis, dass es bei jeder lebensbedrohlichen Erkrankung, sogar bei Krebs, Phasen vorübergehender Verschlechterung und Besserung gibt. Und Sucht ist eine ernste Krankheit. Man kann daran sterben, und der Schaden, den eine Suchterkrankung im Leben der nahen Angehörigen anrichtet, ist immens. Die Behandlung kann sehr teuer sein, kann sehr effektiv sein, aber bis sie schließlich dauerhaft anschlägt, kann es immer wieder zu Rückschlägen kommen. Lassen Sie sich davon nicht entmutigen. Es gibt gute Möglichkeiten, sich helfen zu lassen.[4]

### *Übungen für positive Veränderung*

Zusätzlich zu den Affirmationen, die Sie bereits gelesen haben, schlägt Louise weitere wirkungsvolle Methoden zur Behandlung von Suchtproblemen vor. Die erste Übung nennt sie: »Die Sucht auflösen«.

> Hier und jetzt, in Ihrem Denken, Ihrem Bewusstsein kann die Veränderung stattfinden. Atmen Sie ein paarmal tief durch, schließen Sie die Augen und denken Sie an eine Person, einen Ort oder eine Sache, nach der Sie süchtig sind. Denken Sie darüber nach, wie verrückt diese Sucht ist. Sie versuchen, das, was Sie an sich selbst für falsch halten, dadurch zu reparieren, dass Sie nach etwas greifen, was sich außerhalb von Ihnen befindet. Doch die Kraft der Veränderung liegt immer in der Gegenwart, und deshalb können Sie gleich heute etwas ändern. Sagen Sie mit der inneren Bereitschaft, Ihre Sucht hinter sich zu lassen: »Ich bin bereit, das Bedürfnis nach X (Ihre Sucht) aufzugeben. Ich lasse es jetzt los und vertraue darauf, dass die Macht des Lichts im Universum für alle meine Bedürfnisse sorgt.« Sagen Sie das

> jeden Morgen als Bestandteil Ihrer täglichen Affirmationen und Gebete. Damit haben Sie einen weiteren Schritt in die Freiheit getan.

Eine andere Übung, die Ihnen hilft, zu vergeben und sich von Suchtproblemen zu befreien, heißt: »Ihre geheime Sucht«:

> Zählen Sie zehn Geheimnisse bezüglich Ihrer Sucht auf, über die Sie noch mit niemandem gesprochen haben. Wenn Sie unter Esssucht leiden, haben Sie vielleicht schon etwas Essbares aus einer Mülltonne verzehrt. Wenn Sie Alkoholiker sind, haben Sie vielleicht Alkohol im Auto versteckt, um während der Fahrt trinken zu können. Wenn Sie spielsüchtig sind, haben Sie vielleicht in unverantwortlicher Weise Schulden gemacht und damit die finanzielle Sicherheit Ihrer Familie gefährdet. Schreiben Sie Ihre zehn Geheimnisse auf. Wie fühlen Sie sich jetzt? Schauen Sie sich Ihr schlimmstes Geheimnis an. Visualisieren Sie den Menschen, der Sie in dieser Phase waren. Sagen Sie ihm, wie sehr Sie ihn lieben und dass Sie ihm vergeben. Schauen Sie in den Spiegel und sagen Sie: »Ich vergebe dir und liebe dich genau so, wie du bist. Atme.«

Viele Menschen sagen Louise, dass sie wegen etwas, das in der Vergangenheit geschah, das Heute nicht genießen können. Doch wir fügen uns unnötigen Schmerz zu, wenn wir an der Vergangenheit festhalten. Wir weigern uns dann, in der Gegenwart zu leben. Die Vergangenheit ist vorbei und lässt sich nicht mehr ändern. Die Übung »Frage deine Familie« hilft Ihnen, sich von Ihrer Vergangenheit zu lösen:

> Wenden wir uns für einen Moment Ihrer Kindheit zu. Ergänzen Sie die folgenden Aussagen:

- Meine Mutter sagte immer, ich soll ________________.
- Viel lieber hätte ich von ihr gehört, dass ____________.
- Mein Vater verbot mir __________________________.
- Hätte mein Vater nur gewusst, dass ich ______________.
- Ich wünschte, ich hätte meinem Vater sagen können, dass ________________________________________.
- Mutter, ich vergebe dir, dass du ___________________.
- Vater, ich vergebe dir, dass du ___________________.

Was würden Sie Ihren Eltern noch gerne von sich erzählen? Welche Aufgabe möchten Sie gerne angehen?

Diese Übung hilft Ihnen, sich Ihrer Sucht zu stellen und Ihre Selbstachtung zu stärken. In der medizinischen Intuition sind, wie wir gesehen haben, Selbstachtung und Sucht im gleichen Zentrum angesiedelt. Indem Sie Ihre Selbstachtung stärken und neu in Ihrem Denken verankern, verändern Sie Ihre durch die Sucht beeinträchtigte Neurochemie. Hierzu empfiehlt sich die Übung »Heilung des Selbstwertgefühls«:

Jedes Mal, wenn Sie während des nächsten Monats an Ihre Sucht denken, sagen Sie zu sich selbst: »Ich liebe und wertschätze mich.« Sagen Sie das 300 oder 400 Mal am Tag. Nein, das ist nicht zu oft! Wenn Sie sich Sorgen machen, werden Sie mindestens so oft an Ihr Problem denken. Machen Sie »Ich liebe und wertschätze mich« zu Ihrem Mantra, das Sie fast nonstop vor sich hin sagen. Garantiert wird Ihnen dadurch alles bewusst werden, was in Ihrem Denken dieser Aussage widerspricht. Es werden Gedanken auftauchen wie: »Wie kannst du dich selbst wertschätzen? Du hast all dieses

Geld ausgegeben.« Oder: »Du hast zwei Stücke Kuchen gegessen!« Oder: »Du wirst es nie zu etwas bringen!« Wenn diese negativen Überzeugungen zum Vorschein kommen, ist es Zeit, die geistige Kontrolle zu übernehmen. Messen Sie diesen negativen Ideen keine Bedeutung bei. Machen Sie sich klar, dass es einfach nur ein Gedanke ist, der Sie an die Vergangenheit bindet. Sagen Sie sanft zu diesem Gedanken: »Danke, dass du da warst. Ich lasse dich ziehen. Ich liebe und wertschätze mich.« Diese widerstreitenden Gedanken haben keinerlei Macht über Sie, solange Sie sich nicht entscheiden, sie für wahr zu halten.

## Die Alles-ist-gut-Klinik

### *I. Essen als Sucht*

Es gibt sehr viele Essstörungen. Die Bandbreite reicht von Heißhungerattacken über Magersucht, Bulimie bis hin zwanghaftem Essen und Esssucht. Es kann sich um die Nebenwirkung eines Antidepressivums handeln (erstes Kapitel), eines Medikaments gegen Angst (zweites Kapitel), um ein Aufmerksamkeitsproblem (viertes Kapitel) oder, in diesem Kapitel, um Sucht. In meiner über 30-jährigen Praxis als medizinische Intuitive und in der Psychiatrie bin ich zu der Erkenntnis gelangt, dass nahezu alle Wege erstaunlich häufig in der Sucht enden. Womit ich sagen will, dass fast alle Menschen nach irgendetwas süchtig sind. In diesem Abschnitt werden wir uns zunächst mit der Esssucht befassen, denn das müssen wir alle – essen. Wohl deshalb wird Essen am häufigsten dazu missbraucht, eine Emotion zu überdecken, mit der wir nicht zurechtkommen. Für uns alle ist Essen überlebenswichtig. Darüber hinaus brauchen wir es – genau wie Arbeit und zuträgliche Beziehungen –, um zu gedeihen und gesund zu sein.

Nicht allen fällt es schwer, beim Essen und Trinken ein gesundes Maß zu wahren. Manche von uns, sei es aus genetischen

Gründen oder aus einer Laune des Schicksals heraus, gehen durchs Leben, ohne je ein gestörtes Verhältnis zum Essen zu entwickeln. Wenn man aber bedenkt, dass fast ein Drittel der Weltbevölkerung übergewichtig ist und dieser Anteil ständig wächst, ist es offensichtlich, dass Essstörungen einen großen Einfluss auf unsere Gesundheit und Lebenserwartung haben.

Treffen die folgenden Aussagen auf Sie zu?

**Geistige Symptome**

- Es ist Ihnen peinlich, wie viel Sie essen oder was Sie essen, und zwar so sehr, dass Sie häufig bestimmte Speisen allein essen.
- Nach dem Essen ekeln Sie sich oft vor sich selbst, sind deprimiert oder fühlen sich schuldig.
- Manchmal essen Sie Mengen, die weit über dem liegen, was andere Leute zu verzehren pflegen.
- Wenn Sie essen, verlieren Sie oft die Kontrolle und können nicht aufhören.

Blättern Sie zum Anfang dieses Kapitels zurück und stellen Sie sich bezüglich Ihres Essverhaltens die CAGE-Fragen: Haben Sie schon versucht, deutlich weniger zu essen? Werden Sie ärgerlich, wenn andere Sie wegen Ihres Essverhaltens kritisieren? Denken Sie morgens nach dem Aufwachen als Erstes an Essen? Dann haben Sie höchstwahrscheinlich ein obsessives Verhältnis zum Essen, zeigen dabei zwanghaftes Verhalten und müssen langfristig mit gesundheitlichen Konsequenzen rechnen.

**Körperliche Symptome**

- Sie können nicht aufhören zu essen, bis Sie ein unangenehmes Völlegefühl verspüren.
- Sie essen selbst dann große Mengen, wenn Sie nicht hungrig sind.

- Oft merken Sie gar nicht, wie viel Sie essen. Sie essen eine ganze Schüssel Chips leer, ehe Sie es überhaupt bemerken. Oder Sie verstehen gar nicht, warum Sie all diese Kekse gegessen haben. Es ist, als würden Sie Ihren Autopiloten einschalten, wenn Sie essen.

Mit solchem Essverhalten sind Sie nicht allein und wissen das auch. Sie wissen aus Ihrer Schul- und Studienzeit, wie wichtig das Essen für unseren sozialen Austausch ist. Und Sie haben sicher schon oft beobachtet, wie sich andere Leute, wenn sie sich »gestresst« fühlen, mit Gummibärchen oder Schokokeksen von ihren Ängsten ablenken. Später, in Beruf und Partnerschaft, benutzen wir das Essen, oft heimlich, weiter als Ersatzbefriedigung – stopfen uns, wenn wir Angst haben oder unter Stress stehen, zwanghaft voll. Manche unterziehen sich regelmäßigen Diäten, um ihren Stoffwechsel von der intensiven Kalorienaufnahme zu »reinigen«, aber nachdem sie eine Zeit lang kalorienarm »gefastet« haben, überkommt sie das Bedürfnis, sich dafür zu »belohnen«, was dann in der nächsten Fressattacke endet. So geht es vielen von uns jahrelang, bis wir längst die 30 überschritten haben. Dieser Stress-Zyklus – übermäßiges Essen – Schuldgefühle – Diät mit anschließendem Jo-Jo-Effekt – bringt unseren Stoffwechsel ebenso wie unsere für Stimmungen, Belohnung, Körperbild und Selbstwertgefühl zuständigen Gehirnschaltkreise aus dem Gleichgewicht. Wenn Sie dann die 40 überschritten haben und Ihr Hormonhaushalt sich zu verändern beginnt, stranden Sie in einem Bermudadreieck aus Stoffwechselstörungen, Störungen der Gehirn-Schaltkreise für Essen und Sucht, Stimmungsschwankungen, Ängsten und Konzentrationsproblemen, von Ihrem gestörten Hormonhaushalt ganz zu schweigen. Erfahren Sie in dem folgenden Fallbeispiel mehr über ein Problem, das vielen von uns nur zu vertraut ist.

*Fallbeispiel Jill: Heißhungerattacken*

Jill, 32, suchte mich auf, weil es ihr einfach nicht gelingen wollte abzunehmen.

### Das intuitive Reading

Als ich Jill betrachtete, zeigte sich mir, dass sie in der Kindheit in ihrer Familie Zielscheibe von Spott gewesen war. Die Autoritätsperson in der Familie, jemand, der sich wie ein König oder eine Königin fühlte, machte ihr das Leben schwer. Jill hatte das Gefühl, immer diejenige zu sein, die Kritik und Spott einstecken musste. Was sie auch tat, nie war es gut genug.

### Der Körper

Jills Bewusstsein war wie ein Kolibri, der nie zur Ruhe kommt. Sie hatte eine schlaffe Körperhaltung, und ich spürte einen Kloß in ihrer Kehle. Ihre Beine fühlten sich schwer wie Blei an. Ich sah, dass sie süchtig nach Kohlenhydraten war – Nudeln, Reis, Brot und Süßigkeiten –, um damit ihre Stimmungsschwankungen, ihre Reizbarkeit und Traurigkeit zu lindern. Ihre Launenhaftigkeit und Gereiztheit bewirkten offenbar, dass ihre Nebennieren Körperfett in Östrogen und Cortisol umwandelten, was ihr Brustgewebe und ihren Hormonhaushalt beeinträchtigte. Ich sah, dass sie an starken Blutzuckerschwankungen litt.

### Die Fakten

Jill erzählte mir, dass sie esssüchtig sei und bereits während ihres Studiums Essen vor ihren Mitbewohnerinnen im Wohnheim versteckt hatte. Sie kämpfte schon ihr ganzes Leben mit Gewichtsproblemen. Einmal schaffte sie es, 30 Kilo abzunehmen, doch dann nahm sie alles wieder zu. Kürzlich hatte Jills Mutter mit ihr gebrochen, weil Jill einen Mann heiratete, den ihre Mutter nicht ausstehen konnte. Wörtlich sagte ihre Mutter zu ihr: »Du bist jetzt für mich gestorben.« Nach ihrer Hochzeit wurde Jill von ihrer Familie wie eine

Aussätzige behandelt. Und seit sie verheiratet war, wurde Jill dicker als je zuvor und entwickelte außerdem hormonelle Probleme. Als zwei Knoten in ihrer Brust entdeckt wurden, sagten ihr die Ärzte, dies hinge mit ihrem Übergewicht zusammen.

### Der vor sich selbst geleugnete Zusammenhang von Übergewicht und chronischen Beschwerden

Übergewicht steht weltweit als Krankheitsursache ganz weit oben auf der Liste. Doch wenn dickleibige Menschen über ihre Gesundheit sprechen, erwähnen sie nur selten ihr Gewicht. Sie reden über Knieschmerzen, Rückenschmerzen, Probleme mit den Fußknöcheln, Knoten in der Brust, starke Monatsblutungen, Verdauungsbeschwerden, Bluthochdruck und Cholesterin, aber nie über das Zuviel an Kilo, das sie mit sich herumschleppen. Dabei ist Übergewicht oder zu viel Körperfett in der Regel die Ursache für die hier genannten Probleme.[5]

Wenn Sie Gewichtsprobleme haben, haben Sie vermutlich schon oft vergeblich versucht abzunehmen. Wenn jemand das Thema anspricht, schämen Sie sich oder reagieren frustriert. Beim Essen fühlen Sie sich seit Jahren, vielleicht seit Jahrzehnten schuldig. Wenn Sie also über Ihre Gesundheit nachdenken, kommt Ihnen Ihr Übergewicht oft gar nicht in den Sinn, weil es so ein frustrierendes Problem ist, dass Sie es möglichst zu verdrängen versuchen. Bei all den anderen Gesundheitsproblemen – Knoten in der Brust, Knieschmerzen, Knöchelschmerzen, Bluthochdruck – haben Sie wenigstens das Gefühl, mit Medikamenten, Nahrungsergänzungsmitteln oder pflanzlichen Mitteln etwas dagegen unternehmen zu können. Bestimmt haben Sie schon gehört, dass es Menschen gelungen ist, diese einzelnen Gesundheitsbeschwerden in den Griff zu bekommen, Ihr Gewichtsproblem hingegen scheint Ihnen unlösbar, da geht es Ihnen wie Millionen anderen Menschen. Verständlich, dass auch Sie sich lieber auf etwas konzentrieren, das Ihnen lösbar erscheint.

Wenn Sie Gewichtsprobleme haben, besteht eine hohe Wahrscheinlichkeit, dass Sie chronische Schmerzen entwickeln werden, falls das bisher noch nicht der Fall ist. Schon fünf Kilo Übergewicht bedeuten für Ihren Rücken, Ihre Knie und Ihre Fußknöchel eine zusätzliche Last von 20 Kilo. Und mit den Jahren wird sich, wenn Sie immer mehr zunehmen, Ihre Bewegungseinschränkung verschlimmern. Die Hauptursache für Gehbehinderung bei stark übergewichtigen Menschen ist Arthrose in den Kniegelenken. Ob Herzrhythmusstörungen, Verengungen der Herzkranzgefäße oder allgemeine Entzündungsprozesse im Körper, alle diese Erkrankungen bessern sich, wenn wir abnehmen.[6] Aber wie gelingt das?

### Die Lösung

Wenn Sie wie Jill und zahlreiche andere Menschen sind, lassen sich Ihre Gewichtsprobleme niemals allein mit Ernährungsberatung lösen. Bei Übergewicht handelt es sich um eine komplexe Störung des Gehirn-Körper-Systems, die mit der Sucht vergleichbar ist. Neue wissenschaftliche Forschungen haben gezeigt, dass es unterschiedliche Arten von Übergewicht gibt.[7] Manche Menschen haben ein Insulinproblem. Andere können einfach der Versuchung durch köstliche Kuchen oder Pommes nicht widerstehen. Wieder andere folgen einfach dem Muster jener kalorienreichen, fetten, süßen und salzreichen Kost, die sie seit der Kindheit kennen. Manche Menschen wie Jill im Fallbeispiel leiden unter Heißhungerattacken und sind regelrecht süchtig nach Essen. Und schließlich sind da diejenigen, denen viel körperliche Aktivität nicht verlockend erscheint und die eine überwiegend sitzende Lebensweise durchaus angenehm finden. Wir können also die Menschen mit Gewichtsproblemen nicht alle in eine Kategorie stecken. Das erklärt, warum es nicht die eine ideale Therapie gibt, die allen Menschen zuverlässig beim Abnehmen hilft.

Wenn Ihnen das Abnehmen nicht gelingt, ist es ratsam, einen auf Gewichtsreduktion spezialisierten Arzt oder ein bariatrisches Zentrum aufzusuchen, um zu ergründen, unter welche Kategorie Sie fallen. Durch eine gründliche medizinische Untersuchung können

Sie herausfinden, ob es bei Ihnen Probleme mit dem Insulin gibt oder mit Ihrem Sättigungsgefühl. Gemeinsam mit einem Ernährungsberater können Sie herausfinden, ob Sie einfach bestimmten Versuchungen beim Essen nicht widerstehen können oder ob ungesunde familiäre Essgewohnheiten überwunden werden müssen. Mithilfe eines mit der Dialektisch-Behavioralen Therapie arbeitenden Psychologen oder anderer Therapeuten können Sie lernen, Ihre Emotionen ins Gleichgewicht zu bringen, sodass Sie nicht länger anfällig für Suchtverhalten sind. Speziell die Dialektisch-Behaviorale Therapie vermittelt Ihnen, durch Achtsamkeit Schuldgefühle, Wut und Traurigkeit zu lindern, Denkmuster zu identifizieren, die für ein schlechtes Selbstwertgefühl verantwortlich sind, und auf Ihre Umwelt so zu reagieren, dass Sie nicht länger das Bedürfnis verspüren, sich mit Essen zu trösten. Die Dialektisch-Behaviorale Therapie besteht aus Gruppensitzungen und Einzelberatung durch einen Coach, sodass Sie die Unterstützung durch eine Gruppe und individuelle Betreuung erhalten. In vielen Spezialkliniken zur Behandlung von Essstörungen wird heute die Dialektisch-Behaviorale Therapie eingesetzt und den Patienten vermittelt, wie sie durch neue Denk- und Verhaltensmuster zu einem gesünderen Essverhalten gelangen.

### Essverhalten, Selbstbild und Gehirn

Über den Zusammenhang zwischen Essen und Bewusstsein könnte man ein ganzes Buch schreiben. Ich will Sie nicht mit zu vielen Details langweilen, aber man darf den langfristigen Einfluss gestörten Essverhaltens auf Gehirn und Körper keinesfalls unterschätzen. Haben Sie also bitte etwas Geduld mit mir. Wenn Sie erfahren, auf welche Weise das Essverhalten Ihrem Gehirn einprogrammiert wird, werden Sie lernen, diese alltägliche Funktion durch Arzneien, Intuition und Affirmationen zu meistern.

Viele Menschen leiden wegen ihrer Ernährung und ihres Körpergewichts unter Schamgefühlen. In der medizinischen Intuition werden Gewichtsprobleme dem dritten Zentrum zugeordnet. Viele eigentlich normalgewichtige Frauen halten sich für zu dick. Wie wir uns selbst und unser Gewicht sehen, hängt stark damit zusammen, für wie liebenswert wir uns halten. Manche Menschen glauben, dass sie nur liebenswert sind, wenn Ihnen der Spiegel ein attraktives Abbild zeigt. Doch glauben Sie mir Folgendes: Wenn Sie in den Spiegel blicken, verzerren die visuellen Zentren in Ihrem Gehirn wie in einem Spiegelkabinett das, was Sie dort sehen. Dann wird Ihnen klar, wie sehr die Körperwahrnehmung Ihres Gehirns von Ihrer Selbstliebe abgetrennt ist.

Man kann das gar nicht oft genug wiederholen. Es ist ganz buchstäblich möglich, dass die Sehzentren Ihres Gehirns Ihre Hüften für Ihre Augen breiter aussehen lassen, als sie tatsächlich sind – oder Ihren Bauchumfang größer oder Ihre Nase länger. Wenn Sie durch frühere traumatische Erfahrungen belastet sind, wenn Sie Hass ausgesetzt waren, reagiert das Gehirn manchmal sonderbar auf diesen Hass. Statt das negative Gefühl abzuwehren und gar nicht an Sie heranzulassen, wird es vom Gehirn absorbiert und beeinflusst Ihre dreidimensionale Selbstwahrnehmung. Wenn also in der Kindheit jemand immer wieder zu Ihnen sagt: »Du bist hässlich. Ich hasse dich. Du bist dumm. Ich will dich nicht. Du bist eine Last für mich«, saugt Ihr Gehirn diese Botschaften auf wie ein Schwamm. So lernen Sie, dass Sie unerwünscht und nicht liebenswert sind. Und all diese herabsetzenden Botschaften formen sich zu dem Bild Ihres eigenen Körpers, das Sie im Spiegel sehen. Die Lieblosigkeit, mit der Sie behandelt wurden, führt bei Ihnen zu einer verzerrten Körperwahrnehmung. Wenn Sie heute über sich sagen: »Ich hasse meine Hüften, ich hasse meinen Bauch, ich hasse meine Brüste«, agieren Sie immer wieder diese alten Erfahrungen aus. Der Hass, den Sie früher erfuhren, wurde zu Selbsthass. Und Ihr Körper hört das, absorbiert es und verzerrt damit das Bild, das Sie von sich im Spiegel sehen, immer mehr. Es ist eine verdrehte Affirmation, Louise Hays Spiegelarbeit ins Negative gekehrt. So stärken Sie Ihre Selbstachtung nicht, sondern schwächen sie.

Wenn das auf Sie zutrifft, wenn Sie Ihr Spiegelbild nicht mögen oder gar hassen, ist es gut möglich, dass Sie das Essen als Seelentröster benutzen.

### Gehirn, Essverhalten und Übergewicht

Viele Menschen glauben, Übergewicht sei ein rein körperliches Problem, doch in Wirklichkeit handelt es sich dabei um ein Geist-Körper-Problem. Gewichtsprobleme haben nicht nur mit Ihrem Selbstbild und Ihrem Selbstwertgefühl zu tun, sondern es liegt außerdem eine Störung im Bereich von Dopamin, Opiaten und anderen Bestandteilen des Sucht-Netzwerks in Gehirn und Körper vor. Schauen wir uns die Gehirnareale an, die mit der Steuerung des Essverhaltens zu tun haben. Die Pharmaindustrie konzentriert sich dabei auf Moleküle wie Leptin, Ghrelin und andere – diese Moleküle regulieren unser Sättigungsgefühl beziehungsweise unseren Appetit. Die entsprechenden Medikamente sollen bewirken, dass wir früher satt werden, sodass wir weniger essen, oder sie sollen von vornherein unseren Appetit blockieren. Doch die meisten wissenschaftlichen Studien zeigen, dass die Wirkung dieser auf Leptin und Ghrelin abzielenden Medikamente nicht lange anhält. Warum ist das so? Weil Sie den Kampf verlieren werden, wenn Sie sich ausschließlich auf die körperliche Seite konzentrieren und die zu Suchtverhalten führenden Emotionen außer Acht lassen.

Davon abgesehen, gibt es einige Therapieformen, die wirklich helfen, wenn Sie unter starkem Übergewicht leiden. Ein starkes Übergewicht von über 40 Kilo kann Ihre Lebenserwartung um zehn oder mehr Jahre verkürzen. Wenn Sie ein so hohes Gewicht erreicht haben, brauchen Sie eine dramatischere, rasch wirkende Lösung. Die Ghrelin-Rezeptoren sitzen in der Magenschleimhaut. Bei manchen Menschen kann eine bariatrische Operation (Magenverkleinerung) äußerst wirksam sein, weil dabei mit der Größe des Magens auch jener Bereich verkleinert wird, der Ghrelin produziert. Damit lässt sich die Steuerung des Stoffwechsels im Gehirn austricksen.[8]

Will ich damit sagen, eine Magenverkleinerung sei das Mittel der Wahl für alle Übergewichtigen? Um Himmels willen nein! Absolut nicht. Lediglich bei manchen Patienten kann sie notwendig sein, um deren Leben zu retten. Letztlich müssen Sie selbst gemeinsam mit Ihrem Arzt herausfinden, was für Sie das Richtige ist.[9] Aber ob Sie sich nun für eine Magenverkleinerung entscheiden oder nicht, Sie werden sich in jedem Fall mit Ihrer Gehirn-Körper-Chemie und den psychologischen Aspekten Ihrer Sucht, also Selbstbild und Selbstwertgefühl, beschäftigen müssen. Was die Schlankheitsmittel angeht, so gibt es hier ein ständiges Kommen und Gehen. In den 1980er-Jahren war Fen-Phen (Fenfluramin/Phentermin) der letzte Schrei. Dieses Medikament half tatsächlich beim Abnehmen, doch dann stellte sich heraus, dass es zu einem erhöhten Blutdruck im Lungenkreislauf führt (pulmonarer Hochdruck), der die rechte Herzseite belasten kann. Daraufhin wurde das Mittel vom Markt genommen. Jedes Medikament hat seine Wirkungen und Nebenwirkungen. Das gilt auch für Schlankheitsmittel. In diesem Zusammenhang dürfen die Stimulanzien nicht unerwähnt bleiben. Stimulanzien wie Adderall werden schon lange zur Gewichtsreduktion eingenommen. Doch nach den ersten zwei, drei Kilo findet meistens kein nennenswerter Gewichtsverlust mehr statt. Wer das Medikament über einen längeren Zeitraum schluckt, muss mit Nebenwirkungen wie Bluthochdruck und Herzproblemen rechnen.

### Den Appetit reduzieren

Es ist möglich, den Appetit zu reduzieren, indem man das Gehirn durch Nahrungsergänzungsmittel, Heilkräuter, Medikamente, Intuition und Affirmationen entsprechend beeinflusst. Am besten reduzieren Sie als Erstes die Nahrungsvielfalt. Wenn Sie abnehmen wollen, ist es günstig, jeden Tag das Gleiche zu essen. Sicher sagen Sie jetzt: »Aber das ist doch langweilig.« Richtig! Vor lauter Langeweile beim Essen werden Sie eine Menge Gewicht verlieren. Wenn jeden Tag mehr oder weniger das Gleiche gegessen wird, verringert sich die Dopamin-Stimulation in den Belohnungszentren. Dadurch sinkt Ihr Appetit, und Sie nehmen ab. Auch wenn Sie jetzt nicht gerade begeistert von der Vorstellung sind, jeden Tag das Gleiche zu essen, ist es doch ein effektiver Weg, um Pfunde zu verlieren.[10]

Hier ist ein effektiver und vernünftiger Plan, um Ihr Gehirn und Ihren Körper so umzuprogrammieren, dass Sie ein gesundes Gewicht erreichen. Beachten Sie, dass ich das D-Wort nicht verwende – *Diät*. Dieses Wort wird vermutlich sofort Ihre Angst und Frustration aktivieren, wodurch Ihre Nebennieren Cortisol ausschütten, was dann den Insulinspiegel und damit das Gewicht ansteigen lässt. Stattdessen empfehle ich den folgenden Ernährungsplan. Er ähnelt dem im ersten Kapitel vorgeschlagenen Plan I. Um Ihren Blutzuckerspiegel zu stabilisieren und keine Mangelgefühle aufkommen zu lassen, empfehle ich Folgendes:

- Essen Sie möglichst immer zur gleichen Zeit.
- Essen Sie zum Frühstück eine Schale Müsli. Wenn Sie nicht allergisch auf Milchprodukte reagieren, trinken Sie ein halbes oder ganzes Glas fettarme Milch, sonst darf es ein Glas Sojamilch oder Getreidedrink sein. Dazu eine Tasse Kaffee oder Tee. Trinken Sie anschließend eine Flasche Wasser (0,75 l), möglichst in einem Zug. Trainieren Sie dann 30 Minuten auf einem Ellipsentrainer oder Trimmrad zu Techno- oder Diskomusik bei auf niedrigste Stufe eingestelltem Widerstand. Sie können zu anderen Tageszeiten außerdem Yoga, Pilates oder Krafttraining betreiben, aber diese tägliche halbe Stunde Herz-Kreislauf-Training ist unverzichtbar.
- Essen Sie um zehn Uhr morgens einen halben Proteinriegel. Keinen ganzen Riegel – nur die Hälfte. Und trinken Sie die zweite Flasche Wasser in einem Zug. Die Flasche soll in einem Zug ausgetrunken werden, weil das einen »gastrokolischen Reflex« auslöst. Dieser Reflex veranlasst Ihren Darm, verdaute Nahrung auszuscheiden, wodurch die Aufnahme von Fetten und Östrogenen reduziert wird.

- Mittags nehmen Sie die größte Mahlzeit des Tages ein – nein, nicht am Abend! Wenn Sie während des restlichen Tages aktiv sein und sich nicht schlapp fühlen wollen, verzehren Sie die größte Nahrungsmenge tatsächlich am besten mittags. Essen Sie eine tellergroße Portion, die sich aus je einem Drittel Eiweiß, Kohlenhydraten und Gemüse zusammensetzt. Wenn Sie ein Dessert essen möchten, empfehle ich Ihnen, nur eine halbe Portion zu essen und dafür einen Teil der Kohlenhydrate wegzulassen.
- Essen Sie um 15 Uhr die andere Hälfte des Proteinriegels und trinken Sie die dritte und letzte Flasche Wasser. Dieser Riegel enthält die letzten Kohlenhydrate, die Sie während des Tages zu sich nehmen.
- Abendessen: Essen Sie nicht später als um 18 Uhr, und zwar nur eine kleine Portion, die auf einen Dessertteller passt: eine kleine Eiweißportion, ein dunkles Blattgemüse, aber keine Kohlenhydrate. Wenn Sie nach dem Abendessen noch einen Spaziergang machen, nehmen Sie ab.

Wenn es Ihnen schwerfällt, diesen Plan einzuhalten, nehmen Sie an einem Gruppenprogramm wie Weight Watchers oder Jenny Craig teil. Die Unterstützung durch die Gruppe und die Begegnung mit anderen kann Ihnen helfen, bei der Stange zu bleiben. Lernen Sie durch eine kognitive Verhaltenstherapie oder eine Dialektisch-Behaviorale Therapie, wie Sie durch Achtsamkeit Angst, Depressionen oder Wut lindern können, damit Sie nicht länger das Essen als Mittel benutzen, um sich zu beruhigen oder zu trösten.

### Die Affirmationen

Gegen Heißhungerattacken und Gewichtsprobleme empfiehlt Louise folgende Affirmationen:

- Übergewicht kann mit Angst zu tun haben, mit dem Bedürfnis nach Schutz und der Flucht vor Gefühlen. Die passende Affirmation lautet: »Ich lebe im Frieden mit meinen Gefühlen. Ich bin überall sicher und geborgen. Ich erschaffe mir meine eigene Sicherheit. Ich liebe und wertschätze mich.«

- Diese Angst kann auch ein Widerstand gegen Vergebung sein. Hierfür empfiehlt Louise diese Affirmation: »Ich bin durch die göttliche Liebe beschützt. Ich bin immer sicher und geborgen. Ich bin bereit, erwachsen zu werden und selbst die Verantwortung für mein Leben zu übernehmen. Ich vergebe anderen und erschaffe mir jetzt mein Leben so, wie ich es mir wünsche.«
- Ein hoher Blutzuckerspiegel ist Ausdruck einer Sehnsucht nach etwas, das sich nicht verwirklicht hat, einer ungenutzt gebliebenen Chance – es herrscht das Gefühl, dass es im Leben keine Süße mehr gibt. Hierzu passt diese Affirmation: »Dieser Augenblick ist ein Augenblick der Freude. Ich entscheide mich jetzt bewusst dafür, die Süße des heutigen Tages zu erleben.«
- Bei Depressionen empfiehlt Louise: »Ich lasse jetzt die Ängste und einengenden Vorstellungen anderer Menschen hinter mir und erschaffe mir mein eigenes Leben.«
- Angst bedeutet, dass wir kein Vertrauen in den natürlichen Lauf des Lebens haben. Hier hilft diese Affirmation: »Ich liebe und wertschätze mich. Ich vertraue dem Lauf des Lebens. Ich bin sicher und geborgen.«
- Bei Konzentrationsschwäche, Hyperaktivität, Hektik und dem Gefühl, unter Druck zu stehen, lautet die Affirmation: »Ich bin sicher und geborgen. Aller innere und äußere Druck löst sich auf. Ich bin gut und liebenswert.«

### *II. Die Sucht, dünn sein zu wollen*

Menschen mit einer traumatischen Lebensgeschichte tragen nicht nur die Erinnerung an erlittene Schmerzen mit sich herum. Wenn wir eine sehr schmerzvolle Kindheit oder eine Reihe von emotional, körperlich und sexuell missbräuchlichen Paarbeziehungen erlebt haben, neigen wir dazu, diese Erinnerungen in uns »hineinzufressen« und in Teilen unseres Körpers zu speichern. Wie schon im vorherigen Abschnitt im Hinblick auf ein verzerrtes Körperbild beschrieben, kann es geschehen, dass wir den Hass anderer auf uns in extremer Weise verinnerlichen. Wir bekommen das Gefühl, nur dann wenigstens ein gewisses Maß an Kontrolle über unsere Umwelt erlangen zu können – eine Kontrolle, die wir in der Vergangenheit nicht hatten –, wenn wir in extremer Weise unsere Nahrungsaufnahme kontrollieren. Die aus einer posttraumatischen Belastungsstörung (PTBS) resultierende Angst wird durch das zwanghafte Bedürfnis gelindert, die eine Sache zu kontrollieren, über die wir wirklich Kontrolle haben – unsere Ernährung. Damals konnten wir unseren gewalttätigen, prügelnden Vater nicht kontrollieren, wir konnten nicht kontrollieren, was ein destruktiver Partner zu uns sagte oder uns antat. Aber wenigstens können Sie kontrollieren, wie viel Gramm Fett oder Kohlenhydrate Sie essen und wie viele Kilo die Waage anzeigt. Und durch eine extreme Kalorienreduzierung wird die Depression, die häufig Folge eines Traumas ist, überdeckt. Ob es sich um Fressanfälle mit anschließendem Erbrechen handelt oder um Magersucht, Kalorienentzug setzt Opiate frei, der gleiche neurochemische Vorgang wie bei Suchtverhalten. Wenn bei uns also das Problem besteht, dass wir perfekt dünn und dann sogar *noch* perfekter dünn sein wollen, schauen wir uns besser an, ob es in unserer Lebensgeschichte ein Trauma gibt, auf das wir mit der Obsession reagieren, durch eine bewusst sehr geringe Kalorienzufuhr unsere Stimmung anzuheben. Wenn Sie denken, dass das auf Sie zutrifft, oder es zumindest für möglich halten, schauen Sie sich gemeinsam mit einer guten Freundin/einem guten Freund die nachfolgende Liste mit auf das Essen bezogenen Gefühlsmustern an.

**Geistige Symptome**

- Sie haben große Angst davor, zuzunehmen.
- Ihre Gedanken kreisen obsessiv um die Gefahr, dick zu wer-

den, obwohl Ihr Gewicht unterhalb des sich aus der Body-Mass-Index-Formel ergebenden Wertes liegt. Beim BMI handelt es sich um ein Maß zur Bewertung des Körpergewichts, das einen groben Richtwert liefert (Knochenbau oder Muskulatur werden nicht berücksichtigt). Die Formel lautet: BMI = Gewicht (kg) : Größe $(m)^2$. Mit einem BMI von 18,5 bis 24,9 gilt man als normalgewichtig. Wenn also jemand einen BMI von unter 18,5 (Untergewicht) hat und sich ständig Sorgen darüber macht, zu dick zu sein, könnte es sich um ein psychisches Problem handeln.

**Verhaltenssymptome**

- Ständig sind Sie mit Ernährungsplänen beschäftigt und probieren eine Diät nach der anderen. Dabei schränken Sie Ihre Kalorienaufnahme so sehr ein, dass Sie ein gemessen an Alter, Körpergröße und Geschlecht immer deutlicheres Untergewicht entwickeln. Ständig versuchen Sie, Ihre Nahrungszufuhr weiter einzuschränken.
- Sie irritieren Ihre Umgebung mit Ihrem ständigen Hungern und Abnehmen. Freunde und Familienmitglieder sagen Ihnen, dass Sie bereits viel zu dünn sind.
- Wenn Sie essen, selbst wenn es sich um gesunde Früchte, Gemüse und Protein handelt, fühlen Sie sich schuldig und glauben, noch weniger essen zu müssen.
- Wenn Sie morgens aufwachen, denken Sie als Erstes an Ihr Gewicht und wie wenig Sie an diesem Tag essen werden. (Ja, es handelt sich um die CAGE-Fragen.)

Wenn diese Merkmale auf Sie zutreffen, besteht Anlass zur Sorge. Und in unserer Kultur dürfte das inzwischen für zahlreiche Frauen und auch immer mehr Männer gelten. Täglich bombardiert man uns mit Fotos viel zu dünner Menschen und mit den neuesten Modediäten. Wenn Sie also nicht bereits aufgrund früherer Erfahrungen an einer verzerrten Körperwahrnehmung leiden, können die modernen Medien bei Ihnen eine solche Wahrnehmungsverzerrung auslösen – wie in dem folgenden Fall.

### *Fallbeispiel Karen: »Perfekt« dünn – und trotzdem hält sie sich für zu dick*

Karen, 45, suchte mich auf Anraten ihrer Mutter auf.

#### Das intuitive Reading

Karen machte einen sehr sensiblen, zugleich aber auch sehr selbstbeherrschten, organisierten Eindruck. Sie schien die Art von Mensch zu sein, der seine Socken perfekt nach Länge aufgereiht in der Schublade aufbewahrt. Ich sah außerdem, dass Karen es nur schwer ertragen konnte, Fehler zu machen. Ob im Beruf oder zu Hause, überall strebte sie nach Perfektion.

#### Der Körper

Ich schaute mir ihr Denken an. Ihr Kopf quoll geradezu über vor Details. Jedes Detail schien ihr wichtig. Ihr Körper wirkte ebenso perfektionistisch. Ihre Muskeln wirkten hart und extrem durchtrainiert. Ich sah eine Neigung zu Problemen mit den Schilddrüsenhormonen, insbesondere dem Hormon T3. Pulsfrequenz und Blutdruck waren niedrig. In ihrem Verdauungstrakt sah ich rote Flecken, vom Magen durch die Speiseröhre bis zu Mundhöhle und Zahnfleisch. Ihr Bauch wirkte aufgebläht, und ich sah Probleme mit einer unregelmäßigen Verdauung. Schließlich entdeckte ich noch, dass Östrogen- und Progesteronspiegel niedrig und der Menstruationszyklus unregelmäßig waren.

#### Die Fakten

Karen sagte mir, ihr Hauptproblem seien eine unregelmäßige Verdauung und Verstopfung. Dass ihre Regel ausblieb, schien sie nicht zu beunruhigen. Sie absolvierte gerade eine Ausbildung zur Ernährungsberaterin. Ihr Plan sah vor, ihren Job als Geschäftsführerin aufzugeben und stattdessen als Ernährungsberaterin zu arbeiten. Stolz erzählte sie mir: »Ich bekomme nur dann eine Periode, wenn ich ein bestimmtes Körpergewicht überschreite.« Karen räumte ein, dass mehrere ihr nahestehende Menschen sich Sorgen machten und behaupteten, sie leide an Magersucht oder Bulimie. Als ich das hörte, ergab das, was ich während des Readings gesehen hatte, einen Sinn: Bei den roten Flecken in Mund, Speiseröhre und Magen handelte es sich um eine Entzündung. Ich fragte Karen, ob sie sich willkürlich erbrach. Sie gab zu, dass sie sich manchmal ruhiger fühlte, wenn sie sich übergab, vor allem in Phasen starken beruflichen Stresses. Sie gab auch zu, schon seit Langem eine Perfektionistin zu sein, was sie auf ihre Ballettausbildung in der Teenagerzeit zurückführte. Stolz sagte sie: »Ich bin es gewohnt, sehr diszipliniert und organisiert zu sein. Schlampigkeit dulde ich bei mir nicht.« Karen wollte nicht verstehen, wieso Rohkost oder die Einnahme von Nahrungsergänzungsmitteln nicht gegen ihre Verdauungsbeschwerden halfen.

### Die Sucht, dünn zu sein

Wir leben in einer Kultur, in der ein starker Druck auf uns ausgeübt wird, gut auszusehen und perfekte Leistungen zu erbringen. Doch die Sucht, dünn zu sein, Essstörungen wie Magersucht oder Bulimie und die ganze Bandbreite dazwischen lassen sich nicht allein damit erklären, dass Menschen dem sozialen Druck ausgesetzt sind, einen perfekten Körper zu haben. Ja, es stimmt, dass die Menschen sich an Zeitschriften, an Film, Fernsehen und anderen Medien orientieren, was das ideale Äußere angeht, und dann bezüglich der Realität ihres eigenen Körpers verwirrt sind. So wie unsere Körperwahrnehmung durch frühere traumatische Erfahrungen verzerrt sein kann, können die Sehzentren unseres Gehirns auch durch Zeitschriften, soziale Medien und das Fernsehen manipuliert und korrumpiert werden.

Störungen der bei der Sucht, dünn zu sein, und anderem Suchtverhalten beteiligten Gehirn-Körper-Schaltkreise sind jedoch nicht ausschließlich umweltbedingt. Höchstwahrscheinlich gibt es bei Magersucht und Bulimie auch eine genetische Komponente. Bei der Magersucht, Anorexia nervosa, handelt es sich um eine sehr ernste Krankheit, bei der das ganze Leben der Patienten zwanghaft um Abnehmen und Dünnsein kreist. Wenn die Anorexia nervosa bereits früh im Leben auftritt, muss ihr, wissenschaftlichen Erkenntnissen zufolge, keine auslösende traumatische Erfahrung vorausgehen. Ich weiß nicht, ob alle wissenschaftlichen Studien darin übereinstimmen, aber die Mehrzahl der Forschungsergebnisse belegt es jedenfalls. Je später eine Essstörung sich entwickelt, desto wahrscheinlicher geht sie auf eine Missbrauchserfahrung zurück, sei es sexueller Missbrauch, häusliche Gewalt oder vergleichbare traumatische Erlebnisse.

Wenn Sie Ihre Nahrungsaufnahme dauerhaft extrem einschränken, schädigen Sie damit Ihre Gesundheit. Bei Nahrungsmangel wird dem Körper zu wenig Energie zugeführt, was unter anderem Schilddrüse, Herz, Fortpflanzungsorgane und Knochen in Mitleidenschaft zieht – Unterernährung ist also ebenso nachteilig wie maßlose Nahrungsaufnahme, die, wie wir im vorigen Abschnitt sahen, zu starkem Übergewicht und Entzündungen führt, wodurch das Risiko für Herzleiden, Schlaganfälle, Diabetes und so weiter stark ansteigt. Bulimie oder das willkürlich herbeigeführte Erbrechen zieht ihre eigenen Komplikationen nach sich, weil dabei Magensäure die Schleimhäute in Speiseröhre und Mundhöhle sowie die Zähne schädigt. Gleichzeitig gehen dem Körper wichtige Elektrolyte, Kalium und andere Mineralien verloren, die für einen gesunden Herzrhythmus wichtig sind. In schweren Fällen von Magersucht und Bulimie, wenn das Körpergewicht gefährlich absinkt, kann es zu lebensbedrohlichen Herzrhythmusstörungen kommen.

Die Sucht, dünn zu sein, Bulimie oder Esssucht und starkes Übergewicht haben eines gemeinsam: Das Essverhalten ist gestört. Bei solchen Essstörungen spielen immer ein verzerrtes Selbstbild und Minderwertigkeitsgefühle eine Rolle, und diese negativen Gedanken und Gefühle werden dann durch eine Esssucht (oder ein suchthaftes Essenverweigern) betäubt. Sowohl bei Magersüchtigen wie bei Fettsüchtigen wird das Gehirn von zwanghaftem Suchtverhalten regelrecht beherrscht und kontrolliert. Wie ist das möglich?

In der medizinischen Intuition kennen wir sieben emotionale Zentren, von denen jedes eigentlich nur 14 Prozent unseres Alltags einnehmen sollte. Mehr nicht. Wenn Sie merken, dass Sie sich täglich im Übermaß mit dem Planen, Organisieren, Messen und Wiegen von Lebensmitteln und dem Berechnen von Nährstoffen, Fetten und Proteinen beschäftigen, bedeutet das, dass die übrigen 86 Prozent Ihres Lebens – die Sie eigentlich nutzen könnten, um Zeit mit der Familie und Freunden zu verbringen, zu arbeiten, Hobbys nachzugehen, sich in Ihrer Gemeinde zu engagieren, sich weiterzubilden und sich der Spiritualität zu widmen – Ihrer Besessenheit zum Opfer fallen. *Das* ist Sucht. Nun können Sie einwenden, dass Patienten mit Reizdarm, Morbus Crohn, Glutenunverträglichkeit und anderen Verdauungsstörungen gezwungen sind, genau das zu tun: Sie müssen täglich viel Zeit darauf verwenden, sich Gedanken darüber zu machen, was sie essen können, was sie vertragen, ob im Restaurant etwas für sie Verträgliches auf der Speisekarte steht und so weiter und so weiter. Sicher würde man in diesem Fall nicht von einer Sucht sprechen, aber eindeutig nimmt das Gesundheitsproblem bei den Betroffenen so viel Raum ein (und glauben Sie mir, ich weiß selbst, wie das ist), dass andere wichtige Lebensbereiche zu kurz kommen. Wenn das der Fall ist, handelt es sich bei Ihrem Problem, wie bei der Sucht, nicht mehr einfach nur um ein Verdauungsproblem. Ob Reizdarm, Glutenunverträglichkeit oder Lebensmittelallergien – wenn diese Beschwerden so ernst werden, dass sie Ihr ganzes Leben beherrschen, dann handelt es sich, gemäß der medizinischen Intuition, um eine lebensbedrohliche Krankheit des siebten Zentrums. Diese Krankheit verzerrt im Gehirn Ihre Wahrnehmung – die Areale für Opiate, Dopamin, Belohnungen und Beziehungen –, was das Leben insgesamt verkümmern und dahinschwinden lässt. Zwar verhelfen Ihnen Ihre zyklischen Diätänderungen, also das Vermeiden von Gluten, Milchprodukten oder sonstigen Lebensmitteln, auf die Sie reagieren, zu einer gewissen Erleichterung. Aber wenn die zunehmende Einschränkung Ihrer Lebensweise Sie davon abhält, »mit der Herde mitzulaufen«, also mit den für Sie wichtigen Menschen Ihres Umfeldes, wenn Sie immer weniger in der Lage sind, ein abwechslungsreiches, flexibles Leben zu führen und Erfüllung in Partnerschaft, Familie und Beruf zu finden, haben Sie weit größere Gesundheitsprobleme als einfach nur eine Verdauungsstörung. Warum? Wenn Ihre Verdauungsprobleme Sie zu Lösungen veranlassen, die es unmöglich machen, gemeinsam mit anderen zu essen und sich entsprechend anzupassen, dann wissen wir, dass schon allein der Mangel an nahen Freunden und sozialer Unterstützung an sich ein ebenso großes Gesundheitsrisiko darstellt wie Rauchen, Alkohol oder starkes Übergewicht.[11]

### Die Lösung

Gegen die Sucht, dünn zu sein, oder die zwanghafte Einschränkung der Nahrungszufuhr gibt es zahlreiche Behandlungsmöglichkeiten, je nach Schwere der Verhaltensstörung. Ob es sich um eine ambulante oder eine stationäre Therapie handelt, die Maßnahmen sind ähnlich: das Gewicht stabilisieren, Depressionen, Angst und traumatische Belastungen behandeln sowie die Auslöser für die Essstörung herausfinden, wobei häufig die kognitive Verhaltenstherapie oder die Dialektisch-Behaviorale Therapie eingesetzt wird. Außerdem müssen körperliche Gesundheitsprobleme identifiziert werden. Wenn ein Patient oder eine Patientin magersüchtig ist oder eine andere Essstörung zeigt, sollten Speiseröhre, Magen, Zähne, Zahnfleisch sowie Dünn- und Dickdarm gründlich untersucht werden. Leidet der Patient an Reflux? Gastroparese? Glutenunverträglichkeit? Anderen Lebensmittelunverträglichkeiten? Reizdarm, Verstopfung oder anderen Darmproblemen? Die Knochendichte muss geprüft werden. Wenn Ihr Körpergewicht sehr, sehr niedrig ist, müssen die Hormon-, Elektrolyt- und Kaliumspiegel gecheckt und das Herz untersucht werden, um sicherzustellen, dass es durch den starken Gewichtsverlust nicht geschädigt wurde.[12]

Wenn Sie Ihre Nahrungsaufnahme zwanghaft einschränken, ob es sich um Magersucht handelt oder einfach die Besessenheit, dünn sein zu wollen, ziehen Sie in Erwägung, ob Sie Essen dazu benutzen, Stimmungsschwankungen und Ängste auszugleichen. Wenn Angst der Auslöser für Ihre Essstörung ist, kommt 5-HTP infrage, dreimal täglich 100 mg, sowie Passionsblume und Zitronenmelisse. Wenn Sie versuchen, durch Abnehmen eine Depression zu überwinden, können Sie SAM-e anwenden oder fragen Sie Ihren Arzt nach SSRI. Personen mit bipolarer Störung oder anderen psychischen Erkrankungen reagieren manchmal weniger gut auf Serotoninmittel. Sie kommen mit Stimmungsstabilisierern häufig besser zurecht.

Als Bestandteil eines ganzheitlichen Heilungsprogramms können Sie Yoga, Aerobic und andere Bewegungsübungen und Sportarten betreiben. Wichtig ist, dass Sie wieder zu einem positiven Selbstbild gelangen – einer positiven Sicht Ihres Körpers, Ihres Geistes und Ihrer Seele. Besonders wenn Sie an Magersucht leiden, klären Sie aber bitte mit Ihrem Arzt ab, wie oft Sie trainieren können, denn bei manchen magersüchtigen oder vom Dünnsein besessenen Menschen ist ein übertriebenes Sportprogramm Teil ihres extremen Abnehm-Regiments.

### Die Affirmationen

Wie alle Essstörungen haben auch Magersucht und Bulimie mit Selbstachtung und Verantwortung zu tun. Mit Selbstachtung ist unsere Überzeugung gemeint, im Leben Gutes zu verdienen. Die erste Maßnahme, die Louise für diese Krankheiten empfiehlt, ist eine Stärkung des Selbstwertgefühls, das uns im Leben Gutes erwarten und anstreben lässt. Beginnen Sie, indem Sie sich täglich vor dem Spiegel diesen Affirmationstext vorlesen:

Ich verdiene nur Gutes. Ich verdiene nicht nur ein bisschen, sondern alles Gute. Ich lasse jetzt alle negativen, einengenden Gedanken hinter mir. Ich löse mich von den einengenden Vorstellungen meiner Eltern. Ich liebe meine Eltern, aber ihre negativen Ansichten und Glaubenssätze liebe ich nicht. Auch ihre Ängste und Vorurteile mache ich mir nicht länger zu eigen. Ich identifiziere mich ab jetzt nicht mehr mit Hemmnissen und engen Gedanken des Mangels. Ich öffne mich für ein neues Bewusstsein, durch das ich mich selbst in einem anderen Licht sehe. Ich bin bereit, neue Gedanken zu denken, neue Gedanken über mich und mein Leben. Ich gedeihe jetzt in vielfältiger Weise. Die Gesamtheit aller Möglichkeiten steht mir offen. Ich verdiene ein gutes Leben. Ich verdiene unerschöpfliche Liebe. Ich verdiene es, gesund zu sein. Ich verdiene ein angenehmes Leben in Wohlstand. Ich verdiene Freude. Ich verdiene Glück. Ich verdiene die Freiheit, alles zu sein, was ich sein kann. Ich verdiene überreiche Fülle. Ich verdiene alle guten Dinge des Lebens. Das Universum ist mehr als bereit, meine neuen Glaubenssätze für mich zu manifestieren, und voller Freude und Dankbarkeit nehme ich dieses Leben in Fülle an, weil ich es verdiene. Ich akzeptiere es. Ich weiß, dass es wahr ist.

Entscheidend ist unsere Bereitschaft, Gutes in unserem Leben zu akzeptieren. Wir müssen uns dafür öffnen, Gutes anzunehmen, ganz gleich, ob wir der Meinung sind, es zu verdienen oder nicht. Deshalb empfiehlt Louise zusätzlich diese Übung. Beantworten Sie die folgenden Fragen:

- Was wünschen Sie sich, das Sie gegenwärtig noch nicht haben? Seien Sie dabei klar und konkret.
- Welche Regeln und Ansichten galten in Ihrem Elternhaus bezüglich der Vorstellung, im Leben Gutes zu verdienen? Was haben

Ihre Eltern und andere Verwandte zu Ihnen gesagt – dass Sie gar nichts verdienen oder eine kräftige Ohrfeige? Hatten Ihre Eltern ein gutes Selbstwertgefühl und glaubten, Gutes zu verdienen? Mussten Sie erst eine Leistung erbringen, bevor man Ihnen etwas Gutes gönnte? Hat es bei Ihnen funktioniert, die Erwartung der Eltern zu erfüllen und dann dafür belohnt zu werden? Wurde Ihnen zur Strafe etwas weggenommen, wenn Sie gegen ein Verbot verstießen oder einen Fehler machten?

- Haben Sie das Gefühl, Gutes zu verdienen? Welches innere Bild steigt bei dieser Frage in Ihnen auf? Später, wenn ich mir durch gute Leistungen einen Anspruch darauf erworben habe? Sind Sie gut genug? Werden Sie jemals gut genug sein?
- Verdienen Sie es, zu leben? Warum? Warum nicht?
- Wofür leben Sie? Was ist der Sinn Ihres Lebens? Welchen Sinn geben Sie Ihrem Leben?
- Was verdienen Sie? Verdienen Sie Liebe, Freude und alles Gute, oder fühlen Sie sich so minderwertig, dass Sie glauben, Ihnen stünde überhaupt nichts zu? Warum? Woher stammt diese Botschaft? Sind Sie bereit, dieses alte Denken hinter sich zu lassen? Durch welche neue Überzeugung wollen Sie es ersetzen?

**Vergessen Sie nicht: Bei negativen Botschaften handelt es sich nur um Gedanken, und Gedanken kann man ändern. Wie Sie sehen, hängt unsere persönliche Macht, unser Leben positiv zu verändern, sehr stark von unserem Selbstwertgefühl ab. Affirmationen helfen Ihnen, neue Denkmuster zu etablieren und alte aufzulösen.**

Nachfolgend noch einige weitere Affirmationen, die Louise empfiehlt:

- Bei der Bulimie geht es um hoffnungslosen Schrecken. Die Betroffenen stopfen sich zwanghaft mit Nahrung voll und erbrechen sie anschließend. Hier hilft diese Affirmation: »Das Leben selbst liebt mich, ernährt mich und erhält mich. Lebendig zu sein ist eine sichere, behütete Erfahrung.«

- Wenn wir Angst haben, vertrauen wir dem Leben nicht. Die Affirmation dazu lautet: »Ich liebe und wertschätze mich. Ich vertraue dem Lauf des Lebens. Ich bin immer sicher und geborgen.«
- Die in Verbindung mit Essstörungen häufig auftretenden Menstruationsprobleme haben zu tun mit gegen sich selbst gerichteter Wut und mit Hass auf den weiblichen Körper. Diese Affirmation hilft: »Ich liebe meinen Körper. Ich liebe, was ich sehe. Ich freue mich an meiner Weiblichkeit. Ich liebe es, eine Frau zu sein.«

### *III. Alkoholsucht*

Neben Essen und Zigaretten ist der Alkohol eines der häufigsten Suchtmittel. Fast jeder kennt ein Familienmitglied, das »Probleme mit dem Alkohol« hat – der Verwandte, der immer bei Familienfeiern durch seinen Vollrausch unangenehm auffällt. In jeder Großstadt sehen wir zahlreiche obdachlose Menschen, die sich in verschiedenen Stadien des durch den Alkohol verursachten geistigen und körperlichen Niedergangs befinden. Dass die negativen Auswirkungen bei den Obdachlosen so offensichtlich sind, hindert uns vielleicht daran, die weniger augenfälligen Alkoholprobleme in unserem persönlichen Umfeld (oder bei uns selbst) anzuerkennen und zuzugeben. Seit Jahrzehnten, vielleicht Jahrhunderten, wird Alkoholismus stigmatisiert. Man spricht nicht darüber, bis deswegen eine Ehe zerbricht, jemand zahlungsunfähig wird, seinen Job verliert oder in ernste Schwierigkeiten mit der Justiz gerät.

Nachdem der Alkohol das Leben eines Menschen zerrüttet hat, ruiniert er, Organ für Organ, auch dessen Körper. Ob Magengeschwüre, Leberzirrhose, Anämie, Blutungen, Infektionen, Knochenbrüche, Krampfanfälle, Lungenentzündung, Nährstoffmangel oder Demenz – Alkoholmissbrauch hat katastrophale Folgen für unser eigenes Leben und die Menschen in unserer Umgebung.

Wenn wir über einen langen Zeitraum regelmäßig Alkohol konsumieren, steigt zudem das Risiko, an Darm-, Brust-, Leber-, Speiseröhren- und Magenkrebs zu erkranken ebenso wie einen Herzinfarkt oder Schlaganfall zu erleiden. Also auch dann, wenn wir selbst nicht alkoholsüchtig sind, ist es wichtig, dass uns bewusst ist, welche Folgen der Alkohol auf unser Leben und das unserer Mitmenschen hat.

Treffen die folgenden Aussagen und Symptome auf Sie zu?

**Geistige Symptome**

- Sie konsumieren Bier, Wein, Whisky oder andere alkoholische Getränke, um Ihre Nerven zu beruhigen oder Ihre Stimmung anzuheben.
- Sie spüren täglich ein emotionales oder körperliches Verlangen nach Alkohol.

**Verhaltenssymptome**

- Sie trinken Alkohol, um abends besser einschlafen zu können.
- Es passiert Ihnen, dass Sie mehr trinken, als Sie eigentlich beabsichtigten, zum Beispiel leeren Sie eine ganze Flasche, obwohl Sie doch eigentlich nur ein, zwei Gläser trinken wollten.
- Sie können Partys und andere gesellige Anlässe nur ertragen, wenn Sie dabei Alkohol trinken.
- Ein großer Teil Ihrer Zeit wird davon beansprucht, dass Sie Alkohol beschaffen, konsumieren und sich von den Nachwirkungen erholen.
- Am Ende jeder Woche stapeln sich die leeren Flaschen bei Ihnen, und Sie versuchen, diese möglichst unauffällig zu ent-sorgen.
- Wegen Ihres Alkoholkonsums konnten Sie wiederholt Ihren Pflichten in Schule, Beruf oder Familie nicht nachkommen – oder jemand hat Sie darauf aufmerksam gemacht, dass es so ist.

- Sie müssen immer mehr trinken, um den gewünschten Effekt zu erzielen oder sich alkoholisiert zu fühlen.
- Wenn Sie nicht trinken, werden Sie nervös und können nicht schlafen.
- Sie leiden unter folgenden, mit Alkoholmissbrauch in Zusammenhang stehenden Beschwerden: Osteoporose, Libido-Probleme, Magengeschwüre, Gastritis, erhöhte Leberenzymwerte, Leberzirrhose, Bauchspeicheldrüsenentzündung, Aspirationspneumonie, Blackouts, Krampfanfälle oder Gedächtnisprobleme; Kopfverletzungen durch alkoholbedingte Stürze.
- Sie wurden bereits mehrfach wegen Fahrens unter Alkoholeinfluss bestraft, zuletzt mit einem hohen Bußgeld, Führerscheinentzug und Anordnung einer medizinisch-psychologischen Untersuchung (MPU), die Sie nicht bestanden haben.
- Sie haben schon mehrfach versucht, Ihren Alkoholkonsum zu reduzieren, aber jedes Mal fallen Sie wieder in Ihre alten Gewohnheiten zurück.
- Wenn jemand Sie auf Ihren Umgang mit dem Alkohol anspricht und Ihnen rät, weniger zu trinken, reagieren Sie verärgert.
- Sie haben Schuldgefühle, wenn Sie trinken.
- Sie brauchen gleich am Morgen ein Schlückchen Alkohol, um in den Tag starten zu können.

Wenn Alkohol für Sie selbst oder einen Ihnen nahestehenden Menschen ein Problem ist, lesen Sie das folgende Fallbeispiel.

### *Fallbeispiel Linda: Ich habe wirklich kein Alkoholproblem*

Linda, 54, rief mich an, weil sie sich Sorgen um ihre Gesundheit machte.

#### Das intuitive Reading

Beim Reading fiel mir sofort auf, dass Linda sehr ängstlich und unruhig war, wie ein Hamster im Laufrad. Gereiztheit, Rastlosigkeit,

Panik – Ihr Denken schien sich in alle Richtungen gleichzeitig zu bewegen. Ich erkannte, dass Lindas Hauptproblem zwanghaftes Verhalten war: Sie musste Dinge immer wieder tun, unfähig, damit aufzuhören. Ich sah, wie sie große Mengen nutzloses Zeug einkaufte und dabei Ihre Kreditkarten überlastete. Ich sah sie bis zur völligen Erschöpfung arbeiten. Ich sah, dass sie sich zwanghaft bemühte, Verwandte zu bemuttern und zu retten.

### Der Körper

Wieder sah ich, dass Linda Mühe hatte, ihre ständigen Gedankenspiralen zu stoppen. Lag ein Autoimmun-Problem vor, das ihre Schilddrüsenhormone durcheinanderbrachte? Ich fragte mich, ob ihre Ärzte besorgt wegen Cholesterin und Triglyceriden waren. Intuitiv nahm ich wahr, dass ein großer Teil von Lindas Problemen in der Körpermitte angesiedelt war. An der Verbindungsstelle von Speiseröhre und Magen lag offenbar eine Entzündung vor. Auch spürte ich Fettansammlungen in ihrer Leber, und ich konnte erkennen, dass sie Probleme mit dem Blutzuckerspiegel hatte. Ich fragte mich, ob in ihrer Familie Suchtkrankheiten gehäuft auftraten, sei es Alkoholismus, Tablettenabhängigkeit oder Spielsucht.

### Die Fakten

Linda erzählte mir von Depressionen. Sie war jahrelang wegen ADHS mit Stimulanzien behandelt worden, aber jetzt fragten sich die Ärzte, ob bei ihr eine bipolare Störung vorlag, weil sie ständig Einkaufstouren machte und dabei zwanghaft viel zu viel Geld ausgab. Zeitweilig hatte Linda Alkohol und Oxycodon benutzt, um ihre Nerven zu beruhigen. Und dann hatte sie immer wieder versucht, damit aufzuhören, was ihr jedoch nicht gelang. Seit der Menopause trank sie abends ein bisschen Wein, wie sie es nannte, um besser schlafen zu können. Später diagnostizierten die Ärzte bei ihr Reflux und stellten erhöhte Leberenzymwerte fest, weswegen sie Linda dringend dazu rieten, keinen Alkohol mehr zu trinken. Linda erzählte mir, in ihrer Familie gäbe es keine Suchtkrankheiten, abgesehen davon, dass ihr Vater leidenschaftlicher Glücksspieler war und ihre Mutter in zwei Jobs arbeitete, um die Schulden abzubezahlen.

### Die Lösung

Zwar ist Alkohol in unserem sozialen Leben fest verankert, sodass man ihm bei Mahlzeiten und Feiern praktisch nicht entgehen kann, aber trotzdem handelt es sich um ein Gift, denn er schädigt unsere körperliche und emotionale Gesundheit und sorgt einfach immer wieder für finanzielle und andere Probleme. In gewisser Weise spielt es dabei keine Rolle, wie viel oder wie oft Sie Alkohol konsumieren. Wenn Sie das Gefühl haben, ohne ihn ginge es nicht, wenn Sie ihn trinken, obwohl er nachteilige Auswirkungen auf Ihre Gesundheit, Ihre Beziehungen und Ihre Arbeit hat, handelt es sich um eine Sucht.

Laut der Weltgesundheitsorganisation steht der Alkohol weltweit als Gesundheitsgefahr an fünfter Stelle. Nach Essen und Zigaretten ist er das häufigste Suchtmittel. Hoher Alkoholkonsum fordert einen hohen Preis: Das Risiko für Herzkrankheiten, Schlaganfälle, Demenz und Krebs, vor allem Krebs der Verdauungsorgane und Brustkrebs, steigt signifikant an. Menschen mit Depressionen oder einer bipolaren Störung neigen besonders dazu, Alkohol, aber auch andere Drogen als Stimmungsaufheller zu benutzen. Anfangs scheint es, als würde der Alkohol ihnen helfen, besser einzuschlafen, oder ihre »Nerven« beruhigen. Doch langfristig verstärkt oder verursacht Alkohol depressive Stimmungen und stört den Schlafzyklus.[13] Wenn Menschen aufhören zu trinken, weichen sie oft auf andere Suchtmittel aus, vor allem auf Nikotin und Essen, um »runterzukommen« oder besser schlafen zu können, das gilt besonders für Frauen während der Menopause. Auf vielen Treffen der Anonymen Alkoholiker (AA) sieht man die Leute große Mengen an süßem Gebäck essen oder draußen vor dem Gruppenraum rauchen. Daher ist es entscheidend, einen gesunden Umgang mit den Emotionen zu erlernen, die Sie mit Alkohol oder anderen Suchtmitteln zu regulieren versuchen.

Sie müssen einen Weg finden, Angst, Depression, ADHS oder andere Gehirnstörungen in den Griff zu bekommen, ohne sich durch Suchtmittel zu betäuben. Anderenfalls werden Sie durch Ihre psychischen Probleme und das daraus resultierende Suchtverhalten in eine Abwärtsspirale geraten. Ob Sie zu viel trinken, zu viel essen, zu viel Marihuana rauchen, zu viel Geld ausgeben, zu viel arbeiten oder das alles auf einmal, am Ende werden diese destruktiven Verhaltensweisen Ihre sozialen Beziehungen, Ihre Arbeit und überhaupt Ihr ganzes Leben immer stärker beeinträchtigen.

### Empfehlenswerte Therapien

Was also sollen Sie tun, wenn Sie an Ängsten und Depressionen leiden und der Alkohol Ihnen scheinbar hilft, damit besser klarzukommen? Wenn Sie feststellen, dass Sie Alkohol oder die in den früheren Abschnitten dieses Kapitels behandelten Suchtmittel wie Essen und andere Substanzen zwanghaft dazu benutzen, Ihre Stimmung zu beeinflussen, dann beenden Sie das! Es gibt andere Möglichkeiten. Suchen Sie eine Suchtberatungsstelle, eine Suchtklinik oder eine andere qualifizierte Therapieeinrichtung auf. Dort wird man Ihnen helfen, durch eine duale Diagnose herauszufinden, welche Probleme bei Ihnen zusätzlich zu Ihrer Sucht bestehen, sei es Angst und Depression, ADHS und dergleichen. Zunächst wird der Berater durch Befragung feststellen, wie schwerwiegend Ihr Alkoholproblem ist und/oder Ihr Problem mit anderen Süchten wie Marihuana, Zigaretten, Kokain, Glücksspiel, Einkaufen, Sammeln und so weiter. Der entsprechende Fragenkatalog wird für die jeweilige Sucht angepasst. In diesem Abschnitt werden wir uns dabei auf den Alkohol beschränken. Stellen Sie sich folgende Fragen:

- Trinken Sie mehr und häufiger, als Sie eigentlich beabsichtigen?
- Fällt es Ihnen schwer, Ihren Alkoholkonsum zu reduzieren oder kontrollieren?

- Verbringen Sie einen großen Teil Ihrer Zeit mit Aktivitäten, bei denen Sie Alkohol konsumieren, oder damit, sich von den Folgen des Alkoholkonsums zu erholen?
- Haben Sie oft ein starkes Verlangen nach Alkohol?
- Führt Ihr Alkoholkonsum oft dazu, dass Sie wichtigen Verpflichtungen in Beruf, Ausbildung, Familie und Partnerschaft nicht nachkommen?
- Sorgt Ihr Umgang mit dem Alkohol für Streitigkeiten und Probleme?
- Haben Sie schon bestimmte berufliche oder private Aktivitäten gemieden, weil es dabei nicht möglich war, Alkohol zu trinken?
- Konsumieren Sie Alkohol ohne Rücksicht auf die damit verbundenen gesundheitlichen Gefahren?
- Wurde Ihnen von Ärzten bereits geraten, aus gesundheitlichen Gründen keinen Alkohol mehr zu trinken, und haben Sie trotzdem weiterhin getrunken?
- Müssen Sie immer größere Mengen trinken, um die gleiche Wirkung zu erzielen?

Wenn Sie mindestens zwei dieser Fragen mit Ja beantwortet haben, deutet das stark darauf hin, dass bei Ihnen ein Alkoholproblem besteht. Ihr Therapeut oder Berater wird die Liste mit Ihnen durchgehen, und es könnte wichtig sein, sich von Ihrem Partner oder einem engen Freund zu dem Termin begleiten zu lassen. Es sollte sich um eine vertraute Person handeln, die aufrichtig um Ihr Wohl bemüht ist und sich nicht scheut, unangenehme Wahrheiten auszusprechen. Wenn sich dabei herausstellt, dass Sie tatsächlich ein Suchtproblem haben, kann es sein, dass es Ihnen zunächst einmal schwerfällt zu akzeptieren, dass es dieses Problem überhaupt gibt, ganz zu schweigen davon, geeignete Lösungen zu suchen und diese dann aktiv in die Tat umzusetzen.

**Lösungen für Suchtprobleme**

Zahlreiche Zwölf-Schritte-Programme bieten Hilfe bei Alkoholismus und anderen Formen der Sucht:

- Anonyme Alkoholiker
- Narcotics Anonymous (Anonyme Drogensüchtige)
- Anonyme Spieler
- Anonyme Sexsüchtige
- Anonyme Co-Abhängige

Die Liste ist lang.

Manchen Menschen kann allein mit einem Zwölf-Schritte-Programm geholfen werden, aber wenn bei Ihnen eine duale Diagnose vorliegt, also Sucht verbunden mit Depression, ADHS oder Angst, ist es wichtig, dass parallel auch diese psychische Störung therapiert wird.[14] Was den Alkohol angeht, kann Ihr Arzt herausfinden, ob bei Ihnen ein Nährstoffmangel vorliegt. Menschen mit schwerwiegenden Alkoholproblemen entwickeln häufig einen Mangel an B12 und Folat. Außerdem kann ein Thiamin-Mangel entstehen, und es kommt zu Gedächtnisproblemen. Dieses Nachlassen des Gedächtnisses ist kein seltenes Phänomen, sondern tritt bei 12,5 Prozent der Alkoholiker auf.[15] Bei lang anhaltendem Alkoholmissbrauch treten noch zahlreiche weitere Veränderungen auf. Dazu zählen Magengeschwüre, Reflux, Gastritis, Leberzirrhose und periphere Neuropathie (Schwächegefühl und Taubheit, Schmerzen und Kribbeln in den Füßen). Leider verschlimmern sich diese Symptome auch dann noch weiter, wenn die Betroffenen auf Alkohol verzichten. Es gibt weitere bei langanhaltendem Alkoholmissbrauch auftretende Symptome, unter anderem Muskelschmerzen.

Wenn Sie also unter einem Suchtproblem leiden, überprüfen Sie unbedingt auch Ihre Ernährung. Was den Alkohol angeht, so führt übermäßiger Konsum zu einer Malabsorption der Vitamine B1, Thiamin, A, D, B6, E und Folat. Wenn Sie sich noch in den Fängen dieser

Sucht befinden, nehmen Sie ein Multivitaminpräparat ein, wobei der Alkohol allerdings verhindern kann, dass Ihr Körper die Vitamine aufnimmt und verarbeitet. Täglich 400 bis 600 mg des Coenzyms Q10 können Ihr Herz und auch Ihre Brüste schützen. Alkohol ist notorisch dafür bekannt, Herz-Kreislauf-Probleme zu verursachen und das Brustkrebsrisiko zu erhöhen.[16] Auch bei der eigentlichen Überwindung der Sucht können Ihnen Medikamente helfen. Zahlreiche Arzneimittel wurden schon mit Erfolg eingesetzt, um Patienten dabei zu unterstützen, trocken zu bleiben. Dazu gehören Zoloft und Naltrexon, und wenn Sie dieses Buch in Händen halten, sind vermutlich schon wieder neue auf dem Markt.[17] Wichtig ist, dass Sie Ihren Weg aus der Sucht finden und dafür vorurteilslos alle für Sie passenden Möglichkeiten nutzen. Vor allem kommt es darauf an, dass Sie sich von dem Suchtmittel fernhalten, von dem Sie abhängig sind, und lernen, richtig mit der Emotion umzugehen, die Sie bisher mit Alkohol oder einem anderen Suchtmittel überdeckt und verdrängt haben. So wird es Ihnen mit guter Begleitung und Unterstützung gelingen, abstinent zu werden und zu bleiben.[18]

### Die Affirmationen

Bei Alkoholabhängigen liegen häufig PTBS, Angst, Schlaflosigkeit oder Schuldgefühle vor, ganz zu schweigen von den körperlichen Beschwerden, die der Alkohol entweder unterdrücken hilft oder verursacht. Es kommt demnach darauf an, nicht nur Affirmationen gegen die Sucht zu verwenden, sondern auch Affirmationen, die gegen die körperlichen Symptome helfen. In diesem Fall wären das ein erhöhter Cholesterinspiegel, Herz-Kreislauf-Erkrankungen, Rückenschmerzen und das Karpaltunnelsyndrom.

Louise empfiehlt diese Affirmationen:

- Alkoholabhängige denken oft: »Wozu das alles?« Es herrscht ein Gefühl von Vergeblichkeit, Schuld, Überforderung, Selbstablehnung. Die Affirmation lautet: »Ich lebe im Jetzt. Jeder Moment ist neu. Ich entscheide mich dafür, meinen Wert zu erkennen. Ich liebe und wertschätze mich.«

- Bei der posttraumatischen Belastungsstörung und Angst hat der Betreffende ein Problem damit, dem Leben zu vertrauen. Die Affirmation lautet: »Ich liebe und wertschätze mich. Ich vertraue dem Lauf des Lebens. Ich bin sicher und geborgen.«
- Bei Schlaflosigkeit, Angst und Schuldgefühlen hilft diese Affirmation: »Liebevoll lasse ich diesen Tag hinter mir, gleite in einen entspannten, friedvollen Schlaf und weiß, dass der morgige Tag für sich selbst sorgen wird.«
- Ein erhöhter Cholesterinspiegel steht dafür, dass unsere Kanäle der Freude blockiert sind, weil wir uns davor fürchten, Freude in unser Leben zu lassen. Diese Affirmation hilft: »Ich entscheide mich dafür, das Leben zu lieben. Meine Kanäle der Freude sind weit offen. Es ist gut und sicher, Freude und Glück zu empfangen.«
- Kreuzschmerzen stehen mit finanziellen Sorgen und Ängsten in Zusammenhang. Die passende Affirmation lautet: »Ich vertraue dem Lauf des Lebens. Für alle meine Bedürfnisse ist immer bestens gesorgt.«
- Bei Ischiasbeschwerden, die mit einer überkritischen Einstellung, Geldsorgen und Zukunftsängsten zu tun haben, hilft diese Affirmation: »Ich nehme meine eigene Großartigkeit und alle Segnungen des Lebens jetzt dankbar an. Gutes ist überall. Ich bin sicher und geborgen.«
- Beim Karpaltunnelsyndrom haben wir es mit einem Denkmuster der Wut und Frustration über die vermeintlichen Ungerechtigkeiten des Lebens zu tun. Die passende Affirmation lautet: »Ich entscheide mich jetzt dafür, mir ein Leben in Freude und Fülle zu erschaffen. Ich bin entspannt und fühle mich wohl.«
- Und abschließend noch eine Affirmation, die allgemein sehr gut bei Schmerzen hilft und der damit verbundenen Sehnsucht nach Liebe und dem Wunsch, in den Armen gehalten und getröstet zu werden: »Ich liebe und wertschätze mich. Ich bin liebevoll und liebenswert.«

### *IV. Multiples Suchtverhalten*

Weil es sich bei Sucht offenbar um einen Prozess handelt, bei dem die in unserem Gehirn für Belohnung zuständigen Netzwerke außer Kontrolle geraten sind, stufen viele Wissenschaftler Sucht als Krankheit ein. Es gibt in unserem Gehirn ein Netzwerk für Belohnung und Befriedigung. Wenn Sie genetisch dafür anfällig sind, dass dieses Netzwerk von Substanzen wie Alkohol »gekapert« werden kann, dann sind Sie, so sagt die Wissenschaft, auch anfällig dafür, süchtig nach mehreren Substanzen gleichzeitig zu werden.

Das Leben beginnt mit einem Ei, und manchmal teilt sich dieses Ei und es entstehen Zwillinge oder Drillinge – Mehrlingsgeburten. Aber dennoch handelte es sich ursprünglich um ein einzelnes Ei. Ähnlich ist die Sucht ein Problem, das sich, wenn nichts dagegen unternommen wird, zu einer doppelten, dreifachen, vierfachen oder fünffachen Sucht verkomplizieren kann. Anfangs haben Sie, wie bei dem zweiten Fallbeispiel in diesem Kapitel, vielleicht ein Problem damit, dass Sie zu viel essen. Das ist Ihre erste Sucht. Während der Perimenopause beginnen Sie vielleicht, abends Alkohol zu trinken, um besser einschlafen zu können, was dann, wenn Sie genetisch dafür anfällig sind, zusätzlich zu einer Alkoholsucht führt. Wenn der Arzt Ihnen nun rät, mit dem Trinken aufzuhören, weil Sie Verdauungsbeschwerden haben und Knoten in Ihrer Brust diagnostiziert wurden, gehen Sie zu den Anonymen Alkoholikern. Sie haben also jetzt ein doppeltes Suchtproblem: Essen und Alkohol. Den Donuts bei den AA-Treffen gehen Sie aus dem Weg, denn danach sind Sie ja bereits süchtig, nicht wahr? Doch draußen auf dem Flur riechen Sie den Zigarettenrauch. Das erinnert Sie an die Zeit damals in der Schule, als Sie Ihre Nerven mit immer mehr Zigaretten beruhigten. Anfangs reden Sie sich ein, dass Sie ja nur Gelegenheitsraucherin sind, weil Sie ja nur Zigaretten »schnorren« und sich selbst keine kaufen, doch irgendwann wird Ihnen bewusst, dass aus dem gelegentlichen »Schnorren« ein Konsum von drei Schachteln am Tag geworden ist. Nun haben Sie ein dreifaches Suchtproblem: Essen, Alkohol und Rauchen. Zwar essen Sie inzwischen weniger und sind zur Zeit »trocken«, aber Sie rauchen wie ein Schlot. Warum? Weil der Nukleus accumbens und das ventrale Tegmentum, die Gehirnareale für Belohnung und Befriedigung, bei Ihnen immer noch verrücktspielen.

Schließlich erkennt Ihr Arzt, was vorgeht, diagnostiziert bei Ihnen Reflux, riecht den Tabak und fordert Sie auf, mit dem Rauchen aufzuhören. Das tun Sie, und nachdem Sie ein Jahr lang bei Ihren drei Süchten Enthaltsamkeit geübt haben, müssen Sie sich einer Bandscheibenoperation unterziehen. Anschließend wird Ihnen das Schmerzmittel Oxycodon verordnet. Das finden Sie ganz wunderbar, denn Sie fühlen sich großartig, wie schon seit Jahren nicht mehr, und schlafen auch viel besser. Als Sie zwei oder drei Monate nach der Operation zu Ihrem Arzt gehen, um sich ein neues Rezept für dieses tolle Medikament ausstellen zu lassen, will der Arzt es Ihnen nicht mehr verschreiben. Er sagt, weil Sie eine Sucht-Vorgeschichte haben, möchte er, dass Sie einen Sucht-Spezialisten aufsuchen. Nun gehen Sie zu dem Spezialisten, den Sie ursprünglich wegen Ihres Alkoholproblems aufsuchten, und der zählt Ihnen vor, dass Sie inzwischen vierfach süchtig sind: Essen, Alkohol, Rauchen und nun Opiate. Glauben Sie, das sei ein seltener Einzelfall? Leider nein, denn wir haben es immer mit der gleichen Suchtneigung im Gehirn zu tun.

In Wirklichkeit gibt es keine Mehrfach-Sucht. Wenn Sie nach einer Sache oder einer Substanz süchtig sind, machen die entsprechenden Muster in Ihrem Gehirn Sie auch anfällig für alle anderen Süchte. Es gibt in Ihrem Gehirn eine generelle Suchtneigung. Früher nannte man das eine Suchtpersönlichkeit. Und Ihre Persönlichkeit ist natürlich ein Nebenprodukt Ihres Gehirns.

Nehmen Sie die Testfragen aus den vorherigen Abschnitten dieses Kapitels und wenden Sie sie auf alle Verhaltensweisen und alle Substanzen in Ihrem Leben an, die zu beherrschenden Faktoren geworden sind wie Unkraut, das einen Garten überwuchert. Stellen Sie sich die CAGE-Fragen. Haben Sie versucht, X seltener zu tun oder weniger oft zu konsumieren? Werden Sie ärgerlich, wenn jemand Sie darauf hinweist, dass Ihr Umgang mit X außer Kontrolle geraten ist? Fühlen Sie sich schuldig, wenn Sie wieder einmal zwanghaft X tun oder konsumieren? Und ist X das, woran Sie morgens nach dem Aufwachen als Erstes denken? Ja, es ist wie ein Käfig: Die Substanzen oder Verhaltensweisen, nach denen Sie süchtig sind – ob Essen, Alkohol, Rauchen, Spielen, Geldausgeben, Sex, Beanie-Babys-sammeln, eBay-Einkäufe, was auch immer –, haben die Schaltkreise Ihres Gehirns gekapert und beherrschen Ihr Leben.

### *Fallbeispiel Mark: Das Hütchenspiel der Sucht*

Mark, 41, bat mich um Hilfe, weil sein Gesundheitszustand eine ständige Achterbahnfahrt war.

### Das intuitive Reading

Kaum saß mir Mark gegenüber, empfing ich sofort den starken intuitiven Eindruck, dass er vor Unruhe kaum still sitzen konnte. *Ich* wurde bei diesem Reading auch ganz unruhig! Meine Gedanken fingen an, hin und her zu springen, was mir deutlich machte, dass Mark Mühe hatte, klar und konzentriert zu denken. Er machte einen charismatischen, attraktiven, charmanten Eindruck, schien aber keine dauerhafte Partnerschaft aufrechterhalten zu können, sondern hatte rasch wechselnde Beziehungen. Meine Intuition sagte mir, dass auch seine Jobs häufig wechselten und er ein Problem damit hatte, pünktlich zur Arbeit zu erscheinen. Er strahlte Gutmütigkeit aus, aber auch die gewisse Schlitzohrigkeit eines Mannes, der gerne geschäftliche Risiken eingeht. Offenbar war die letzte dieser riskanten Aktionen gründlich schiefgegangen, und Mark hatte dabei eine Menge Geld verloren.

### Der Körper

Mark hatte erkennbare Konzentrationsschwierigkeiten und ließ sich leicht ablenken. Brauchte er Stimulanzien? Chemische Stimulanzien? Oder Reize aus der Umwelt? Was es auch war, er war »süchtig nach Anregung«. Ich sah dunkle Wolken in seiner Lunge. Rauchte Mark, oder wurde in seiner Umgebung stark geraucht? Die Blutgefäße in seinem Körper fühlten sich hart an. Ich fragte mich, ob er an Bluthochdruck litt. Dann sah ich vor meinem geistigen Auge rote Flecken in seiner Speiseröhre und der Magengegend. Mir kam es so vor, als ob er Zeit mit suchtkranken Menschen verbrachte. Entweder waren sie Alkoholiker oder süchtig nach anderen Drogen. Ich sah Veränderungen bei den Opiaten in seinem Körper, und ich sah, dass er an Verdauungsstörungen litt.

### Die Fakten

Mark lachte, als ich ihm sagte, er sei unkonzentriert und habe ein starkes Verlangen nach Stimulanzien. Er erzählte, bei ihm sei schon früh eine Aufmerksamkeitsdefizit-Störung diagnostiziert worden, und als Kind hätte er jahrelang Ritalin eingenommen. Dann setzte er es ab und fing mit 13 Jahren an zu rauchen. Mark verließ vorzeitig die Highschool, machte dann aber später das GED, einen Ersatzabschluss. Er zog nach Las Vegas und stellte fest, dass das Glücksspiel ihm mehr lag als ein Acht-Stunden-Job. Als Resultat seiner mal geringeren, mal erschreckend hohen Spielschulden gingen mehrere Ehen zu Bruch. Er sagte: »Man muss den anderen Spielern immer eine Nasenlänge voraus sein. Nur wenige Leute schaffen es, als Spieler ihren Lebensunterhalt zu verdienen, und ich bin einer davon.« Er hatte an der Highschool Football gespielt und war ziemlich erfolgreich bei Football Pools im Internet und anderen Wettspielen. Eine alte Sportverletzung am Knie, wegen der er sich mehrfach operieren lassen musste, führte bei ihm in die Abhängigkeit von Schmerzmedikamenten – Oxycodon und andere Opiate.

**Wissenschaftliche Erkenntnisse über die multiple Sucht**

Ob Nikotin, Oxycodon oder Stimulanzien wie Kokain, jede Sucht wirkt sich auf das Gehirnareal für Opiate aus, das Areal, das zuständig für Belohnung, Motivation und Trieb ist.[19] Die Nikotinsucht ist besonders schwer in den Griff zu bekommen, aber Alkohol und Essen stehen ihr da kaum nach. Warum ist es so schwer, sich das Rauchen abzugewöhnen? Es gibt Aufklärungsprogramme, die uns die Vorzüge einer Rauchentwöhnung anpreisen. Wir wissen, wie wir das Belohnungsgefühl des Rauchens durch andere positive Reize ersetzen können. Warum gelingt der Verzicht auf das Nikotin so vielen Menschen trotzdem nicht? Mit funktionalen MRT-Studien konnte nachgewiesen werden, dass Nikotin die Reaktionen unseres Gehirns auf Belohnungen verändert. Das Gehirn von Rauchern reagiert weniger stark auf Geld und andere nicht mit Drogen in Zusammenhang stehende Belohnungsreize, aber besonders stark auf Nikotin. Offenbar werden die Gehirnareale, die für Belohnungserfahrungen im Beruf und im zwischenmenschlichen Bereich zuständig sind, sehr stark von dieser Droge okkupiert. Wenn Ihr Gehirn also von einer Substanz wie dem Nikotin chemisch in Ketten gelegt wurde, können Aufklärungsprogramme dagegen wenig ausrichten. Letztlich gilt das auch, wenn es sich bei Ihrer Droge der Wahl um Alkohol, Kokain, Glücksspiel oder was auch immer handelt.

Warum sind manche von uns süchtig und andere nicht? Es muss genetische, biochemische oder temperamentsbezogene Unterschiede im Hinblick darauf geben, wie unser Gehirn mit Belohnungsreizen umgeht, ob diese Belohnungsgefühle nun von Drogen, Essen, Glücksspiel, Geld, Beziehungen oder was auch immer hervorgerufen werden. Menschen, die nur gelegentlich rauchen, beziehen aus finanziellem Erfolg und glücklichen Beziehungen ein größeres Belohnungsgefühl als aus Zigaretten, was auf starke Raucher nicht zutrifft. Im vierten Kapitel werden wir uns mit Lernmustern und Lernbehinderungen beschäftigen. Wichtig ist in diesem Zusammenhang die Tatsache, dass jeder Mensch über eine einzigartige Begabung verfügt, eine Gehirnzone, die bei ihm unglaublich effizient arbeitet. Die Kehrseite davon ist, dass jeder Mensch in seinem Gehirn einen Bereich hat, der leider nicht so effizient funktioniert. In Marks Fall war sein Konzentrationsvermögen beeinträchtigt. Vielleicht benötigte er äußere Stimulation, weil Reize aus der Umwelt, zum Beispiel Risiken beim Glücksspiel einzugehen, die Nebennieren dazu anregen, Adrenalin zu produzieren, was dann die Produktion von Noradrenalin im Stammhirn stimuliert, ähnlich wie Ritalin, Kokain und andere chemische Substanzen. Ob Theaterspielen, Fallschirmspringen, riskante Investitionen oder andere Aktivitäten, die aufregend wie ein Hochseilakt sind, sie bewirken die Ausschüttung von Neurotransmittern, die einem Menschen mit ADHS helfen, sich zu konzentrieren und seine Gedanken und sein Leben zu strukturieren und zu organisieren. Auch Nikotin ist ein Stimulans. Viele meiner Freunde haben ein so schlimmes ADHS, dass sie jenseits von Gut und Böse sind. Wenn sie mit dem Rauchen aufhören, liegen bei ihnen zu Hause überall Nikotinkaugummis herum.

Sie können das Gehirn, das Sie haben, nicht ignorieren. Anderenfalls werden Sie feststellen, dass Ihr Leben durch die Kompensationsstrategien der Sucht bestimmt wird. Anfangs wird Ihr Suchtverhalten durchaus Depressionen, Angst, Aufmerksamkeitsdefizite und dergleichen lindern, aber dauerhaft lassen diese Gehirnareale sich nicht durch eine bestimmte Dosis Ihrer »Suchtsubstanz« befriedigen, und Sie werden immer mehr Essen, Alkohol, Zigaretten, Glücksspiel, Aufopferung für andere, Sex und so weiter benötigen. Und Ihre Versuche, das Funktionieren Ihres einzigartigen Gehirnmusters durch Suchtverhalten aufrechtzuerhalten, werden langfristig Konsequenzen für Ihre Gesundheit und das Wohlergehen der Ihnen nahestehenden Menschen haben. In diesem Buch haben wir inzwischen erfahren, wie wir die individuellen Stimmungs-Schaltkreise unseres Gehirns identifizieren können: Depression, Reizbarkeit, Angst und nun Sucht. In den folgenden Kapiteln werden wir uns mit Lernmustern, Lernstörungen, Spiritualität und unseren intuitiven Fähigkeiten befassen. In all diesen Bereichen bietet Ihre individuell einzigartige Gehirnstruktur einen Vorteil, nämlich einige besondere, »geniale« Inselbegabungen. Sie müssen nur lernen, den unvermeidlichen Nachteil nicht durch Suchtverhalten zu kompensieren, sondern ihn auf gesunde Weise zu lindern und auszugleichen.

Machen Sie sich also bewusst, dass Ihre Sucht der untaugliche Versuch ist, den Teil Ihres Gehirns zu »therapieren«, der Ihnen ein wenig Schwierigkeiten bereitet.[20]

**Wie Sie Ihr Gehirn besser kennenlernen**

Wenn ich herausfinden möchte, wie das Gehirn meiner Patienten organisiert ist, frage ich sie, welche Substanzen sie besonders mögen oder missbrauchen. Ich frage sie, welche illegalen Drogen sie schon ausprobiert haben, welche davon Spaß machten und bei welchen unangenehme Reaktionen auftraten. Viele Leute reagieren ziemlich verlegen, wenn ich sie das frage, weil sie fürchten, für ihr Verhalten von mir kritisiert oder verurteilt zu werden. Aber ich verurteile sie in keiner Weise. Ich weiß, dass wir alle Substanzen zur Selbstmedikation benutzen, weil unser Gehirn und unser Körper weiß, was wir biochemisch benötigen, jedenfalls im Moment.

Wenn Sie verrückt nach Keksen, Zucker, Schokolade (danach bin ich süchtig!) sind, verrät mir das etwas über die Dopamin- und Stimulusareale in Ihrem Gehirn. Das Verlangen nach Süßem bedeutet, dass Sie mehr Stimulation benötigen, sei es um Ihre Konzentration zu verbessern oder Ihre Stimmung aufzuhellen. Wenn andererseits Koffein Sie die Wände hochgehen lässt und Sie stattdessen lieber Xanax oder Alkohol mögen, erkenne ich daran, dass bei Ihnen ein GABA-Problem besteht und Angst und Schlafstörungen Ihnen zu schaffen machen.

Wenn Ihnen die langfristigen Folgen der von Ihnen angewendeten Selbstmedikation durch Stimulanzien, Drogen, Glücksspiel und so weiter nicht bewusst sind, wenden Sie sie vielleicht an, um sich kurzfristig Erleichterung von Ihren Gehirnsymptomen zu verschaffen. Tatsächlich werden Sie so Depressionen und Angst lindern und den Schmerzen von ADHS, Legasthenie oder einer anderen Lernstörung entfliehen (mehr darüber im vierten Kapitel), aber die Gefahr ist groß, dass Sie abhängig werden. Und wenn Sie nicht lernen, wie Sie Ihr Denken und Fühlen durch Arzneien, Intuition und Affirmationen heilen können, werden Sie niemals lernen, Ihren Geist auf *ganzheitliche Weise* zu gebrauchen. Was meine ich damit? Wenn Sie Ihre Launen, Ihre Reizbarkeit und Panik betäuben und auf ungesunde Art mit Aufmerksamkeitsdefiziten, Legasthenie und so weiter umgehen, ist die Wahrscheinlichkeit gering, dass Sie lernen, Ihren Intellekt und Ihre Intuition vereint zu gebrauchen, also Ihren Geist in seiner Gesamtheit.

Schauen Sie sich jedes Kapitel dieses Buches an. Wenn Sie Substanzen oder Suchtverhalten benutzen, um vor Depressionen, Wut oder Panik »davonzulaufen«, blockieren oder betäuben Sie damit auch Ihre Intuition. Indem Sie sich mit Alkohol, Zigaretten, Essen und anderen Verhaltensweisen betäuben, berauben Sie sich auch der Möglichkeit, Liebe und Freude zu erfahren, sei es in der Familie, in einer Liebesbeziehung, bei der Arbeit oder in einer Verbindung zum Göttlichen oder Spirituellen. Wenn Sie Schwierigkeiten damit haben, sich zu konzentrieren, zu lernen, sich Dinge zu merken oder spirituellen Frieden zu finden, dann hält Suchtverhalten Sie davon ab, das volle Potenzial Ihrer Intelligenz und Intuition zu nutzen. In den weiteren Kapiteln dieses Buches werden wir Ihnen vermitteln, wie Sie Ihr einzigartiges Gehirn nutzen können, um zu lernen und sich zu fokussieren, sodass Sie uneingeschränkten Zugang zu Ihrer Intelligenz erlangen – das heißt Intellekt und Intuition.

### Die Lösung

Es gibt zahlreiche Möglichkeiten, wie sich Suchtverhalten überwinden lässt. Sicher ist es eine gute Idee, gemeinsam mit einer kundigen Person herauszufinden, welche Ihrer Verhaltensweisen Suchtcharakter hat: andere Menschen retten, spielen, essen und so weiter. Um sich das Rauchen abzugewöhnen, gibt es eine Vielzahl von Nikotintabletten, -pflastern, Wellbutrin, die Liste ist endlos. Akupunktur kann unser Gehirn und unseren Körper bei der Entwöhnung von Suchtmitteln und gegen mögliche Entzugssymptome unterstützen.[21]

Zusätzlich zu Zwölf-Schritte-Programmen können die kognitive Verhaltenstherapie und die Motivationstherapie bei »multiplem Substanzmissbrauch« äußerst wirkungsvoll sein, vor allem bei Opiat-Missbrauch, sei es Heroin, Oxycodon oder jedes andere Opiat.[22] Wenn Sie an körperlichen Schmerzen leiden, die Ihren Opiatkonsum verkomplizieren, ist es wichtig, dass für Sie ein multidimensionaler Therapieplan erstellt wird. Opiat-Abhängigkeit ist sehr komplex. Man benötigt ein Therapieteam bestehend aus: Psychiater, Schmerztherapeut, Physiotherapeut, Psychotherapeut, Akupunkteur, Massagetherapeut oder neuromuskulärer Therapeut. Auch ist zu überlegen, ergänzend einen Ernährungsberater, Homöopathen, Osteopathen und naturheilkundlichen Arzt hinzuzuziehen, um eine optimale Balance zwischen Schmerz-Management und verbesserter Funktion zu erreichen.

Manche vertreten die Auffassung, man solle Medikamente einsetzen, um dem Patienten zu helfen, nüchtern zu bleiben. Das ist aber sehr umstritten. Ärzte und medizinische Laien stehen der Option kritisch gegenüber, eine Drogenabhängigkeit durch eine andere zu ersetzen. Insbesondere was den Opiat-Missbrauch und seine Therapie angeht, hat man, um die Süchtigen davon abzuhalten, Heroin oder Oxycodon auf der Straße zu kaufen, bestimmte Medikamente verordnet, deren Namen hier nicht genannt werden sollen. Doch werden auch einige dieser »verschreibungspflichtigen Medikamente« auf der Straße gehandelt, was ebenso illegal ist wie der eigentliche Drogenhandel. Süchtige haben gelernt, diese Tabletten zu zerkleinern und sie sich zu spritzen, um davon high zu werden wie von Heroin oder Oxycodon. Damit wird aber der Sinn dieser Medikamente ad absurdum geführt, die ja gerade den Entzug erleichtern sollten. Deshalb haben manche Opiat-Abhängige sich entschieden, bei ihrer Therapie bewusst auf diese Medikamente zu verzichten, um nicht erneut in eine Abhängigkeit zu geraten und auch den Missbrauch durch Dritte zu verhindern.[23]

### Die Affirmationen

Louise sagte Rauchern immer, dass sie schon selbst die Entscheidung treffen müssten, sich vom Nikotin zu befreien. »Das Rauchen ist zur rechten Zeit Teil Ihres Lebens geworden, es wird auch zur rechten Zeit wieder daraus verschwinden«, sagte sie zu ihnen. Und sie empfiehlt bestimmte Affirmationen, um die Denkmuster zu überwinden, die für die Sucht und die damit verbundenen Gesundheitsprobleme verantwortlich sind. Wenn Sie also mit Ihrer Sucht in Zusammenhang stehende gesundheitliche Beschwerden haben, schlagen Sie, zusätzlich zur Anwendung der nachstehenden Affirmationen, Ihre Beschwerden im Anhang dieses Buches nach. Wenn Sie unter Depressionen, Wut oder Angst leiden, was ja der eigentliche Grund dafür ist, dass Sie überhaupt eine Sucht entwickelt haben, lesen Sie in den jeweiligen Kapiteln nach, welche Lösungen es für diese psychischen Beschwerden gibt.

- Bei Lungenproblemen, COPD oder Emphysem liegt das Denkmuster zugrunde, das eigene Leben sei nichts wert, man verdiene es nicht, zu leben. Affirmieren Sie: »Es ist mein Geburtsrecht, ein erfülltes, freies Leben zu führen. Ich liebe das Leben. Ich liebe mich.«
- Bei Atemproblemen geht es um die Angst, sich uneingeschränkt auf das Leben einzulassen. Louise empfiehlt hier diese Affirmation: »Ich bin sicher und geborgen. Ich liebe mein Leben.«
- Probleme mit Schmerzmitteln oder allgemein mit Schmerzen sind meistens auf Schuldgefühle zurückzuführen. Affirmieren Sie: »Liebevoll löse ich mich von der Vergangenheit. Die anderen sind frei, und ich bin frei. Alles ist jetzt gut in meinem Herzen.«

- Bei Verstopfung, einer häufigen Nebenwirkung von Schmerzmitteln, liegt eine Weigerung vor, sich von alten Ideen zu lösen. Man steckt in der Vergangenheit fest. Affirmieren Sie: »Ich löse mich von der Vergangenheit und öffne mich für neue, frische Ideen und Denkmuster. Ich lasse mich vom Leben durchströmen. Und alles ist gut.«

## *Alle Wege führen in die Sucht*

Seit über 30 Jahren bin ich als Ärztin und medizinische Intuitive tätig. Ich habe schon die erstaunlichsten und unterschiedlichsten Fälle erlebt: Allen gemeinsam war, dass sie stets versuchten, das Beste aus ihren Möglichkeiten zu machen. Die Wissenschaftlerin in mir erinnert sich oft an die besonders einzigartigen und tiefgründigen Geschichten. In der Medizin sagen wir, dass diese Fälle die »Zebras« sind, nicht die »Pferde«. Da ich mich immer mit dem Gehirn beschäftigt habe, faszinieren mich die einzigartigen spirituellen Begegnungen, die Menschen infolge ihrer Gehirnstörungen erleben. Oft beeindruckten mich die bemerkenswerten Symptomkonstellationen mancher Patienten, einzigartige Syndrome wie in den Fallgeschichten in Oliver Sacks' Buch *Der Mann, der seine Frau mit einem Hut verwechselte*. Das möchte ich mit dem folgenden Beispiel verdeutlichen. Die Details wurden abgeändert, sodass keine konkrete Person erkennbar ist.

Während meiner Zeit als Assistenzärztin schickten die anderen Klinikärzte mir immer die Patienten mit besonders ungewöhnlichen Kombinationen von Gehirnstörungen. Je kurioser der Fall, desto größer die Wahrscheinlichkeit, dass ein »Mona-Lisa-Patient« daraus wurde. Eines Tages kam eine Patientin in mein Sprechzimmer und sagte: »Die Engel. Sagen Sie ihnen, dass sie damit aufhören sollen!« Dann beschrieb sie mir detailreich, wie jeden Abend zur gleichen Zeit eine Gruppe von Engeln durch ihre Küchentür hereinspaziere, mit ihren Flügeln gegen die Küchenschränke schlüge, um anschließend ihre Post zu durchwühlen und zu öffnen, die sich auf dem Küchentisch stapele. Die Patientin schaute mich mit großem Ernst an. »Es verstößt gegen das Gesetz, jemandes Post zu öffnen und zu lesen. Sorgen Sie dafür, dass die Engel damit aufhören.«

Angesichts der Tatsache, dass New-Age-Anhänger alljährlich Millionen Dollar dafür ausgeben, Engel zu sehen, mit Engeln zu reden und sich allgemein so viel »Engel-Energie« wie möglich in ihr Leben zu holen, fand ich es bemerkenswert, dass Engel für diese Frau eine Quelle des Ärgernisses waren. Also fragte ich sie: »Haben Sie je versucht, mit den Engeln zu reden? Die meisten Menschen würden sich doch freuen, wenn sie von Engeln besucht werden, nicht wahr?«

Sie schaute mich irritiert an und meinte schließlich. »Nicht, wenn diese Engel unerlaubt die Post öffnen und lesen.«

Ich fragte die Frau, wie lange diese Besuche schon stattfanden. Ihr ganzes Leben lang? Das verneinte sie. Es geschehe erst seit sechs Monaten. In der Neuropsychiatrie muss man »unter die Mütze schauen« – die Störung im Gehirn finden. Ich beschloss, ein bestimmtes Gehirnareal zu untersuchen, den Temporallappen. Er ist für unsere Spiritualität zuständig, aber wenn bei einem Patienten dort eine organische Veränderung besteht, kann das zu Wahrnehmungsstörungen und einer übermäßigen spirituellen Empfänglichkeit führen. Bei einer Kernspinuntersuchung stellte sich heraus, dass die Frau an einem Temporallappen-Gliom in der rechten Gehirnhälfte erkrankt war. (Im sechsten Kapitel werden Sie erfahren, dass die rechte Gehirnhälfte der Teil Ihres Gehirns ist, der überwiegend für Spiritualität und Emotionen zuständig ist, wobei es sich beim Temporallappen speziell um das Areal handelt, wo wir das Göttliche wahrnehmen.) Die Patientin stimmte einer operativen Entfernung des Tumors zu, denn man versicherte ihr, die Engel würden sie dann nicht mehr heimsuchen, um ihre Post zu lesen. Und das war alles, was sie wollte!

Zwei Monate später kam die Patientin geheilt in meine Sprechstunde. Wunderbar! Sie war hocherfreut, dass in letzter Zeit nur Freunde ihre Küche betreten hatten und niemand mit Flügeln am Rücken. Ihre Post war nun sicher. In ihrer Welt war wieder alles in bester Ordnung.

Weitere zwei Monate vergingen, da kam die Patientin erneut völlig aufgebracht zu mir. Sie sagte: »Die Engel sind wieder da. Ich habe die Polizei gerufen, aber sie nehmen mich nicht ernst.«

Das erstaunte mich, denn der Tumor, der Auslöser des verstörenden Phänomens, war ja entfernt worden. Außerdem erhielt die Frau ein Antikonvulsivum, ein Medikament, das elektrische Impulse stabilisierte, die als mögliche Folge der Operation auftreten konnten. Es gab also keinen medizinischen Grund für die Rückkehr der »himmlischen Besucher«.

Ich bat sie, mir alle Medikamente zu nennen, die sie einnahm. Ich vermutete, dass es sich um einen veränderten Bewusstseinszustand handelte, Gehirnnebel, Delirium. Bereitwillig gab sie mir eine Liste aller Medikamente und sagte, dass sie außerdem reichlich Marihuana konsumierte. Sie rauchte täglich drei bis vier Joints. Sie hatte schon früher in der Highschool Marihuana geraucht und vor Kurzem wieder damit angefangen, weil es ihr half, sich zu entspannen. Und wie sich zeigte, fiel die Rückkehr der Engel mit dem Beginn des Marihuana-Konsums zusammen. Als ich ihr empfahl, das Rauschgift aufzugeben, weil es bei ihr offenbar Gehirnnebel und Delirium verursache, wurde sie wütend und sagte: »Alle Leute wollen mir einreden, dass ich damit aufhören soll. Warum soll ich auf Sie hören? Ich höre auch nicht auf die anderen.« Und sie marschierte aus dem Sprechzimmer. Trotz der Nebenwirkungen blieb sie bei ihrem Marihuana-Konsum (und, das muss ich hinzufügen, auch anderen illegalen Drogen).

Der Satz, den ich Ihnen mit diesem Beispiel auf den Weg geben möchte, lautet: »Alle Wege führen in die Sucht.« Überall stoßen wir auf Suchtverhalten – da gibt es außergewöhnliche ebenso wie alltägliche Fälle. Sucht kommt in exzentrischen Familien wie auch in Durchschnittsfamilien vor und in jeder Lebenssituation. Sucht ist geradezu allgegenwärtig. Wenn Sie glauben, in Ihrer Familie gäbe es so etwas nicht, schauen Sie lieber genauer hin. Wenn Sie glauben, Sie seien in einer besonderen Situation und Sucht hätte keinen Einfluss auf Ihr Leben, wenn Sie sich für einzigartig halten – nun, bei den Anonymen Alkoholikern sagt man, dass die Krankheit tödlich für diejenigen ist, die glauben, ihr Umgang mit dem Alkohol sei einzigartig und Probleme hätten nur die anderen.

## 4. Kapitel

# DENK- UND LERNMUSTER

Fällt es Ihnen schwer, auf Details zu achten? Bereitet es Ihnen Probleme, aufmerksam zuzuhören, wenn jemand Ihnen eine Geschichte erzählt oder den Weg erklärt? Fällt es Ihnen überhaupt schwer, längere Gespräche zu führen? Wandern Ihre Gedanken davon, wenn jemand mit Ihnen redet oder Sie sich einen Film anschauen? Haben Sie Schwierigkeiten, eine Aufgabe zu Ende zu führen, in der Schule oder im Beruf? Lassen Sie sich leicht ablenken? Suchen Sie ständig nach Dingen, die Sie brauchen, um ein geplantes Vorhaben zu erledigen – Handtasche, Geldbeutel, Schlüssel, Brille, Unterlagen und so weiter? Empfinden Sie es als anstrengend, ein Buch zu lesen, oder auch nur einzelne Abschnitte von Zeitungsartikeln? Haben Sie in der Schule versucht, sich vor Aufgaben zu drücken, bei denen Texte verfasst werden mussten, weil Sie Probleme mit Syntax, Grammatik und Gliederung hatten? Sind Sie bei gesellschaftlichen Anlässen nervös oder ängstlich? Verbringen Sie Ihre Zeit lieber in der Natur oder mit Maschinen und Technologie als mit Menschen? Ist es Ihnen immer schon schwergefallen, die unausgesprochenen Gefühle Ihrer Mitmenschen zu verstehen, die emotionalen Feinheiten ihrer Mimik richtig zu deuten?

Wenn Sie sich schon ein Leben lang mit einem oder mehreren dieser Symptome herumschlagen, ist es gut möglich, dass Ihr Gehirn anders strukturiert ist als bei der Mehrheit der Menschen. Die Art und Weise, wie Sie Dinge analysieren, Probleme lösen, Erfahrungen verarbeiten, lernen und sich erinnern, kommunizieren und mit anderen Menschen umgehen, ist anders. Doch diese außergewöhnliche Struktur Ihres Gehirns hat es Ihnen erschwert, in Familie, Schule und Beruf gut zu funktionieren, finanziell gut über die Runden zu kommen und harmonische Beziehungen zu führen.

Bei jedem Menschen existiert die eine oder andere Besonderheit, durch die sein Gehirn vom Durchschnitt abweicht. Seit meinem Studium der Behavioralen Neurowissenschaften und der Neuroanatomie gibt es in meinem Freundeskreis viele Neuropsychologen – also Menschen, die Denkmuster und Lernstörungen erforschen und analysieren. Kürzlich erzählte mir eine Neuropsychologin, dass Amerikaner ein besonderes Problem damit hätten, sich kognitive Schwächen einzugestehen. Sie wollen bei Intelligenztests überdurchschnittlich abschneiden, und wenn bei einem solchen Test die eine oder andere kleine Schwäche zutage tritt, sind sie tief enttäuscht und glauben gleich, sie wären geistig behindert. Ich schaute ihn betroffen an, denn ich hatte ebenfalls über einige Ergebnisse meiner Intelligenztests tiefe Enttäuschung empfunden. Mit nüchternem Pragmatismus sagte die Neuropsychologin zu mir: »Dabei kann man nun einmal nicht in allem gut sein. Alle Menschen haben Gehirnareale, die besonders gut funktionieren, und andere, die weniger gut funktionieren. Das ist nicht notwendigerweise eine Behinderung. Es ist normal.« Wenn bei Ihnen also ein oder zwei der oben aufgezählten Symptome bestehen, ist das normal. Es bedeutet nicht notwendigerweise, dass Sie an ADHS oder einer anderen Lernbehinderung leiden. Es handelt sich nur dann um eine problematische Gehirnstruktur, wenn Sie große Mühe haben, die alltäglichen Aufgaben in Beruf, Schule und im Umgang mit anderen zu bewältigen.

Bei etwa 3 bis 20 Prozent der Menschen in unserer Kultur wird eine sogenannte Lernschwäche oder Lernstörung diagnostiziert. Leider neigen wir gleichzeitig stark dazu, Menschen ein Etikett aufzudrücken. Überlegen Sie: Wenn bei 20 Prozent der Bevölkerung eine Schwäche festgestellt wird, handelt es sich dann überhaupt noch um eine Schwäche? Oder ist es einfach eine andere Form von Normalität, wie zum Beispiel Linkshändigkeit? Ich ziehe es vor, sogenannte »Lernschwächen« einfach als eine andere Art zu sein zu betrachten – ein anderes Gehirn- und Denkmuster.[1]

Wenn ich von Lernen spreche, meine ich nicht nur das Lernen in der Schule. Lernschwächen in dem Sinne, wie der Ausdruck oft gebraucht wird, haben nicht nur etwas damit zu tun, dass jemand Hausaufgabenbetreuung oder Nachhilfe benötigt. Lernschwächen verschwinden nicht, wenn die Kinder zu Erwachsenen werden. Probleme damit, sich neue Informationen zu erschließen – also zu lernen –, bestehen weiterhin, weil sie mit ungewöhnlichen Mustern der Gehirnentwicklung in Zusammenhang stehen. Das hat nicht nur etwas mit dem Lesen- und Schreibenlernen zu tun, sondern kann auch unsere soziale Kompetenz betreffen. Es geht auch nicht um den Intelligenzquotienten, denn eine Lernschwäche muss nichts mit der Intelligenz zu tun haben. Jemand kann sehr, sehr klug sein, aber nicht in der Lage, diese Intelligenz beim Lesen oder Schreiben zu demonstrieren. Leider sind solche Menschen in Schule und Beruf stark benachteiligt, weil die schriftliche Kommunikationsfähigkeit in unserer Kultur eine sehr große Rolle spielt.[2]

Viele Menschen, die mit dem Etikett »Lernschwäche« oder gar »Lernbehinderung« versehen wurden, sind überhaupt nicht behindert. Und zum Teil gelingen ihnen ganz außerordentliche Karrieren. Wenn es mir in diesem Kapitel dennoch unterläuft, dass ich von »Lernbehinderung« oder »Lernstörung« spreche, verstehen Sie bitte, dass das nur passiert, weil alle auf diese Weise darüber reden. Wenn bei Ihnen ADHS diagnostiziert wurde, Legasthenie oder andere Lernstörungen, werden Sie vielleicht gar nicht verstehen, wie Sie mit Ihrem Problem umgehen sollen, wenn ich es als »alternatives Lernmuster« bezeichne. Haben Sie also bitte etwas Geduld mit mir.[3]

## Wie Gehirnmuster betrachtet werden sollten

Lernen ist ein zentrales Element unserer Intuition. Wie wir lernen, hängt von den Mustern und Strukturen unseres Gehirns ab. Jeder Mensch verfügt in der einen oder anderen Form über Intuition, und sie wird aus unserem individuellen Gehirnmuster geboren, sei es, dass wir uns gut konzentrieren können oder ein Aufmerksamkeitsdefizit besteht, dass wir unglaublich belesen sind oder eine Legasthenie vorliegt. Auch wenn es in diesem Kapitel um Lernmuster und ihre Störungen geht, müssen Sie wissen, dass jeder Mensch in seinem Gehirn eine besonders geniale Zone hat, und als Resultat daraus gibt es bei ihm eine andere Zone, die weniger klar strukturiert ist, was es ihm erlaubt, gerade in dieser Zone seine intuitiven Fähigkeiten zu entwickeln. (Mehr darüber im sechsten Kapitel.) Diese Bereiche im Gehirn, die nicht so klar geordnet sind, bringen dann Muster hervor, die als Lernschwäche oder anderes Problem etikettiert werden.

Doch wie kommt man überhaupt an eine »Lernschwäche« oder ein vom Durchschnitt abweichendes Gehirnmuster? Was verursacht die Aufmerksamkeitsdefizitstörung oder jede andere Lernschwäche, die diagnostiziert wird?

Manchmal sind die strukturellen Unterschiede im Gehirn physisch sichtbar. Manche Menschen brauchen länger, um sprechen, lesen, schreiben oder gesellschaftliche Umgangsformen zu lernen, weil ihr Gehirn sich langsamer entwickelt. Bei manchen ist die rechte und linke Gehirnhälfte auf andere Art verbunden. Und wenn wir in einer von Mangel und Not geprägten Situation aufwachsen oder in chaotischen, zerrütteten Familienverhältnissen, kann das zur Folge haben, dass unser Gehirn weniger leicht und effektiv lernt.[4]

Niemand weiß, warum bestimmte Störungen bei Frauen häufiger diagnostiziert werden als bei Männern, bei Mädchen häufiger als bei Jungen. Andererseits tritt ADHS, die Aufmerksamkeitsdefizit-Hyperaktivitätsstörung, bei Jungen öfter auf als bei Mädchen. Warum ist das so? Liegt es daran, dass die Gehirnentwicklung durch Testosteron beeinflusst wird? Liegt es daran, dass unsere Gesellschaft besser in der Lage ist, Aufmerksamkeitsprobleme bei Jungen zu erkennen als bei Mädchen? Vielleicht, vielleicht auch nicht. Auf jeden Fall wissen wir, dass Hormone eine Rolle bei der Gehirnentwicklung spielen. Ein erhöhter Spiegel an Androgenen, wie Testosteron, beeinflusst die Entwicklung der Sprache in der linken Gehirnhälfte. Forschungsergebnisse zeigen, dass ein erhöhter Testosteronspiegel während entscheidender Phasen der Gehirnentwicklung bei Männern Lernstörungen hervorrufen kann.[5]

Doch auch wenn bei Jungen häufiger ADHS und Legasthenie diagnostiziert werden als bei Mädchen, zeigen neuere Studien, dass bei Mädchen andere Formen der Legasthenie auftreten und dass sie aufgrund von Unterschieden in der Gehirnstruktur möglicherweise besser als Jungen in der Lage sind, diese Leseschwäche zu kompensieren oder zu verbergen. Wie Sie sehen, gibt es also so viele mögliche Gründe, warum ein Mensch eine Lernstörung entwickelt, dass wir nicht wirklich sagen können, ein einzelner Faktor wäre verantwortlich.

### *Das atypische Gehirn*

In Louises erstem Buch, *Heile deinen Körper,* sind Lernschwächen nicht bei den Krankheiten gelistet. In ihrem Buch gibt es keine Legasthenie, kein ADHS. Louise sagt, dass Menschen, die mit diesen Diagnosen belegt werden, normal sind. Nur hat sich ihr Gehirn auf andere Art entwickelt.

In der wissenschaftlichen Literatur findet sich viel Unterstützendes für diese Betrachtung der Lernschwächen. Manche Forscher halten es für besser, bei einem Menschen eine »atypische Gehirnstörung« zu diagnostizieren, statt eine Vielzahl von Diagnosen für alle möglichen Lernbehinderungen zu stellen. Diese Wissenschaftler empfehlen, dass man sich, statt allgemeine Etikettierungen zu verteilen, individuell das Lernmuster des Betreffenden anschauen und genau beschreiben solle, wie er oder sie seine Aufmerksamkeit fokussiert, liest, schreibt und mit anderen Menschen umgeht. Wie lässt sich das in die Tat umsetzen? Am besten durch eine umfassende neuropsychologische Begutachtung. Wir schauen uns den ganzen Menschen an, seine Fähigkeiten und Schwächen. Ich möchte hinzufügen, dass dann, wenn eine ausgeprägte Lernschwäche vorliegt, etwa ADHS oder Legasthenie, die kognitiven Probleme die Untersuchungsergebnisse so verzerren können, dass die standardmäßigen Intelligenztests keine akkuraten Ergebnisse liefern. Ein einzelner, verallgemeinernder Wert für den Intelligenzquotienten lässt sich auf diese Menschen nicht anwenden, weil eine große Diskrepanz zwischen den Einzelergebnissen besteht und die schwache Leistung in einem Bereich alle anderen Resultate auf einen unverhältnismäßig niedrigen Durchschnitt herunterdrückt. Hurra! Der IQ passt bei diesen Menschen nicht. Hier sehen wir, wie wichtig es ist, Menschen nicht anhand von Zahlen zu definieren, besonders wenn es sich um Menschen mit Lernschwäche handelt. Noch wichtiger ist es, dass wir verstehen, wie ein Mensch Informationen verarbeitet, wie er mit Problemen umgeht und Lösungen für sie findet.

Eine Pionierin auf diesem Gebiet ist die Neuropsychologin Edith Kaplan, eine meiner Professorinnen an der medizinischen Fakultät der *Boston University*. Edith entwickelte den sogenannten Prozess-Ansatz in der Neuropsychologie.[6] Edith gefiel es nicht, dass man durch ein ganzes Arsenal von Tests den Intelligenzquotienten eines Menschen festlegte oder herausfinden wollte, was mit seinem Gehirn nicht stimmte. Sie sagte: »Ein Mensch ist keine Maschine.« Statt den Leuten die Tests vorzusetzen und mechanisch auf einer Liste abzuhaken, was sie richtig oder falsch machten, beobachtete Edith, wie die Person das jeweilige Problem löste. Indem sie einen Patienten auf diese Weise analysierte, betrachtete sie nicht sein Aufmerksamkeits-*Defizit,* sondern wie seine Aufmerksamkeit *funktionierte.* Wenn eine Legasthenie vorlag, schaute sie sich an, wie dieser Mensch mit dem geschriebenen Wort umging. Das ermöglichte es ihr, ein maßgeschneidertes Programm für ihn zu entwickeln, das ihm half, besser zu lesen. Sie interessierte sich nicht einfach nur dafür, was mit dem Gehirn der Leute nicht stimmte. Vielmehr half sie ihnen, eine passende Lösung für ihr Problem zu finden. So haben wir heute, wenn wir einen Menschen neuropsychologisch begutachten, die Möglichkeit, uns anzuschauen, wie sein Gehirn funktioniert, um dann eine Lösung zu finden, die diesem Gehirn hilft, besser zu funktionieren.

Im Grunde war Edith die Mutter der modernen Neuropsychologie. Sie hat unser Wissen über die Lernentwicklung im Gehirn enorm erweitert und Wege aufgezeigt, wie Menschen auf kreative Weise alternative Routen nutzen können, um Informationen zu verarbeiten. In ihren Donnerstagsseminaren beschrieb sie uns jede Woche eine andere frühe Studie des Vaters der Neuropsychologie, Norman Geschwind, aus dessen Werk ich hier in diesem Buch zitiere. Es war ein ganz besonderes Seminar, denn Edith war ein außergewöhnlicher Mensch. Auch sie verarbeitete Informationen offensichtlich auf ihre ganz eigene Art. Sie war ein kreatives, quicklebendiges Genie. Die meisten Seminare und Vorlesungen folgten einer festen Struktur. Sie begannen und endeten zu einer bestimmten Zeit. Nicht so bei Edith. Ediths Seminar dauerte so lange, bis Edith müde wurde. Das Seminar begann um 16 Uhr und konnte über Stunden gehen. Manchmal endete es um 21 Uhr, manchmal auch erst um 22 oder 23 Uhr. Wenn jemand von uns einnickte, holte Edith einen Kaffeeriegel aus ihrer Handtasche und warf ihn nach dem müden Studenten, um ihn wach zu halten.

Litt Edith an ADHS? Zeigte sie Anzeichen einer frontalen exekutiven Dysfunktion (darüber später mehr)? *Ja!* Aber das kümmerte niemanden, denn sie war ein Genie. Sie war ein produktives, kreatives Genie und leistete auf ihrem Gebiet Revolutionäres. Genau das ist es, was kreative Genies tun: Erst lernen sie, sich in eine Struktur einzufügen, und dann transformieren sie diese Struktur. Und wir waren glücklich, zu den Studenten zu gehören, an die Edith ihr Wissen weitergab.

### *Lernstörungen und Affirmationen*

Für das Gehirn benutzt Louise manchmal die Metapher einer Schaltzentrale oder eines Computers. Wenn Sie mit Lernschwierigkeiten zu kämpfen haben, empfiehlt sie diese Affirmation: »Liebevoll steuere ich meinen Geist. Ich liebe mich so, wie ich bin.«

Viele Menschen betrachten Lernschwächen als Kinderkrankheiten, aber heute wissen wir, dass das nicht stimmt. Wir sehen die Lernschwächen so, wie die moderne Neuropsychologie sie sieht. Wir glauben, dass jeder Mensch mit dem ihm eigenen Lernmuster seinen Platz im Leben finden kann. Wir glauben, dass wir jedem Menschen Hilfsmittel und Methoden an die Hand geben können, die es ihm ermöglichen, das zu transzendieren, was häufig für eine Einschränkung gehalten wird. Diagnosen wie Legasthenie, Aufmerksamkeitsdefizitstörung, Asperger oder Autismus lassen manche Menschen glauben, Erfolge wären unmöglich, aber dieser Gedanke ist weder zutreffend noch hilfreich. Dank moderner Methoden der neuropsychologischen Begutachtung und Förderung können wir alle lernen, unser einzigartiges Genie zu nutzen. Louise sagt, dass viele dieser falschen Glaubenssätze unsere Fähigkeit beeinträchtigen, das Gehirn wertzuschätzen, mit dem wir geboren wurden. Wenn diese Situation Ihnen selbst oder einem Ihnen nahestehenden Menschen zu schaffen macht, lautet die entsprechende Affirmation: »Ein Kind ist göttlich beschützt und von Liebe umgeben. Wir beanspruchen geistige Immunität.«

Wenn bei Ihnen eine Lernstörung diagnostiziert wurde, kommt es Ihnen vielleicht so vor, als würde die Gesellschaft zu Ihnen sagen: »Du bist behindert. Du kannst dein volles Potenzial nicht entfalten.« Louise empfiehlt für eine solche Situation diese Affirmation: »Ich bin in kleinen Dingen erfolgreich. Ich glaube an meine Fähigkeit und Kraft, mich positiv zu verändern.«

Viele Menschen, denen eine Lernschwäche-Diagnose als Stempel aufgedrückt wurde, entwickeln starke Selbstzweifel, weil sie glauben, was ihnen gesagt wird, nämlich dass sie keinen Erfolg haben könnten. Sie schauen sich um, spüren, dass sie anders sind, und glauben, nicht den gleichen Erfolg zu verdienen wie andere. Wenn bei Ihnen also eine solche Diagnose gestellt wurde, ist es sehr wichtig, dass Sie Selbstakzeptanz und Selbstliebe praktizieren und sich von den Meinungen anderer unabhängig machen. Auch dafür weiß Louise Abhilfe. Ihre wundervolle Heilbehandlung für ein besseres Selbstwertgefühl, die Sie ja bereits aus dem dritten Kapitel kennen, beginnt mit diesen Affirmationen: »Ich verdiene nur Gutes. Ich verdiene nicht nur ein bisschen, sondern alles Gute. Ich lasse jetzt alle negativen, einengenden Gedanken hinter mir. Ich identifiziere mich ab jetzt nicht mehr mit Hemmnissen und engen Gedanken des Mangels.«

## Die Alles-ist-gut-Klinik

Vielleicht haben Sie ja Ihren Schulabschluss mit links bestanden, meistern jede berufliche Herausforderung mit Leichtigkeit und leiden unter keinerlei Lernstörung. Vielleicht sind Ihre Kinder alle Eliteuni-Stipendiaten. Auch sie haben keine Lernstörungen. Und trotzdem können Sie von diesem Kapitel profitieren, weil hier behandelt wird, wie Sie die Konzentrationsfähigkeit Ihres Gehirns optimieren und die emotionalen Fähigkeiten Ihrer rechten Gehirnhälfte bestmöglich für Ihre zwischenmenschlichen Beziehungen nutzen können. Außerdem erfahren Sie, wie Sie durch richtigen Gebrauch der Frontallappen-Entscheidungsareale Ihres Gehirns Lebenssituationen geschickt managen können, um auf diese Weise Ihr Leben besser zu organisieren, effizient zu planen und sich erfolgreich an alle Umstände anzupassen. So kann jeder Mensch alle Bereiche seines Gehirns feintunen und dadurch sein Lernvermögen verbessern. In den folgenden Abschnitten befassen wir uns mit vier Lernstörungen (es gibt noch mehr, auf die wir aber nicht näher eingehen werden). Auch wenn Sie an keiner dieser Lernstörungen leiden, können Sie unsere Lösungsvorschläge nutzen, um ein Feintuning Ihres Gehirns vorzunehmen und es weiter zu optimieren.

Wenn Sie andererseits in der Vergangenheit Probleme in der Schule hatten und sich heute schwer damit tun, berufliche Herausforderungen zu bewältigen, kommen Sie bitte herein in unsere Klinik und nehmen Sie Platz! Warum? Dass Sie sich in der Schule langweilen, die Bedeutung vieler Ihnen anvertrauter Aufgaben nicht erkennen oder sich in der Ausbildung, am Arbeitsplatz oder generell im Umgang mit anderen Menschen unwohl fühlen, liegt vermutlich an bestimmten Mustern in Ihrem Gehirn, die Sie daran hindern, Ihre intellektuellen Fähigkeiten in vollem Umfang zu nutzen. Wenn das der Fall ist, ist es Ihnen möglicherweise bisher nicht gelungen, berufliche Erfolge zu erzielen. Vielleicht fällt es Ihnen schwer, schriftliche Anweisungen korrekt zu verstehen, ganz zu schweigen von mündlichen Arbeitsaufträgen, die Ihnen Vorgesetzte erteilen. Vielleicht bereitet es Ihnen Probleme, im sensiblen Gefüge einer Firmenorganisation emotional stabil zu bleiben und eine sichere Position zu erlangen. Und nach einer Weile verlieren Sie Ihren Job oder kündigen frustriert, werden arbeitslos und suchen Jahr für Jahr nach einer beruflichen Aufgabe, wo Sie Ihre kreativen Fähigkeiten auf befriedigende Weise einbringen können und angemessen bezahlt werden. Auch bereitet es Ihnen womöglich Schwierigkeiten, mit Ihrem einzigartigen intellektuellen Stil befriedigende Beziehungen zu anderen Menschen aufzubauen, beruflich und privat.

### *I. Aufmerksamkeitsdefizit-Hyperaktivitätsstörung*

Die Aufmerksamkeitsdefizit-Hyperaktivitätsstörung (ADHS) ist ein neurologisches Entwicklungsmuster, von dem man annimmt, dass es bei Jungen häufiger vorkommt als bei Mädchen. Bei den meisten Betroffenen wird die Diagnose bereits in der Kindheit gestellt. Dabei handelt es sich bei ADHS nicht notwendigerweise um eine Krankheit. Vielmehr ist es eine Art und Weise, die Welt wahrzunehmen.[7]

Unsere Gesellschaft neigt dazu, ADHS eher bei Jungen als bei Mädchen wahrzunehmen. Doch warten wir ab, wie es in einem Jahrzehnt aussieht. Möglicherweise stellt sich heraus, dass diese Störungen bei beiden Geschlechtern viel gleichmäßiger auftreten, als wir heute annehmen.

Aber was ist Aufmerksamkeit eigentlich? Wenn wir unsere Aufmerksamkeit auf etwas richten, sind zahlreiche Gehirnareale beteiligt. So wie in einem Orchester zahlreiche Instrumente benötigt werden, müssen, damit Sie Ihre Aufmerksamkeit fokussieren können, zahlreiche Kanäle in Ihrem Gehirn funktionieren. Ob die rechte Gehirnhälfte, der Parietallappen für die Gliederung der Aufmerksamkeit, oder der Frontallappen, der dorsolaterale präfrontale Cortex für die Freiheit von Ablenkungen – diese beiden Areale arbeiten zusammen und ermöglichen es Ihnen, sich auf eine Aufgabe zu konzentrieren. Das limbische System, der Temporallappen, hilft Ihnen, Dingen Aufmerksamkeit zu widmen, die für Sie emotional wichtig sind. Wenn Sie deprimiert oder ängstlich sind, ist Ihre Konzentrationsfähigkeit geringer. Zu guter Letzt werden in Ihrem Stammhirn Neurotransmitter produziert – Serotonin, Adrenalin und Dopamin. Wenn dieser Bereich nicht optimal funktioniert, kann eine Unausgewogenheit bei diesen Substanzen Gehirnnebel hervorrufen und die Konzentration erschweren.

Da es so viele Kanäle der Aufmerksamkeit gibt, lassen sich Aufmerksamkeitsstörungen logischerweise auf mehr als eine Art medikamentös behandeln. Ich muss fast lachen, wenn jemand mir erzählt, dass er vermutlich ADHS hat und dagegen Adderall einnehmen will. Weil in einem Buch steht, dass man, wenn man leicht abzulenken ist und sich schlecht konzentrieren kann, so etwas in der Art wie Ritalin einnehmen soll? Jetzt wissen Sie, dass für Aufmerksamkeit und Konzentration mehrere Gehirnareale zuständig sind, und verstehen deshalb sicherlich, dass eine allgemeine ADHS-Therapie nicht für jeden passt.

Wenn, während Sie das lesen, Ihre Aufmerksamkeit schon anfängt, hin und her zu wandern, müssen wir eine speziell auf Sie maßgeschneiderte Strategie finden, die Ihnen hilft, die Aufmerksamkeits-Schaltkreise Ihres Gehirns besser zu justieren. Dafür kann man auf Medikamente, Nahrungsergänzungsmittel, Heilkräuter und psychotherapeutische Maßnahmen zurückgreifen. Lesen Sie, wie vielfältig die Lösungsmöglichkeiten bei dem folgenden Fall sind.

### *Fallbeispiel Nancy: Autounfälle infolge von Konzentrationsschwäche*

Nancy bat mich um ein Reading, weil es ihr schwerfiel, sich zu konzentrieren und bei der Sache zu bleiben.

#### Das intuitive Reading

Mir fiel gleich auf, dass Nancys Gehirn irgendwie anders zu sein schien. Es war ihr immer schon schwergefallen, sich zu konzentrieren und einer Sache ihre ungeteilte Aufmerksamkeit zu widmen. Wenn dann noch ihre Hormone aktiv wurden, machte dies das Ganze umso schlimmer. Ich fragte mich, ob sie Kohlenhydrate benutzte, um Aufgaben halbwegs bewältigen zu können. Ich fragte mich weiter, ob in ihrer Familie Sucht ein Thema war. Ich sah nicht, dass sie einer geregelten Arbeit nachging. Intuitiv sah es ganz nach schulischen Misserfolgen und anschließender häufiger Arbeitslosigkeit aus.

### Der Körper

Als ich mir Nancys Kopf anschaute, spürte ich intuitiv ein Unvermögen, sich zu konzentrieren. Die Gedanken schienen hierhin und dorthin zu gleiten. Ansonsten schien ihre Gesundheit einigermaßen in Ordnung, wobei allerdings Nancys Hormonzyklus ihr Aufmerksamkeitsdefizit verschlimmerte. Ich fragte mich, ob in ihrer Familie häufig Schilddrüsenprobleme vorkamen. Gab es Probleme mit dem Nacken? Ich überlegte, ob sie wohl schon mehrere Unfälle erlitten haben könnte, denn die Muskeln in ihrem Rücken waren verspannt und verursachten vermutlich Schmerzen. Ich sah dunkle Wolken in der Lunge – in der Regel ein Zeichen dafür, dass der Patient und/oder Personen in seiner Umgebung rauchen. Auch rote Flecken in ihrer Speiseröhre und im Magen in der Nähe der Leber waren für mich zu erkennen. Schließlich fragte ich mich, ob es in Nancys Familie Suchtverhalten gab: Sucht nach Essen, Kohlenhydraten, Alkohol oder Stimulanzien.

### Die Fakten

Nancy erzählte, dass bei ihr schon in jungen Jahren ADHS diagnostiziert worden war. Statt damals Ritalin zu nehmen, hatte sie zu Stimulanzien gegriffen – Nikotin, Cola, Red Bull. Abgesehen von einem kurzen Versuch mit Kokain während der Highschool waren Drogen, wie sie sagte, »nicht ihr Ding«. Dann fügte sie hinzu: »Oh, ich habe übrigens Diabetes, aber die Ärzte sagen, wenn ich abnehme, brauche ich kein Insulin mehr.« Weiter erzählte sie, dass sie auf der Highschool gute Noten hätte haben und sogar aufs College hätte gehen können, aber dass sie sich dort »immer gelangweilt« hätte.

Beziehungen fand sie allerdings überhaupt nicht langweilig. Sie erzählte mir, dass sie eine chaotische, schmerzvolle Liebesbeziehung nach der anderen durchlitt. Ich fragte, ob dieses Seriendrama für sie wie ein Stimulans sei. Würde sie sich ohne dieses seifenopernmäßige alltägliche Liebesdrama langweilen? Nancy antwortete: »Oh, mein Gott, so habe ich das noch nie betrachtet! Ich habe Beziehungs-ADS.« Dann sagte sie, dass sie sich eine dauerhafte Beziehung und Kinder wünschte.

Nancy gab auch zu, dass sie bisher immer nur in schlecht bezahlten Jobs gearbeitet hatte, meinte aber, dass sie sich gerne weiterbilden und als Rechtsanwaltsgehilfin arbeiten würde. Doch zweifelte sie daran, dass das bei ihrer Vorgeschichte überhaupt möglich wäre. Sie war mehrfach alkoholisiert Auto gefahren, hatte dabei Unfälle verursacht und war deswegen verhaftet worden. Einer dieser Unfälle war ziemlich schwer gewesen, und sie hatte sich dabei ein Schleudertrauma zugezogen, die Ursache ihrer Nackenschmerzen. Nancy wollte von mir wissen, wie sie es schaffen sollte, sich weiterzubilden und einen besseren Job zu finden, obwohl sie sich so schlecht konzentrieren konnte und sich ständig langweilte.

### Die Lösung

Fällt es Ihnen wie Nancy schwer, sich zu konzentrieren? Langweilen Sie sich häufig? Benutzen Sie Kohlenhydrate, Koffein oder Beziehungsdramen, um sich konzentriert, wach und lebendig zu fühlen? Und greifen Sie, wie im vorherigen Kapitel über Sucht beschrieben, zu Stimulanzien oder anderen Substanzen, um aktiv Ihr Konzentrationsvermögen zu steigern, ob Red Bull, Zigaretten, Kohlenhydrate und dergleichen, was dann gesundheitliche Probleme nach sich zieht? (Siehe drittes Kapitel.) Wenn das auf Sie zutrifft, gibt es einen Weg, wie Sie Ihr einzigartiges Gehirn-Funktionsmuster nutzen können, ohne Gehirn und Körper mit dem Stress von Chaos und Drama zu belasten, ganz zu schweigen von ungesunder Ernährung und Sucht.

Jeder Mensch mit ADHS hat seine einzigartige, individuelle Gehirnstruktur. Es kann zum Beispiel sein, dass bei Ihnen Unterschiede in der rechten Gehirnhälfte bestehen, dort, wo Aufmerksamkeit strukturiert und gegliedert wird. Oder es gibt Abweichungen bei Ihrer frontalen Exekutivfunktion, die Sie befähigt, sich nicht ablenken zu lassen. Entscheidend ist, dass Sie herausfinden, wie Sie alle Ihre für Aufmerksamkeit und Konzentration zuständigen Gehirn-Schaltkreise optimal nutzen können, um in Familie und Freundeskreis, finanziell und beruflich Ihre Gaben und Talente voll zu entfalten.

Zusätzlich gilt es, die Schaltkreise Ihrer rechten Gehirnhälfte optimal zu nutzen, um das, was in Ihrer eigenen emotionalen Welt vorgeht, in Einklang zu den Gefühlen Ihrer Mitmenschen zu bringen und Informationen Ihrer Intuition und aus dem Bereich des Göttlichen angemessen zu verarbeiten.

### Genug Schlaf

Regelmäßiger Schlaf ist für Aufmerksamkeit und Gedächtnis von entscheidender Bedeutung. Wenn Sie nicht schlafen, können Sie nicht aufmerksam sein. Und schlafen Sie bitte in einem Zimmer ohne Fernsehgerät. Wenn es in Ihrem Schlafzimmer elektronische Geräte gibt, können deren piepsende und blinkende Signale Ihr Denken und erst recht Ihren Schlaf stören. Ausreichender und ungestörter Schlaf ist wichtig für den Hippocampus. In diesem für das Gedächtnis zuständigen Gehirnbereich wird Acetylcholin produziert, ein für Konzentration und Erinnerung entscheidender Neurotransmitter. Wenn Sie süchtig danach sind, auch im Schlafzimmer von Elektronik umgeben zu sein, bitten Sie einen Freund oder eine Freundin, alles aus diesem Zimmer zu entfernen, was eine Batterie, Bluetooth oder WLAN hat. Sogar eine Armbanduhr. Sorgen Sie dafür, dass Sie stets zur gleichen Zeit ins Bett gehen und aufstehen, auch an Wochenenden. Ein Multivitaminpräparat mit B12 und Folat hilft Ihrem Gehirn, Serotonin zu produzieren, einen für Aufmerksamkeit und Konzentration wichtigen Neurotransmitter.

### Ernährung

Es gibt zahlreiche weitere Nahrungsergänzungsmittel, die Aufmerksamkeit und Konzentrationsvermögen wirkungsvoll steigern. Dazu gehören:

- Ginkgo biloba, täglich 120 mg
- Omega-3-Fettsäure (DHA), dreimal täglich 1000 mg
- Traubenkernextrakt, täglich 200 mg
- ein Multivitaminpräparat mit B6, täglich 200 mg
- Folsäure, täglich 400 Mikrogramm
- Vitamin B12, täglich 100 Mikrogramm
- Aminosäuren: Glutamin, täglich 500 mg, und Tyrosin, täglich 250 mg

Diese Spurenelemente, Aminosäuren und Vitamine helfen Ihrem Gehirn, Neurotransmitter zu produzieren, die Ihr Aufmerksamkeits-Netzwerk stimulieren. Folgende Mittel kommen ebenfalls infrage:

- SAMe, S-Adenosylmethionin, hilft Ihrem Gehirn, Dopamin und Serotonin zu produzieren, zwei für Aufmerksamkeit und Konzentrationsvermögen wesentliche Neurotransmitter. Sie können zwei- bis dreimal täglich auf nüchternen Magen 400 mg einnehmen.
- Asiatisches Ginseng, täglich 625 mg, fördert nicht nur die Konzentration, sondern ist außerdem ein Antidepressivum.
- Gotu Kola *(Centella asiatica)* hilft sehr gut, wenn Konzentrationsschwäche einhergeht mit Depressionen und Ängstlichkeit. Eine typische Dosierung besteht aus dreimal täglich 600 mg.
- Koffein in kleinen Mengen wirkt ähnlich wie Ritalin, Sie können also Kaffee und Tee in Maßen konsumieren. Wenn Sie aber in der Lage sind, lange genug still zu sitzen, um Meditation zu praktizieren, fördert das Ihr Konzentrationsvermögen sehr viel besser als Koffein. (Allerdings muss ich ehrlicherweise zugeben, dass mir das nicht gelingt.)

### Medikamente

Wenn dieses Buch erscheint, gibt es wahrscheinlich schon wieder erheblich mehr ADHS-Medikamente, denn die Pharmaindustrie bringt ständig neue auf den Markt. Ob Sie Medikamente einnehmen wollen, müssen Sie selbst entscheiden. Jahrelang galt Ritalin als Mittel der Wahl. Sein Gebrauch ist aber schwierig, wenn bei Ihnen gleichzeitig Angstzustände bestehen. Es gibt andere ähnliche Medikamente wie Concerta oder Adderall, die auf Dopamin einwirken und dadurch Konzentration und Aufmerksamkeit verbessern. Alternativ kommen Medikamente wie Strattera infrage. Es macht nicht so leicht abhängig wie Ritalin und die ihm ähnlichen Mittel.

### Andere Strategien

Außerdem empfehle ich Ihnen, einen nicht-elektronischen Terminplaner zu benutzen, einen mit Stift und Papier. Es hilft Ihnen, wenn Sie Dinge handschriftlich notieren und auf Papier vor sich sehen. Sie können dann Ihre Gedanken besser ordnen und Ihren Tag besser organisieren. Denken Sie daran, dass bei ADHS häufig der Frontallappen beteiligt ist, der für das Organisieren zuständige Gehirnbereich. So ein Terminplaner aus Papier hilft Ihnen, Defizite Ihres »Arbeitsgedächtnisses« auszugleichen, der sogenannten frontalen Exekutivfunktion, die bei Menschen mit ADHS oft etwas eingeschränkt ist. Auch eine Kreidetafel oder Pinnwand kann hier nützliche Dienste leisten. Wichtig ist, dass Sie etwas Physisches, Äußeres haben, auf dem Sie organisieren, planen und Prioritäten festlegen, denn das erleichtert es Ihnen, Ihre Aufmerksamkeit zu fokussieren und Entscheidungen zu treffen.

Auch bietet sich die kognitive Verhaltenstherapie an. Mithilfe eines in dieser Therapieform erfahrenen Therapeuten können Sie lernen, Ihre Emotionalität und Impulsivität besser zu regulieren, die sonst in Beruf und Familie häufig für Schwierigkeiten sorgen, besonders im Umgang mit Ihren Finanzen.

### Die Affirmationen

Geben Sie es ruhig zu: Sie benutzen Süßigkeiten, Kohlenhydrate, Koffein, Nikotin, Alkohol, Drama, Chaos, Umweltlärm, Geschäftigkeit, um Ihr unaufmerksames Gehirn zu beeinflussen. Leider gehört es zu den Nebenwirkungen des exzessiven Gebrauchs dieser Substanzen oder Verhaltensweisen, dass Sie emotional abstumpfen und noch zusätzlich abgelenkt werden, ganz zu schweigen von den nachteiligen Folgen für Ihre Gesundheit und Ihr Lebensglück. Louise empfiehlt spezifische Affirmationen für die verschiedenen Formen der Sucht, je nachdem, von welcher Substanz Sie abhängig sind. Zum Beispiel lautet die Affirmation für die Sucht nach Zucker: »Ich entdecke jetzt, wie wunderbar ich bin. Ich entscheide mich dafür, mich zu lieben und Freude an mir selbst zu haben.«

Wenn bei Ihnen ADS oder ADHS besteht und Sie unter dem gesundheitlichen »Fallout« Ihrer Versuche leiden, Ihr Defizit zu kompensieren, schlagen Sie im Anhang des Buches Ihre gesundheitlichen Beschwerden nach. So wie jedes Medikament Wirkungen und Nebenwirkungen hat, können auch all die oben genannten Kompensationsmittel anfangs durchaus helfen, doch langfristig zeigen sie unerwünschte Folgen. Schauen Sie sich die folgenden Möglichkeiten der »Selbstbehandlung« an und etwaige daraus resultierende Krankheiten. Wenn bei Ihnen eine solche Krankheit besteht, schlagen Sie hinten in diesem Buch nach, welche Affirmationen Louise dafür empfiehlt.

- Süßigkeiten, Kohlenhydrate – Gewichtszunahme, die zu Diabetes führt
- Koffein – Herzklopfen, langfristig möglicherweise herzschädigende Wirkung
- Rauchen von Tabak und anderen Substanzen – Lungenkrankheiten, Asthma und Herzkrankheiten
- Exzessiver Alkoholkonsum – Alkoholismus
- Instabile Beziehungen, Chaos, Beziehungsdramen – unkontrollierbare Stimmungsschwankungen, PTBS
- Exzessives Sporttraining – Rücken-, Knie- und andere Sportverletzungen
- Übermäßige Risikobereitschaft – Unfälle, traumatische Gehirnverletzungen

### *II. Legasthenie*

Eine weitere sehr bekannte Lernstörung ist die Legasthenie, die Lese-Rechtschreib-Schwäche. Bei den davon betroffenen Menschen ist das Gehirn im Hinblick auf den Umgang mit Sprache anders strukturiert. Legasthenikern fällt es schwerer als anderen, zu lesen, zu sprechen, zu schreiben, zuzuhören oder eine Sprache zu erlernen, sei es die eigene Muttersprache oder eine andere, und es macht ihnen keine Freude.[8] In den unteren Klassen schlagen sich Legastheniker, vor allem wenn sie klug und aufgeweckt sind, meistens noch recht gut, aber in den höheren Klassen und Bildungsstufen fällt es ihnen dann schwer, beim Lesen und beim Verfassen von Texten mitzuhalten. Wenn Sie besonders intelligent sind, können Sie das Problem vielleicht eine Zeit lang dadurch kompensieren, dass Sie wesentlich mehr Zeit in die gestellten Aufgaben investieren. Für ein Buch, das ein anderer an einem Wochenende durchliest, brauchen Sie vielleicht drei Wochen. Nach einer Weile jedoch schwänzen Sie entweder die Stunden, in denen gelesen oder geschrieben werden muss, oder, schlimmer noch, Sie brechen die Schule ganz ab.

Wenn es Ihnen also schwerfällt, Multiple-Choice-Tests zu meistern, Texte zu schreiben oder sich an Gelesenes zu erinnern, lassen Sie bitte abklären, ob bei Ihnen eine sprachbasierte Lernstörung besteht, also eine Legasthenie. Für Menschen mit diesem Lern-Gehirnmuster sind ihre Lese- und Schreibschwierigkeiten der Hemmschuh, der sie daran hindert, ihre intellektuellen Fähigkeiten in vollem Umfang zu nutzen und im Leben Erfolg zu haben.[9]

Und wenn bei Ihnen eine Legasthenie besteht, können Sie dann Ihr Gehirn »normalisieren«? Wahrscheinlich nicht. Wenn Legastheniker ein Training erhalten, das ihnen hilft, effizienter zu lernen, findet in den für Sprache zuständigen Bereichen ihres Gehirns eine gewisse Normalisierung statt, das konnte in wissenschaftlichen Studien nachgewiesen werden. Doch Sie sollten einfach wissen, dass Sie mit einem Unterschied geboren wurden. Wenn Sie müde werden oder gestresst sind, bewirkt das bei Ihnen eine »Dekompensierung«, durch die Ihre Lese- und Schreibschwierigkeiten sich verschlimmern. Bei Lärm oder starker Ablenkung wird das Lesen und Schreiben für Sie nahezu unmöglich. Entspannen Sie sich also, atmen Sie tief durch und seien Sie geduldig mit sich. Louise betont, wie wichtig es ist, dass Sie sich einerseits selbst so lieben, wie sie sind, andererseits aber auch Ihren begreiflichen Wunsch verwirklichen, das Beste aus sich zu machen, in diesem Fall natürlich vor allem, was Ihre sprachlichen Fähigkeiten angeht. Studien belegen, dass Legasthenikerinnen und Legastheniker einzigartige Gehirne besitzen mit etwas, das man als »Warzen« bezeichnen könnte (Narben auf der Hirnrinde, besonders in den Sprachareale n der linken Gehirnhälfte). Sie müssen lernen, sich selbst mit Ihrer Legasthenie zu lieben, mit den »Warzen« und allem, was sonst dazugehört.[10]

Trifft das auf Sie zu? Was tun Sie, wenn Sie es bis in eine weiterführende Schule oder sogar bis zur Universität geschafft haben, aber dann entdecken, dass Sie ein Legasthenie-Problem haben? In bestimmten Lebenssituationen kommt es möglicherweise immer wieder vor, dass Sie Ihre Fähigkeit verlieren, Ihre Lese-Rechtschreib-Schwäche zu kompensieren. Die Veränderungen des Östrogenspiegels während der Menopause machen es für Legasthenikerinnen besonders schwierig, sich zu konzentrieren und die Anstrengung durchzustehen, die das Lesen und Schreiben für sie darstellt. Es gibt zahlreiche Gründe, warum Menschen irgendwann klar wird, dass ihre Art zu lesen und zu schreiben einfach zu anstrengend ist.[11]

Wie beruhigend ist es da zu wissen, dass es nie zu spät ist, sich helfen zu lassen! Wenn Sie schon die 50 überschritten haben und plötzlich merken, dass Sie infolge der hormonellen Veränderungen in Ihrem Gehirn nicht mehr in der Lage sind, Ihre Lese- und Schreibschwierigkeiten zu kompensieren, gibt es

Möglichkeiten, die besonderen Verarbeitungsmuster für Sprache in Ihrem Gehirn zu optimieren. Dies veranschaulicht das folgende Fallbeispiel.

### *Fallbeispiel Olivia: Im Beruf völlig überfordert*

Olivia, 49, bat um ein Reading, weil sie sich bei der Arbeit überfordert fühlte und Fehler machte.

#### Das intuitive Reading

Mein erster Eindruck war, dass Olivia es immer schon schwergefallen war, sich in Gesellschaft anderer sicher zu fühlen, sei es in der Familie, in Gegenwart ihrer Schulkameraden und später im beruflichen Umfeld. Ich erkannte, dass Olivia zartbesaitet und sensibel war. Sie schien mir über einen gut ausgeprägten intuitiven sechsten Sinn zu verfügen, nutzte ihn aber nicht, und Körper und Gehirn lieferten ihr entsprechende Rückmeldungen. Feinfühlig reagierte sie auf die emotionalen Schmerzen der Menschen in ihrer Umgebung und spürte, dass dies auf Kosten ihrer eigenen emotionalen und körperlichen Gesundheit ging.

#### Der Körper

Als ich mir Olivias Kopf anschaute, sah ich, dass sie Konzentrationsprobleme hatte und sich schnell ablenken ließ. Ich konnte erkennen, dass sie zwar versuchte, sich auf Details zu konzentrieren, doch schon nach ein oder zwei Minuten konnte sie nicht mehr klar denken. Was sie beruflich machte, war für mich nicht sichtbar, sondern hinter einer Art gedanklichem Nebel verborgen. Ich sah ein mit Antikörpern in Zusammenhang stehendes Schilddrüsenproblem. Ich sah, dass sie wohl häufig unter einem Druckgefühl auf der Brust litt. Fiel es ihr schwer, tief durchzuatmen? Manchmal war ihr offenbar übel, und ihr Magen reagierte nervös. Gab es Veränderungen bei den Hormonen Östrogen und Progesteron? Ich war nicht sicher, ob diese hormonellen Veränderungen bei ihr einen Hunger nach Kohlenhydraten auslösten, was eine Gewichtszunahme bewirkt hatte. Möglicherweise führte dieses Übergewicht zu Problemen mit den Gelenken oder dem Rücken. Auch mit ihrer Haut schien etwas nicht in Ordnung zu sein.

**Die Fakten**

Olivia klagte über Arthritis, Schuppenflechte, Schilddrüsenprobleme und Panikattacken. Ihr größtes Problem bestand aber darin, dass sie ihre beruflichen Aufgaben nicht mehr bewältigte. Sie arbeitete als Anwaltsgehilfin, was bedingte, dass sie viel lesen musste. Und gerade das bereitete ihr zunehmend Schwierigkeiten. Für das Verfassen eines Berichts, den eine Kollegin in wenigen Stunden fertigstellte, brauchte Olivia ein ganzes Wochenende. Immer wieder verlor sie sich in Tagträumen, und die fehlende Konzentration bewirkte, dass sie Fehler machte. Olivia hinkte ständig mit der Arbeit hinterher und hatte schreckliche Angst, deswegen entlassen zu werden. Der Stress, weil sie das beruflich erforderliche Lese- und Schreibpensum nicht mehr bewältigte, machte sich inzwischen im Körper als Gelenkbeschwerden, Schuppenflechte, Panik und Schilddrüsenprobleme bemerkbar.

Olivia wollte gerne Anwältin werden, aber sie hatte Mühe, die Aufnahmeprüfung für das Studium zu schaffen. Stundenlang bereitete sie sich vor, aber dann verlor sie sich in der Tretmühle der Details. Sie klagte: »Das bin ich. Details. Details. Ich habe alle diese Tabellen, markierten Textstellen und Karteikarten. Ich verbringe Stunden mit Hausarbeiten, aber der Professor sagt, dass meine Texte voller Grammatik- und Rechtschreibfehler sind und ich bei der Beantwortung einer Frage nie auf den Punkt komme.«

Bisher war Olivia schon dreimal durch die Aufnahmeprüfung für das Jurastudium gefallen. Bei einer kürzlich erfolgten neuropsychologischen Begutachtung hatte man bei ihr Legasthenie und ADHS diagnostiziert.

**Die Lösung**

Hatten Sie in der Schule und später im Beruf Mühe, die anfallenden Lese- und Schreibarbeiten zu bewältigen? Ist Ihnen wegen diesbezüglicher Fehler schon einmal eine Beförderung entgangen oder wurde Ihnen gar gekündigt? Lassen Sie sich durch die Probleme anderer Leute leicht ablenken?

Möglicherweise besteht bei Ihnen eine sprachbasierte Lernschwäche, durch die Ihr Gehirn schlecht an Berufe angepasst ist, bei denen Sie viel lesen und schreiben müssen. Doch dieses Problem mit einer Sprachstörung in der linken Gehirnhälfte geht andererseits mit außergewöhnlich starken intuitiven Fähigkeiten einher, die Ihnen in Heilberufen und bei anderen Tätigkeiten, in denen Feinfühligkeit und Intuition wichtig sind, sehr von Nutzen sein können. Aber auch wenn Sie diese emotional-intuitive Gabe nutzen wollen, über die Ihr Gehirn gewissermaßen als Nebenprodukt Ihrer Lernschwäche verfügt, werden Sie trotzdem Hilfe brauchen. Lese- und Schreibkompetenz benötigen Sie heute für nahezu jeden Beruf – ob Ihnen das gefällt oder nicht.

Wenn Sie Legastheniker sind oder leichte Sprachprobleme haben, ist Ihr Gehirn außerdem in der Regel außerordentlich emotional und intuitiv, was Sie anfällig für stressbedingte Krankheiten machen kann. Warum? Viele intuitiv begabte Menschen sind sehr feinfühlig und sensibel. Das kann die Anfälligkeit für Autoimmunkrankheiten und Gelenkschmerzen erhöhen und langfristig zu schweren gesundheitlichen Beeinträchtigungen bis hin zur Berufsunfähigkeit führen. Die Forschungen von Norman Geschwind deuten darauf hin, dass bei Legasthenikern ein erhöhtes Risiko für Autoimmunkrankheiten besteht, wie Schuppenflechte, Arthritis, Hashimoto-Thyreoiditis, Skoliose, Migräne und Anfallsleiden, um nur einige zu nennen. Warum ist das so? Möglicherweise kommt es, wenn während des ersten Trimesters der Schwangerschaft Abweichungen bei der Entwicklung der Sprachareale in der linken Gehirnhälfte auftreten, auch zu Beeinträchtigungen von Thymus und Immunsystem. Diese sogenannte Geschwind-Behan-Galaburda-Hypothese ist allerdings umstritten. Alle zehn Jahre wird eine andere Studie veröffentlicht, die die Hypothese entweder stützt oder ihr widerspricht. Wenn Sie Legasthenikerin oder Legastheniker sind, verfügen Sie mit hoher Wahrscheinlichkeit über eine hyperintuitive Begabung. Diesem Vorteil steht allerdings der Nachteil gegenüber, dass Sie sich möglicherweise mit zahlreichen schwer zu behandelnden Gesundheitsproblemen herumplagen müssen.

Wenn das auf Sie zutrifft – bei Ihnen besteht eine Legasthenie, und Sie sind sensibel und intuitiv –, lassen Sie trotzdem den Mut nicht sinken. Sie können Ihre emotionale und intuitive Begabung nutzen und gleichzeitig lernen, auch das volle sprachliche Potenzial Ihres Gehirns zu entfalten. Stärken Sie aber Ihr Immunsystem, sonst könnte Ihre intuitive Begabung Immunsystem-Probleme auslösen. Erstens schlagen Sie, wenn Sie unter Aufmerksamkeitsdefiziten leiden, bitte in der Alles-ist-gut-Klink des vorigen Kapitels nach, wie Sie die Konzentrationsfähigkeit Ihres Gehirns verbessern können, weil Aufmerksamkeitsstörungen und Legasthenie häufig gemeinsam auftreten. Lassen Sie sich von einem Akupunkteur und einem Spezialisten für traditionelle chinesische Medizin bei der Stärkung Ihres Immunsystems helfen. Lassen Sie von ihnen Ihr Leber-Yin und Nieren-Yin stärken, wenn Sie bereits an einer Autoimmunkrankheit leiden. Wenn Sie unsicher sind, ob bei Ihnen möglicherweise eine Legasthenie vorliegt, lassen Sie eine neuropsychologische Begutachtung durchführen, bei der Ihre Aufmerksamkeit, Ihr Lernvermögen und Ihr Gedächtnis untersucht werden. Ein Neuropsychologe wird nicht nur feststellen, ob bei Ihnen ADHS oder Legasthenie vorliegt, sondern kann Ihnen auch helfen, ein geeignetes Schulungszentrum für Menschen mit Lernschwächen zu finden. Die Spezialisten dort können Ihnen helfen, Ihre Lese- und Schreibfähigkeit zu verbessern. Indem Sie lernen, viele Areale Ihres Gehirns für das Lesen und Schreiben zu aktivieren, können Sie kleine Beeinträchtigungen und Abweichungen in der Entwicklung Ihres Gehirns ausgleichen oder umgehen.

Schränken Sie sich vor allem nicht ein. Bilden Sie sich weiter. Informieren Sie sich über spezielle Kursangebote für Menschen mit Legasthenie. Bitten Sie als Legasthenikerin oder Legastheniker darum, dass Ihnen bei Prüfungen mehr Zeit eingeräumt wird. Bei nachgewiesener Legasthenie, Dyskalkulie oder ADHS wird dieser Nachteilsausgleich normalerweise gewährt. Allerdings verfügt zum Beispiel in Deutschland jedes Bundesland über eigene Rechtsvorschriften dazu, wie mit Legasthenie in der Schule umzugehen ist. Im Studium muss der Nachteilsausgleich immer individuell und situationsbezogen verabredet werden. Am besten nutzen Sie auch die Möglichkeiten einer Berufsberatung, um eine für Ihr besonderes Profil passende Tätigkeit zu finden. Einen Doktorgrad in Literaturwissenschaft anzustreben wäre in Ihrem Fall vermutlich eher nicht sinnvoll, weil der gewaltige Lektürestoff eines solchen Studiums Sie vermutlich überfordern würde, trotz speziellen Lesetrainings. Aber mit Rat und Hilfe Ihres Neuropsychologen, Berufsberaters oder Coachs werden Sie sicherlich eine für Ihr einzigartiges Gehirn optimale berufliche Herausforderung finden.

### Die Affirmationen

Louise hilft den Menschen zu verstehen, dass es für jedes Lernmuster die passende Berufstätigkeit gibt, wo Menschen mit diesem Muster, dieser Gehirnstruktur, Ihre Talente bestmöglich einbringen und entfalten können. Jeder Mensch wird sich mehr oder weniger behindert fühlen, wenn er den falschen Beruf ausübt. Die einzige echte Lernbehinderung ist nach Louises Auffassung unsere Unfähigkeit, unser Gehirn so zu lieben, wie es ist. Wenn wir die Art, wie wir denken und fühlen, nicht lieben, werden wir zu Panik und Ängstlichkeit neigen, was uns mit der Zeit anfällig für Autoimmunkrankheiten macht. Louise empfiehlt hier eine ganze Reihe von Affirmationen. Erstens sollen wir unsere Identität vollkommen lieben und akzeptieren und, zweitens, eine Affirmation anwenden, die gegen die Angst und Panik wirkt, die uns befällt, wenn wir uns in einem Beruf überfordert und fehl am Platz fühlen, der nicht unserer besonderen Gehirnstruktur entspricht. Drittens empfiehlt sie gezielte Affirmationen für unsere gesundheitlichen Probleme, die sich tendenziell dann verschlimmern, wenn unsere Lernschwierigkeiten uns Angst machen oder frustrieren. Folgende Affirmationen bieten sich an:

- Um Akzeptanz für die eigenen Denk- und Lernmuster zu entwickeln, affirmieren Sie: »Ich bin Liebe. Ich entscheide mich jetzt dafür, mich selbst zu lieben und wertzuschätzen. Ich sehe andere in einem liebevollen Licht.«
- Affirmationen gegen Angst und Nervosität finden Sie im zweiten Kapitel.
- Affirmationen gegen Krankheiten wie Schuppenflechte, Skoliose, Epilepsie oder Migräne finden Sie im Anhang dieses Buches.

### *III. Lernstörungen der rechten Gehirnhälfte*

Bei einer Lernstörung der rechten Gehirnhälfte haben Sie in Ihren zwischenmenschlichen Beziehungen und im Beruf Schwierigkeiten, die zahlreichen Funktionen der rechten Gehirnhälfte zu koordinieren. Die Aufgabe der rechten Gehirnhälfte besteht normalerweise darin, die eigenen Gefühle und die anderer Menschen wahrzunehmen. So, wie wir gleichzeitig gehen und Kaugummi kauen, verwenden wir unsere rechte Gehirnhälfte, um uns unserer eigenen Nervosität bewusst zu sein und gleichzeitig wahrzunehmen, dass eine andere Person in unserer Nähe wütend oder traurig ist. Zusätzlich hilft uns die rechte Gehirnhälfte, Grenzen zu ziehen – zu wissen, wo unsere Gefühle enden, und die eines anderen Menschen beginnen. Aber die rechte Gehirnhälfte ist nicht nur zuständig dafür, Gefühle zu regulieren, auszudrücken und zu verstehen, sondern auch für die Steuerung unserer Aufmerksamkeit. Ob es darum geht, unsere Aufmerksamkeit zwischen dem Autoradio und dem Straßenverkehr angemessen aufzuteilen oder dem Computermonitor und dem, was Ihr Chef gerade zu Ihnen sagt. Dieses Jonglieren mit Aufmerksamkeit und Konzentration ist ebenfalls eine wichtige Funktion unserer rechten Gehirnhälfte. Und dann erzeugt unsere rechte Gehirnhälfte eine dreidimensionale Karte unserer Welt. Ob es darum geht, tatsächlich eine Landkarte zu lesen, Geometrie zu verstehen, in eine Parklücke einzuparken, beim Autofahren Abstände und Geschwindigkeiten richtig einzuschätzen – diese visuell-räumliche Wahrnehmungsfähigkeit ist schwer zu erklären, aber wenn sie fehlt, ist das ein deutlich spürbares Defizit.

Nun kennen Sie die normalen Funktionen der rechten Gehirnhälfte und können sich eher vorstellen, was es bedeutet, von Geburt an mit einer anderen Gehirnstruktur zu leben:

- Direkter Blickkontakt bereitet Ihnen Schwierigkeiten. Warum? Es könnte schwierig für Sie sein, Ihre eigenen Gefühle zu regulieren und sie mit den Emotionen in Einklang zu bringen, die Sie im Gesicht eines anderen Menschen sehen.
- Es fällt Ihnen schwer, Ihre Gefühle in Worte zu fassen, und noch schwieriger ist es für Sie, die Gefühle im Gesichtsausdruck anderer Leute zu »lesen« oder sie an deren Tonfall zu erkennen.
- Feinheiten der sozialen Kommunikation entgehen Ihnen. In Schule, Studium und später im Berufsleben haben Sie das Gefühl, »von außen« das soziale Leben zu beobachten. Andere Menschen sprechen eine »soziale Sprache«, die Sie nicht verstehen. Es ist nicht so, dass Sie schüchtern sind. Eher fühlen Sie sich unbeholfen und wissen oft nicht, was Sie sagen oder wie Sie sich verhalten sollen. Im Gegensatz zu Ihnen scheinen andere Menschen die »Regeln« zu kennen – wie man eine Liebesbeziehung anbahnt, tanzen geht, nach der Arbeit locker mit Kollegen oder Freunden plaudert.
- Zwar fühlen Sie sich in Gesellschaft eines älteren Verwandten, eines Historikers oder anderen Wissenschaftlers oder eines äl-

teren Lehrers durchaus wohl, aber im Umgang mit Gleichaltrigen tun Sie sich schwer. Manche Leute meinen, Sie litten an einer Sozialphobie. Während des Studiums fällt es Ihnen sehr schwer, Kontakte zu knüpfen oder gar ein Zimmer mit einem Mitbewohner zu teilen. Dieses Zusammenwohnen mit einer anderen Person führt dazu, dass es häufig Streit gibt, weil bestimmte Details, die Ihnen extrem wichtig sind, von dem Mitbewohner oder der Mitbewohnerin als lächerlich angesehen werden.

- Sie neigen dazu, zwanghaft und perfektionistisch Wert auf bestimmte Details zu legen. Wenn jemand etwas verschiebt oder wegnimmt, das Sie an einen bestimmten Platz gelegt haben, macht Sie das nervös und ängstlich. Es ist für Sie sehr wichtig, dass bestimmte routinemäßige Abläufe strikt eingehalten werden.
- Ihre Talente liegen stärker im Bereich von detailorientierten, der linken Gehirnhälfte zugeordneten Tätigkeiten wie Informatik, Ingenieurwissenschaften und anderen technischen Berufen. Sozialarbeit, Psychologie und Anthropologie liegen Ihnen dagegen wenig. Die sozialen Kniffe und Taktiken, die man kennen muss, um Karriere zu machen, sind für Sie ein Buch mit sieben Siegeln, und Sie verstehen nicht, warum das so ist. Obwohl Sie stets makellose Arbeit abliefern, werden Sie bei Beförderungen übergangen, während Kollegen rasant Karriere machen, die weniger intelligent sind als Sie und bei Weitem nicht so sorgfältig arbeiten, aber gut reden können und sich gewandt auf dem sozialen Parkett bewegen. »Das ist einfach nicht fair!«, denken Sie dann.
- Sie fühlen eine große Nähe zur Natur und sind froh, wenn jemand da ist, der für Sie sorgt. Es macht Ihnen mehr Freude, Modelle oder Legofiguren zu bauen oder an einem Computer zu arbeiten, als sich mit einem Freund im Café zu treffen und stundenlang zu reden.

- Sie neigen zu Allergien, vor allem reagieren Sie allergisch auf Weizen. Auch besteht eine erhöhte Neigung zu Muskelverspannungen und Steifigkeit sowie Schlaflosigkeit. In Ihrer Familie könnten vermehrt Fälle von Alkoholismus auftreten. Und wenn Sie in einer Paarbeziehung leben, ist es gut möglich, dass Ihr Partner Sie schon zu einer Psychotherapie überreden wollte, damit Sie lernen, über Ihre Gefühle zu sprechen. Das haben Sie versucht, aber es ist nicht viel dabei herausgekommen, und Sie hatten den Eindruck, Ihre Zeit sinnvoller verbringen zu können.

Wenn Sie darin sich selbst oder einen nahestehenden Menschen wiedererkennen, herzlichen Glückwunsch! Zwar sind die Funktionen Ihrer rechten Gehirnhälfte nicht gerade Ihre starke Seite, doch die Kapazität Ihrer linken Gehirnhälfte für Logik, Details und rationales Denken in den Bereichen Ingenieurwesen, Wissenschaft, Mathematik und auf anderen logik- und verstandesorientierten Gebieten kann ehrfurchtgebietend sein! Im Grunde liegt bei Ihnen genau die gegensätzliche Gehirnstruktur wie bei Menschen mit Legasthenie vor. Legasthenie ist eine Störung in der linken Gehirnhälfte, bei der die emotionalen und intuitiven Gaben der rechten Gehirnhälfte besonders ausgeprägt sind. Bei Ihnen hingegen liegt eine Lernstörung der rechten Gehirnhälfte vor, bei der die Gaben der linken Gehirnhälfte – Sprache, Logik und lineare Fähigkeiten – besonders hervorstechend sind. Häufig heiraten Partner, die diese beiden gegensätzlichen Gehirnstrukturen aufweisen, sodass sie dann als Paar gemeinsam über ein »vollständiges« Gehirn verfügen. Wir neigen dazu, einen Menschen zu heiraten, der die bei uns selbst schwach ausgeprägten oder weniger gut funktionierenden Gehirnmuster besitzt. Das ist wohl gemeint, wenn es heißt, Gegensätze ziehen sich an. Wenn Sie also das nächste Mal das Bedürfnis verspüren, Ihren Partner/Ihre Partnerin zu ändern, denken Sie besser noch einmal darüber nach.

Wollen Sie das wirklich? Ist es nicht eigentlich so, dass Sie beide sich wunderbar ergänzen und einander helfen können, Ihre Gehirne zu heilen und Ganzheit zu erzeugen?

Wenn Ihnen offensichtliche oder subtile Symptome der rechten Gehirnhälfte zu schaffen machen, sei es im sozialen Bereich, in Partnerschaft oder Beruf, können Sie Medikamente, Nahrungsergänzungsmittel, Affirmationen und Ihre Intuition nutzen, um Heilung und Ganzheitlichkeit zu erzeugen, für sich allein oder in einer Paarbeziehung. Anhand des folgenden Fallbeispiels zeigen wir Ihnen, wie das geht.

### *Fallbeispiel Patrick: Die Pathologie der Überlegenheit*

Patrick, 39, rief mich an, weil er sich Sorgen um seine Gesundheit machte.

#### Das intuitive Reading

Mein erster Eindruck war, dass Patrick ein sehr sensibler Mensch war, was ihm an öffentlichen Orten zu schaffen machte. Ich sah, dass er sich in Gesellschaft eher unwohl fühlte, sei es früher in der Schulzeit oder heute im Beruf. Nur mit Familienmitgliedern war er gerne zusammen. Fühlte er sich in Gesellschaft anderer Menschen einfach unbehaglich? Intuitiv konnte ich um ihn herum keine Menschen sehen, und ich sah keine Partnerin, keine Kinder. Nur Patrick allein in einem Zimmer. Andererseits nahm ich deutlich wahr, dass Patrick gern mit Zahlen umging und großen Wert auf Details legte.

#### Der Körper

Als Erstes fiel mir auf, dass Patrick sehr empfindliche Haut hatte. Ich sah intuitiv, wie sich auf seiner Haut rote Flecken bildeten, vor allem, wenn er bestimmte Lebensmittel aß. Er schien einigermaßen gesund zu sein, litt aber schon sein ganzes Leben an einer Weizenallergie, und auch einige andere Nahrungsmittel konnte er nicht vertragen. Was seine Weizenallergie betraf, handelte es sich nicht um eine dieser leichten Unverträglichkeiten, über die heute so viele Leute klagen. Patrick reagierte auf Weizen mit Bauchschmerzen und heftigem Erbrechen.

**Die Fakten**

Patrick erzählte, er sei von Arzt zu Arzt gelaufen, von einem Dermatologen zum anderen, um sein Ekzem loszuwerden. Doch außer seiner Weizenallergie konnten die Ärzte bei ihm keine weitere Allergie feststellen. Tatsächlich konnte er aber von Kind an nicht nur keinen Weizen essen, sondern vertrug auch keine Milch.

Patrick hatte mich nicht nur wegen seiner gesundheitlichen Beschwerden kontaktiert, sondern auch weil er berufliche Probleme hatte. Er war gerade entlassen worden, nicht zum ersten Mal. Er sagte: »Ich weiß nicht, was heutzutage mit diesen Vorgesetzten los ist. Offensichtlich haben sie kein Interesse daran, dass die Dinge richtig gemacht werden.« Patrick hatte als Sachbearbeiter in einem Verlag gearbeitet, zuletzt als Korrektor, bis er wieder einmal gefeuert worden war. Momentan hielt er sich mit einfachen Büroarbeiten über Wasser. Der Grund für seine jüngste Kündigung war ein Streit mit einem Autor über den richtigen Gebrauch von *dasselbe* und *das Gleiche*. Patrick erzählte: »Eine Tatsache ist eine Tatsache. Ich verstehe nicht, warum die Leute beleidigt sind, wenn man ihnen den richtigen Umgang mit Grammatik und Syntax erklärt.«

Es war offensichtlich, dass Patrick über exzellente sprachliche und logische Fähigkeiten (linke Gehirnhälfte) verfügte, es ihm aber schwerfiel, soziale Umgangsformen und Empfindlichkeiten zu verstehen (rechte Gehirnhälfte). Und er war unfähig, mit gegensätzlichen Auffassungen klarzukommen, also neben seinem eigenen, logisch begründeten Standpunkt auch die Meinungen seiner Kollegen und Vorgesetzten zu respektieren. Er glaubte, dass die Logik in jedem Fall höher zu bewerten sei als Meinungen und Gefühle. Diese Unausgewogenheit führte bei Patrick zu ständiger Frustration, Depression und Angst. Erst war er wütend und dachte: *Ich habe recht und sie unrecht. Die Dinge müssten anders sein.* Dann war er deprimiert, weil seine einzigartigen intellektuellen Fähigkeiten nicht anerkannt wurden. Dann bekam er Angst, weil ihm gekündigt worden war und er nicht wusste, wie er seine Rechnungen bezahlen sollte.

Patrick hatte keine Ahnung, wie er seine Frustration, seine Depression und Angst zum Ausdruck bringen sollte, und erst recht begriff er nicht, warum sein Chef ihn gefeuert hatte beziehungsweise warum er überhaupt wütend auf Patrick gewesen war. Der stetig anwachsende Gefühlsstau belastete zunehmend Patricks Nebennieren, wodurch vermehrt das Stresshormon Cortisol ausgeschüttet wurde. Cortisol wiederum trug zu einer Verschlimmerung seiner Allergien bei. Patrick fügte hinzu: »Übrigens ging ich als Kind auf die Sonderschule, weil ich erst spät sprechen lernte. Und schauen Sie mich jetzt an: Ich habe mit ausgezeichneten Noten Literatur studiert und meinen Masterabschluss gemacht. Nicht schlecht für einen ehemaligen Sonderschüler, was?«

### Die Pathologie der Überlegenheit

In jedem Menschen steckt irgendetwas Geniales. Vermutlich besitzen auch Sie genau wie Patrick eine erstaunliche Fähigkeit, die irgendwie in Zusammenhang mit einer der Schwächen in Ihrem Gehirn steht. Wie die zwei Seiten einer Münze wird jeder »Mangel« in Ihrem Gehirn durch einen mehr oder weniger großen Vorzug kompensiert. In extremen Fällen kann es so weit gehen, dass jemand wegen eines dramatischen Problems in seiner rechten Gehirnhälfte als Autist eingestuft wird, während er auf bestimmten Gebieten überragende Fähigkeiten zeigt – Inselbegabungen, das sogenannte Savant-Syndrom. Starke Beeinträchtigungen in der rechten Gehirnhälfte bedeuten aber nicht zwangsläufig, dass ein Mensch zum Autisten wird. Eine Beeinträchtigung der emotionalen und sozialen Fähigkeiten geht aber offenbar häufig mit einer ausgeprägten Begabung für Logik, Wissenschaft und Technologie einher. Also können Sie sehr talentiert sein, wenn es gilt, mathematische Berechnungen anzustellen oder komplexe Computersoftware zu entwickeln. Dass es Ihnen aber gleichzeitig an sozialer Kompetenz und Teamfähigkeit mangelt, offenbart emotionale Schwächen in Ihrer rechten Gehirnhälfte. Niemand ist vollkommen. Wir alle haben Schwächen in der einen und Stärken in der anderen Hälfte unseres Gehirns. Manche von uns besitzen Inselbegabungen im emotionalen und intuitiven Bereich der rechten Gehirnhälfte, die für therapeutische Berufe, Sozialarbeit oder kreative Künste besonders nützlich sind. Was ist nun die Lösung, wenn bei Ihnen eine solche Inselbegabung oder ein anderes extremes Gehirnmuster besteht, sei es wie bei Patrick (extreme Fähigkeiten der linken Gehirnhälfte mit Schwächen in den Kompetenzen der rechten Hälfte) oder wie bei dem im vorigen Abschnitt beschriebenen Fall (extreme Fähigkeiten der rechten Gehirnhälfte und eine relativ schwache linke Gehirnhälfte)?

### Die Lösung

Beachten Sie, dass wir uns von klaren Diagnosen wie Legasthenie oder Lernstörung der rechten Gehirnhälfte entfernt haben. Es muss kein extremer Mangel in einer Ihrer Gehirnhälften diagnostiziert werden, um die Lösungsvorschläge in diesem oder dem Abschnitt davor nutzbringend anzuwenden. Wir alle können lernen, Schwächen in unseren Gehirnhälften zu identifizieren, und diese dann ausgleichen oder kompensieren, sodass wir Heilung und Ganzheitlichkeit erreichen. Indem wir beide Gehirnhälften auf bestmögliche Weise gebrauchen, lernen wir, die Kapazität unseres gesamten Gehirns zu nutzen, statt in der einseitigen Komfortzone unserer leistungsfähigeren Hälfte zu verharren.

Die erste Lösung besteht darin, das dialektische Prinzip der Dialektisch-Behavioralen Therapie anzuwenden – das heißt, Sie lieben sich selbst, Ihr gegenwärtiges Gehirnmuster, und gleichzeitig, und scheinbar paradox, wollen Sie noch besser werden. Dass Sie die Fähigkeiten der anderen Gehirnhälfte aktiv verbessern, bedeutet nicht, dass Sie Ihre einzigartige Identität verlieren. Niemand wird den Eindruck haben, dass Sie dadurch »langweilig« werden oder Ihre Individualität einbüßen – das, was Sie außergewöhnlich (und vielleicht auch etwas spleenig!) macht, oder herausragend. Sich selbst so zu lieben, wie Sie sind, *und* die Fähigkeiten Ihrer »schwächeren« Gehirnhälfte zu erhöhen, wird bewirken, dass Sie sich besser an die Welt anpassen können. Und da Sie Ihr gesamtes Gehirn nutzen, um sich an die Welt anzupassen, werden Sie Ihre einzigartigen Talente und Ihre Individualität viel besser demonstrieren und kommunizieren können.

Die zweite Lösung besteht darin, sich mit Menschen und Hilfsmitteln zu umgeben, die Ihre schwächere Gehirnhälfte unterstützen. Wenn Sie, wie in dem vorigen Abschnitt, über extreme Fähigkeiten der rechten Gehirnhälfte verfügen, werden Sie jemanden anheuern – oder heiraten – müssen, der Ihnen mit den Stärken seiner linken Gehirnhälfte dabei hilft, Ihre Buchführung und anderen Papierkram zu erledigen. Wenn Sie selbst bei den Fähigkeiten der linken Gehirnhälfte stark sind, also was Ordnung, Perfektion, Logik und technisches Verständnis angeht, brauchen Sie zur Ergänzung jemanden, der die emotionalen und intuitiven Fähigkeiten der anderen Gehirnhälfte einbringt. Wenn bei Ihnen die Fähigkeiten der linken Gehirnhälfte besonders ausgeprägt sind, mangelt es Ihnen wahrscheinlich an dem sozialen Fingerspitzengefühl, das man benötigt, um Karriere zu machen. Also tun Sie sich am besten mit einem Menschen zusammen, der diese fehlenden emotionalen Fähigkeiten mitbringt und Sie darin coachen kann, wie man zur rechten Zeit das Richtige zu der richtigen Person sagt. Anderenfalls werden Sie dazu neigen, mit Ihrem logischen, nur Fakten gelten lassenden Standpunkt in Privatleben und Beruf immer wieder Leute vor den Kopf zu stoßen, oft ohne sich bewusst zu sein, was Sie anrichten.

Die dritte Lösung besteht in einer Dialektisch-Behavioralen Therapie oder kognitiven Verhaltenstherapie. Beide Therapien helfen Ihnen, jene Pfade in Ihrem Gehirn umzuprogrammieren und zu stärken, die notwendig sind, damit Ihre beiden Gehirnhälften optimal funktionieren. Insbesondere die Dialektisch-Behaviorale Therapie, die auf dem tibetischen Buddhismus und der Achtsamkeit basiert, lässt sich sehr gut dazu einsetzen, eine ausgewogene Geisteshaltung zu entwickeln, indem sie Ihnen hilft, die Emotionen der rechten Gehirnhälfte zu identifizieren und zu benennen und ihre Auswirkungen mit der Rationalität der linken Gehirnhälfte in Einklang zu bringen. Sie lernen, mit Achtsamkeit zu beobachten und zu beschreiben, wodurch auf sanfte Weise eine Balance zwischen der Wahrnehmung und dem Denken beider Gehirnhälften entsteht. Das wird Sie befähigen, besser mit Freunden, Angehörigen, Kollegen und der Welt insgesamt zurechtzukommen. Es gibt noch viele andere Methoden. Doch eines sei zur Warnung gesagt: Wenn Sie sechs Monate Dialektisch-Behaviorale Therapie oder kognitive Verhaltenstherapie absolviert haben oder sogar ein Jahr oder mehr, glauben Sie bitte nicht, nun sei alles in Ordnung und Ihr Gehirn endlich völlig normal! Menschen, die als Linkshänder geboren werden, können sich beibringen, beide Hände zu gebrauchen – beziehungsweise beide Gehirnhälften. Doch in ihrem Gehirn wird die Linkshändigkeit als Prägung bestehen bleiben, und wenn sie unter starkem Stress stehen oder erschöpft sind, werden sie zu diesem angeborenen Muster zurückkehren. Ähnlich wird jede die Schwächen einer Gehirnhälfte ausgleichende Therapie eine Art Pseudo-Fähigkeit hervorbringen. Bis zu einem gewissen Grad, mit bewusster Anstrengung können Sie zu einem ganzheitlicheren, ausgewogeneren Gehirn gelangen und sich entsprechend verhalten. Doch in Zeiten großen Stresses, bei Trauer oder Krankheit werden Sie die Hilfe von Menschen benötigen, die die schwächere Hälfte Ihres Gehirns unterstützen.

### Die Affirmationen

Unabhängig davon, welche Ihrer Gehirnhälften eingeschränkt ist, waren Sie gewiss schon mit Schwierigkeiten im Beruf und anderen Rückschlägen konfrontiert, die damit zusammenhingen. Sei es das viele Lesen und Schreiben und die Details (bei Lernstörungen der linken Gehirnhälfte) oder die sozialen und emotionalen Herausforderungen im Umgang mit Vorgesetzten, Meetings und wechselnden Allianzen und die gefühlsmäßigen Wechselbäder des Familienlebens – alle diese Probleme können unser Selbstbild und unsere Selbstachtung beschädigen. Mit Affirmationen können Sie gezielt die Probleme angehen, die Ihnen privat, beruflich und finanziell zu schaffen machen. Schauen Sie sich die folgenden Denkmuster, von denen Ihnen viele sicher bekannt vorkommen werden, und die Affirmationen an, die Louise dazu jeweils empfiehlt:

- Wenn Sie denken, dass niemand Ihre Arbeit anerkennt und wertschätzt: »Meine Arbeit wird von allen anerkannt.«
- Wenn Sie immer wieder in Karriere-Sackgassen landen: »Ich mache jede Erfahrung zu einer Chance.«
- Wenn Ihr Chef cholerisch und ungerecht ist: »Ich respektiere mich selbst und andere.«
- Wenn man zu viel von Ihnen erwartet: »Ich bin stets zur rechten Zeit am rechten Ort und bin immer sicher und geborgen.«
- Wenn Ihre Kollegen Sie in den Wahnsinn treiben: »Ich sehe in allen das Beste und helfe ihnen, ihre besten Eigenschaften zum Ausdruck zu bringen.«
- Wenn Ihre Arbeit Ihnen keine kreativen Entfaltungsmöglichkeiten bietet: »Meine Gedanken sind kreativ.«
- Wenn Sie glauben, dass Sie niemals erfolgreich sein werden: »Alles, was ich unternehme, wird ein Erfolg.«
- Wenn Sie glauben, dass Sie keine Aufstiegschancen haben: »Immer wieder eröffnen sich für mich neue berufliche Möglichkeiten.«
- Wenn Sie schlecht bezahlt werden: »Ich bin offen und empfänglich für neue Einkommensquellen.«
- Wenn Ihr Job zu stressig ist: »Ich bin bei der Arbeit immer entspannt.«
- Die allgemeine Affirmation lautet: »Ich gebe mir die Erlaubnis, in meinem Leben kreative Erfüllung zu erfahren.«

## *IV. Persönlichkeitsstile – zu sich selbst finden*

Wir bringen das ganze Leben damit zu, unser Glück zu suchen. Wir suchen es in der Familie, in Partnerschaften, in Geld und Arbeit, sozialem und politischem Aktivismus, Bildung und Spiritualität. Aber dennoch erleben wir oft keine Lebensfreude. Vielleicht sind Sie sich dessen nicht bewusst, aber Sie haben Ihr ganzes Leben mit dem Versuch verbracht, das Glücklichsein zu erlernen. Sie haben versucht, die Schaltkreise Ihres Gehirns auf Glück und Frieden zu programmieren. Das hebräische Wort *Shalom* bedeutet Frieden, aber es bedeutet auch Heil, Unversehrtheit. Und wenn wir älter und vielleicht klüger werden, beginnen wir, Frieden und Harmonie für uns selbst, unsere Mitmenschen und die Menschheit insgesamt anzustreben. Ist es nicht bemerkenswert, dass bei vielen Schönheitswettbewerben die Teilnehmerinnen auf die Frage, was denn ihr wichtigstes Anliegen sei, »der Weltfrieden« antworten? Ob das nun wahr ist oder nur bei den Zuschauern Emotionen wecken soll, Glück und Frieden scheinen jene schwer erreichbaren Ziele zu sein, nach denen wir alle suchen. Wir verbringen unser Leben damit, nach ihnen zu streben beziehungsweise zu erlernen, wie man sie verwirklicht.

Jeder Mensch kommt mit irgendeiner Schwäche oder Beeinträchtigung zur Welt, die sein Streben nach Glück und Frieden erschwert. Ob es sich um ein Problem mit Depressionen und Reizbarkeit handelt (erstes Kapitel), Angst (zweites Kapitel), um Sucht (drittes Kapitel), eine Lernstörung (dieses Kapitel) und so weiter, von Gesundheitsproblemen gar nicht zu reden, wir alle versuchen, die rauen Kanten unserer Persönlichkeit abzuschleifen und uns so umzuformen, dass wir dem Frieden näherkommen. Wir alle haben Schwächen im Gehirn, einige beeinträchtigte Strukturen, die zu Stimmungsschwankungen, Angst, Suchtverhalten, Lernschwächen und dergleichen führen und die wir verstehen und kompensieren müssen, um uns besser an die Welt anpassen zu können. Dieses Streben nach Glück besteht demnach im Wesentlichen darin, dass wir lernen, unsere Persönlichkeit zu formen.

In diesem Abschnitt geht es um jene Störung, die in unser aller Psyche existiert – jenem Teil unserer Persönlichkeit, unserem Gehirn einprogrammiert, an dessen Optimierung wir unser ganzes Leben arbeiten, um Glück zu erzeugen. Wenn wir unseren Geist durch Medikamente, Affirmationen und Intuition heilen, besteht diese Heilung – der Frieden – im Grunde darin, dass wir, wie wir sagen, »zu uns selbst finden«. Zu uns selbst finden wir, indem wir unserer Psyche jene kleinen Elemente hinzufügen, die nur schwach entwickelt sind oder ganz fehlen – die Elemente, die dafür verantwortlich sind, dass die Therapien gegen unsere Depressionen und Ängste und unsere anderen Gehirnprobleme keine dauerhafte Besserung bewirken.

Wie ist denn nun unsere Persönlichkeit unserem Gehirn einprogrammiert? Die Persönlichkeit ist ein Produkt der Emotionen des Temporallappens und der Fähigkeit des Frontallappens, unsere Gefühle so zu steuern, dass wir Jobs und Partnerschaften aufrechterhalten können und unseren Platz in der Gesellschaft finden. Mehr oder weniger existieren drei grundlegende Persönlichkeitsmuster. Damit will ich nicht sagen, dass Sie ausschließlich einem dieser Muster zuzuordnen sind – die Übergänge gestalten sich fließend, und es gibt keine strikte Trennung. Das eine Extrem sind Menschen, bei denen der Temporallappen dominiert und die deshalb ihre Gefühle nur wenig kontrollieren. Das andere Extrem wäre die Frontallappen-Dominanz. Diese Menschen halten ihre Gefühle sehr stark im Zaum, sind sehr kontrolliert. Der dritte grundlegende Persönlichkeitsstil besteht in einer Kombination der Charakteristiken in Temporallappen und Frontallappen, was einzigartige, unverwechselbare Persönlichkeiten ergibt, bis hin zu exzentrischem Verhalten, welches dazu führt, dass solche Menschen sich oft als schwarze Schafe oder Außenseiter empfinden. Da sie zwischen den ersten beiden Persönlichkeitsstilen hin und her pendeln, zeigen sie manchmal große emotionale Intensität, während sie sich zu anderen Zeiten sehr beherrscht und unnahbar verhalten.

Glück und Ganzheitlichkeit in unserem Gehirn entstehen durch Ausgewogenheit. Yin braucht immer auch Yang: Rechte und linke Gehirnhälfte müssen im Einklang sein, und was die Persönlichkeit angeht, brauchen wir Ausgewogenheit zwischen Frontallappen und Temporallappen. Wie in den vorherigen zwei Abschnitten über die Ausgewogenheit zwischen den beiden Gehirnhälften gilt auch hier, dass eine Dominanz entweder des Frontal- oder des Temporallappens ein Hindernis für Glücklichsein und Frieden darstellt. Ihre Depression, Ängstlichkeit oder Reizbarkeit, Ihre Lernschwäche oder Suchtneigung, nicht zu vergessen etwaige Probleme mit Gedächtnis, Intuition oder Spiritualität (wovon in den folgenden Kapiteln die Rede sein wird), können Herausforderungen, aber auch Geschenke sein. Um Heilung zu finden, gilt auch hier wieder, dass wir einerseits lernen müssen, uns so zu lieben, wie wir sind, *und* andererseits bewusst eine Verbesserung unserer Situation anstreben müssen.

Es ist leicht zu verstehen, dass eine Schwäche im Bereich des Frontallappens zu einer eher schwachen Selbstbeherrschung führt, während ein starker Frontallappen für eine starke Fähigkeit zur Selbstbeherrschung sorgt. Aber was ist mit jenen Menschen, die exzentrisch und außergewöhnlich sind? Was sollen sie tun – sollen sie beide Gehirnareale neu programmieren? Viele Menschen mit dieser außergewöhnlichen, exzentrischen Gehirnstruktur fühlen sich zum Spirituellen, Göttlichen hingezogen, während sie sich mit weltlichen Menschen und Problemen eher schwertun. Personen mit dieser Gehirnstruktur werden dann Mystiker oder Mönche beziehungsweise Nonnen oder arbeiten auf anderen spirituellen Feldern, stoßen aber in ihren Familien oder der Gesellschaft insgesamt eher auf Unverständnis. Wenn Sie zu dieser Gruppe gehören – und von Zeit zu Zeit rechne ich mich auch dieser Kategorie zu –, denken Sie möglicherweise ziemlich oft: »Ich liebe mich, warum also muss ich überhaupt in diese Welt hineinpassen?« Die Dinge, die den Leuten in der heutigen Kultur wichtig sind, erscheinen Ihnen dann vielleicht überflüssig, irrelevant. Oder, wie es meine geschätzte Freundin und Kollegin Caroline Myss ausdrückt, als »erdgebunden«. Aber auch wenn Sie diese Gehirnstruktur aufweisen und sich in spirituellen Sphären wohler fühlen als bei weltlichen Menschen, ist es nun einmal so: Sie leben auf der Erde. Und solange das auf Sie zutrifft, sind Sie erdgebunden. Menschen mit dieser Gehirnstruktur leiden häufig an einer Vielzahl komplexer, schwer zu behandelnder Krankheiten, wozu neurologische Störungen wie Migräne oder Krampfleiden, Lernstörungen, Schilddrüsenprobleme, Krebs, Übergewicht und Blutzuckerprobleme, Verdauungsallergien, chronische Immunsystem-Beschwerden sowie Gelenk- und Wirbelsäulenbeschwerden zählen. Viele der großen Heiligen, möchte ich hinzufügen, waren alles andere als alltägliche Mitbürger und hatten exzentrische, manchmal sehr emotionale, unbeherrschte Persönlichkeiten (starke Frontallappen-Dominanz), waren manchmal aber auch emotional äußerst beherrscht und unnahbar. Mehr darüber lesen Sie im sechsten Kapitel.

Wenn dies auf Sie zutrifft, ist es gut möglich, dass Sie sich mit Ihrem Persönlichkeitsstil wohlfühlen, dass es Ihnen gefällt, in spirituellen Sphären herumzuschweben und sich von den anderen, erdgebundenen Menschen möglichst fernzuhalten. Aber überlegen Sie sich das gut: Wenn Sie sich von der großen Herde der übrigen Menschheit isolieren, wird sich das höchstwahrscheinlich nachteilig auf Ihre Gesundheit auswirken. Dann werden Sie feststellen, dass Sie und die berühmten Heiligen früherer Zeiten etwas gemeinsam haben: eine Menge gesundheitliche Probleme. Es ist für jeden Menschen gesund, in ein intaktes soziales Netzwerk eingebunden zu sein. Wenn Sie also zur dritten Kategorie gehören und stark einem spirituellen Leben zuneigen – als eine Art Mönch oder Nonne –, verbringen Sie Ihre Zeit besser nicht einsam, sondern bewusst mit anderen Mönchen, Nonnen und Mystikern! Das wird sich bei Ihnen positiv auf Gefühlshaushalt, Schilddrüse und Hormone, Immunsystem und Körpergewicht auswirken, um nur noch mal einige mögliche Geist-Körper-Probleme zu nennen.

Schauen Sie sich die Charakteristiken dieser drei Persönlichkeitsstile an. Dabei stellen Sie möglicherweise fest, dass Sie in manchen Lebensphasen weniger extrem sind als in anderen. In diesem Abschnitt über Lernstile erfahren Sie, wie Sie Ihre Persönlichkeit so formen können, dass Ihr Leben besser gelingt. Wenn Sie sich also diese drei Grundtypen im Kontinuum der Persönlichkeitsstile anschauen, fragen Sie sich, ob Sie schon einmal das Gefühl hatten, ein Außenseiter zu sein, nicht hineinzupassen, sei es in der Schule, in Berufsausbildung oder Studium, im Arbeitsleben? Fällt es Ihnen schwer, Ihren Ärger zu zügeln, wenn Sie es mit den Erwartungen anderer zu tun haben? Haben Sie Probleme, konsequent Ihre eigenen Wünsche und Ziele zu verfolgen, wenn Sie spüren, dass Sie möglicherweise die Gefühle anderer verletzen oder sie gar wütend machen? Diese Fragen, die durch Ihre einzigartige Gehirnstruktur aufgeworfen werden – sie sind endlos! Aber sie beleuchten Ihren Persönlichkeitsstil, also Ihre Art, mit der zarten Balance zwischen Ihren Gefühlen und denen anderer Menschen umzugehen, zwischen dem, was Sie wollen, und dem, was die Gesellschaft als Ganzes will.

Wir verbringen unser ganzes Leben damit, die rauen Ecken und Kanten von unserem Frontal- und unserem Temporallappen abzuschleifen, um unsere Antworten auf diese Fragen modifizieren zu können. Nachdem wir mit Medikamenten, Nahrungsergänzungsmitteln, Therapien und Affirmationen gearbeitet haben, wird es uns wahrscheinlich leichter fallen, die Schaltkreise zwischen unserem Frontallappen und unserem Temporallappen so zu nutzen, dass wir ein bisschen besser in die Gesellschaft »hineinpassen«. Nachdem wir all diese Lösungen angewendet haben, sind wir vielleicht in der Lage, etwas gelassener auf die Forderungen unseres Chefs oder Lebenspartners zu reagieren. Und nachdem wir unser Denken und Fühlen über einen langen Zeitraum mit Medikamenten, Nahrungsergänzungsmitteln, Therapien und Affirmationen geheilt haben, fällt es uns vielleicht ein bisschen leichter, unsere Wünsche zu artikulieren und zu verwirklichen, selbst auf die Gefahr hin, dass ein uns nahestehender Mensch darauf mit Wut reagiert. Wenn Sie die Lösungen in diesem Abschnitt des Buches während Ihres ganzen Lebens anwenden, Lösungen, mit denen Sie Ihre Persönlichkeits-Schaltkreise zwischen Frontallappen und Temporallappen umgestalten, werden Sie besser in der Lage sein, Ihre Gefühle mit denen anderer Menschen auszubalancieren und Ihre Wünsche mit den Wünschen der Gesellschaft. Und im sechsten Kapitel werden Sie lernen, wie Sie Ihre rechte und linke Gehirnhälfte sowie Frontallappen und Temporallappen so einsetzen, dass Sie Ihre Gefühle und Wünsche mit den Wünschen Ihrer Seele und dem Göttlichen in Einklang bringen.

**Warum sind diese Menschen so?**

Von Zeit zu Zeit führe ich Readings für Menschen durch, die eine schwierige Mutter, einen schwierigen Vater, ein schwieriges Kind oder dergleichen haben. Sie sagen Dinge wie: »Wir kommen nicht miteinander aus. Er ist so launisch. Sie ist so reizbar. Sie haben mich bestohlen. Ich wurde von ihnen geschlagen. Er macht eine Entziehungskur nach der anderen. Immer wieder landet sie im Gefängnis. Warum sind sie so? Warum sind sie so schwierig? Warum? Warum? Warum? Warum können sie sich nicht halbwegs normal verhalten, dann wäre mein Leben besser. Wenn sie sich ändern würden, ginge es mir gesundheitlich besser. Würde ich von ihnen besser behandelt, könnte das Leben so schön sein.« Wenn, wenn, wenn.

Hier ist der beste Weg, wie ich es erklären kann: Jemand mit einer extremen Entwicklungsstörung, die im Bereich der Frontallappen-/Temporallappen-Verbindung Schwierigkeiten verursacht, ist mit einem Menschen vergleichbar, der, sagen wir, von Geburt an eine Entwicklungsstörung hat. Manche »Behinderungen« sind offensichtlicher als andere. Zum Beispiel kommen manche Kinder mit einer Bewegungsstörung zur Welt, der sogenannten infantilen Zerebralparese. Wenn sie gehen lernen, sieht man, dass sie keine flüssigen, harmonischen Bewegungen ausführen können. Man sieht also ganz deutlich die in den Bewegungsarealen des Frontallappens bestehenden Beeinträchtigungen. Ihre »Behinderung« ist also schon früh im Leben deutlich erkennbar, weil diese Gehirnareale sich früh entwickeln. Die Schaltkreise im Frontallappen, mit denen Gefühle, Frustration und das Befolgen von gesellschaftlichen Regeln gesteuert werden, entwickeln sich dagegen im Teenageralter, teilweise auch erst mit Anfang 20. Wenn also eine Entwicklungsstörung in diesen Gehirn-Schaltkreisen vorliegt, ist die »Behinderung« weniger offensichtlich, denn sie fällt nicht schon auf, wenn der Mensch laufen und sprechen lernt. Diese biologischen Mängel im Gehirn wirken sich aber auf die Persönlichkeitsentwicklung aus. Sie können ebenfalls ein großes Handicap darstellen, wie die Eltern, Partner und Verwandte der Betroffenen nur zu gut wissen.

Jemand mit Zerebralparese oder einem Sprachlernproblem wird selbst einsehen, dass er eine Behinderung hat und sich mit den angemessenen Medikamenten, Nahrungsergänzungsmitteln, Therapien und Affirmationen helfen lassen beziehungsweise selbst helfen. Einem Menschen mit extremen Frontallappen-Defiziten, die sein Urteilsvermögen, seine Selbstbeherrschung und seinen Umgang mit gesellschaftlichen Regeln erheblich beeinträchtigen, fehlt leider oft diese Einsicht und die Bereitschaft, seine Persönlichkeit auf gesunde Weise umzuformen. Im Gegenteil sind solche Leute häufig sehr zufrieden damit, wie sie sich aufführen, und fest überzeugt, dass an ihren Problemen, sei es mit der Justiz, am Arbeitsplatz, im finanziellen oder im familiären Bereich, immer die anderen schuld sind. Wenn ich also mit einer Person arbeite, die mir sagt, ihre Mutter sei egoistisch oder »narzisstisch«, oder ihr Vater sei ein Soziopath und habe im Gefängnis gesessen, oder ihr Kind sei schon mehrfach wegen Einbruchdiebstählen verhaftet worden, erkläre ich ihr diese extreme Frontallappen-Temporallappen-Entwicklungsstörung. Damit soll das Verhalten dieser Menschen nicht entschuldigt werden, sie sind immer noch verantwortlich für das, was sie tun. Aber es ist wichtig, zu verstehen, dass sie mit einem Gehirn geboren wurden, das ihnen Schwierigkeiten bereitet.[12]

Mit diesem Wissen über Persönlichkeitstypen und -eigenarten und darüber, wie wir unsere Persönlichkeit so umformen können, dass wir glücklicher werden, wenden wir uns dem folgenden Fallbeispiel zu.

## *Fallbeispiel Sarah: Flucht vor ständigen Krisen*

Sarah bat mich um ein Reading, weil sie an Einschlafstörungen litt.

### Das intuitive Reading

Mein erster Eindruck war, dass es bei Sarah zu Hause zuging wie in einem Tollhaus. Ich konnte hören, wie andauernd das Telefon klingelte und klingelte. Ihre Gedanken rotierten wie auf einem Karussell. Das Telefon schien Sarahs wichtigste »Bezugsperson« zu sein, während es kaum direkte soziale Kontakte gab. Sarah arbeitete in einem Job, bei dem die Arbeitszeiten bis in die Nacht dauerten. Und sie schien ständig damit beschäftigt, Rechnungen zu bezahlen. Dann redete sie am Telefon auf jemanden ein und versuchte, ihn zu einer Verhaltensänderung zu bewegen.

### Der Körper

Ich spürte einen Druck auf ihrem Kopf. Es fühlte sich an, als hämmere sie ihn gegen eine Mauer. Gab es Probleme mit Antikörpern, die ihre Schilddrüse angriffen? Ich sah auch eine Herzrhythmusstörung, als setze das Herz manchmal für einen Schlag aus. Ich fragte mich, ob Sarah sich Sorgen wegen Verhärtungen an ihren Brüsten machte, vor allem an der linken. Zusätzlich fragte ich mich, ob Sarahs Frustration und Panik ihre Nebennieren veranlassten, vermehrt Östrogen und Cortisol auszuschütten. Doch auch während ich ihren Körper intuitiv »las«, sah ich sie am Telefon, wie sie versuchte, eine Person zu erreichen, mit der sie dringend sprechen wollte.

### Die Fakten

Sarah bestätigte mir, dass bei ihr Krebs in der linken Brust festgestellt worden sei, sagt dann aber, dass es bei dem Reading eigentlich um ihre Tochter Ruby gehe. Sie sagte: »Sie haben recht. Ich habe ständig am Telefon gehangen, um meine Tochter zu erreichen. Meine Tochter hat ein sehr schwieriges, leidvolles Leben. Sie leidet schon immer an schweren Verhaltensstörungen. Zwar geht es ihr besser, seit sie eine Alkohol- und Kokainentziehungskur machte, aber es gelingt uns nicht, ihre Medikamente gegen Depressionen und Panik richtig einzustellen.« Sarah wusste nicht, ob ihre Tochter an einer posttraumatischen Belastungsstörung (PTBS) oder an einer Bipolar-II-Störung litt.

### Die Lösung

Denken Sie wie Sarah, dass es sich bei Ihrem psychischen oder körperlichen Problem um ein einzelnes, isoliertes Symptom handelt? Zunächst glaubte Sarah, ihr zentrales Problem sei ihre Schlaflosigkeit. Dann, nach einer Weile, gab sie zu, dass sie sich Sorgen um ihre Tochter machte, zu der sie nicht durchdrang, weil die Tochter an einer Persönlichkeitsstörung litt.

Alle unsere Persönlichkeiten beeinflussen unseren Gefühlshaushalt, unser Angstlevel und unser Lernvermögen, sei es in besonders schwerer Form wie bei Sarahs Tochter oder auf mildere Weise. Wenn bei Ihnen ein Problem mit Depressionen, Reizbarkeit, Angstzuständen, Sucht oder körperlichen Erkrankungen besteht, arbeiten Sie nicht an jedem Problem isoliert. Lernen Sie, Ihre Persönlichkeit umzuformen, sodass Sie in der Lage sind, besser mit Ihren eigenen Gefühlen und denen anderer Menschen umzugehen und sich harmonischer in die Gesellschaft einzufügen. Anderenfalls werden Sie feststellen, dass alle medizinischen und therapeutischen Maßnahmen immer nur vorübergehend wirken. Wenn es dann zu akuten Veränderungen in Familie oder Beruf kommt, die Stress erzeugen, werden Sie wieder in die alten, negativen Muster zurückfallen. Äußere Veränderungen bringen nur wenig, solange Sie nicht bereit sind, an Ihrer Persönlichkeit zu arbeiten. Vielleicht kennen Sie ja den Spruch: »Wohin du auch gehst, stets begegnest du dir selbst.«

Wir alle kennen Menschen wie Sarahs Tochter, Menschen, bei denen wir das Gefühl haben, nicht zu ihnen »durchzudringen«, obwohl sie offenkundig Hilfe brauchen. Wenn es uns doch nur gelingen würde, sie zu ändern! Dann könnten wir selbst glücklicher sein. Dann wären wir weniger deprimiert, weniger ängstlich, weniger reizbar und würden besser schlafen. Aber so funktioniert das nicht. Wenn Ihre Gesundheit und Ihr Glück davon abhängen, dass andere Menschen sich ändern, haben Sie ein Problem.

Kognitive Verhaltenstherapie, Dialektisch-Behaviorale Therapie, Achtsamkeit und Affirmationen sind Hilfsmittel, mit denen Sie einen Menschen ändern können – und dieser Mensch sind Sie selbst! Natürlich kann es Ihre Verantwortung sein, bei einem Kind, dessen Verhalten außer Kontrolle gerät, für die richtige Therapie zu sorgen. Wenn uns nahestehende Menschen an psychischen oder körperlichen Gesundheitsproblemen leiden, können wir ihnen sicher in einem gewissen Maß helfen. Wir müssen aber auch eine Fähigkeit entwickeln, die man in der Dialektisch-Behavioralen Therapie »radikale Akzeptanz« nennt.[13] Radikale Akzeptanz bedeutet, dass wir lernen, eine Balance zu finden zwischen dem Wunsch, eine Situation zu verändern, und der Bereitschaft zu akzeptieren, dass manche Dinge ihren Lauf nehmen, ohne dass wir sie beeinflussen können. Radikale Akzeptanz bedeutet keineswegs, dass wir nicht traurig oder betroffen sind, wenn Freunde oder Verwandte seelisch oder körperlich leiden. Die Situation in Ihrem Leben, die »Sie nachts nicht schlafen lässt«, zu akzeptieren, ist jedoch der einzige Weg, der aus Ihrem Leiden herausführt. Wenn Sie ständig versuchen, andere zu ändern oder »zur Vernunft zu bringen«, macht Sie das nur anfällig für Depressionen, Wut, Angst, Suchtverhalten und körperliche Erkrankungen.

Ich empfehle Ihnen die Dialektisch-Behaviorale Therapie. Diese Therapieform wird häufig bei Borderline-Störungen eingesetzt. Sie eignet sich aber auch sehr gut für Menschen mit Depressionen, Angstzuständen, Stimmungsschwankungen und PTBS, die nicht gut auf eine medikamentöse Behandlung ansprechen. Und sie kann eine große Hilfe für Menschen sein, deren Angehörige an psychischen Erkrankungen leiden. Wenn Sie mit einem Menschen zusammenleben, der psychisch krank ist, erhöht die damit verbundene seelische Belastung Ihr Risiko, selbst krank zu werden. Durch Dialektisch-Behaviorale Therapie und kognitive Verhaltenstherapie lernen Sie, in Ihrem eigenen Leben bewusst Frieden und Heilung zu erzeugen, statt sich bei dem Versuch aufzureiben, andere Menschen zu ändern.

### Die Affirmationen

Wenn Sie in Ihrem Leben Gesundheit und Glück erzeugen wollen – willkommen im Klub! Das wollen wir alle. Mithilfe von Affirmationen können Sie lernen, sich selbst so zu lieben, wie Sie sind, und gleichzeitig immer mehr von Ihrem wahren Selbst zu offenbaren und zu entfalten. Die folgenden Affirmationen tragen dazu bei, Ihr Bewusstsein zu heilen und ganzheitliche Gesundheit und Glück zu erschaffen:

- Ich bin bereit, mich zu verändern.
- Das Leben ist sehr einfach.
- Es sind nur Gedanken, und Gedanken kann man ändern.
- Wir können unsere Einstellung zu unserer Vergangenheit ändern.
- In meinem Bewusstsein genieße ich vollkommene Freiheit.

- Ich öffne mich jetzt dafür, mich selbst in einem ganz neuen Licht zu sehen. Ich bin bereit, auf neue Weise über mich selbst und mein Leben zu denken. Mein neues Denken bringt neue Erfahrungen hervor.
- Das Universum ist jederzeit bereit, meine neuen Glaubenssätze zu manifestieren, und ich nehme voller Freude und Dankbarkeit dieses Leben in Fülle an, denn ich verdiene nur Gutes. Ich akzeptiere es. Ich weiß, dass es wahr ist.

# 5. Kapitel
# ERINNERUNG

Nachdem Sie das Buch bis hierher gelesen haben, nehmen wir alle Informationen, die Sie bereits erhalten haben, und wenden uns dem Thema Erinnerung zu. Was ist Erinnerung? Erinnerung bedeutet, dass wir das, was wir in der Vergangenheit erlebt haben, in Weisheit verwandeln. Sie können eine Vielzahl von esoterischen akademischen Büchern über das menschliche Erinnerungsvermögen lesen, darüber, was Erinnerung ist und was nicht, wie wir unser Gedächtnis verbessern können oder was passiert, wenn wir es verlieren. Es gibt, was die Natur der Erinnerung und des Gedächtnisses angeht, zwei entscheidende Themen, die wir verstehen müssen, da wir sonst nicht in der Lage sind, uns selbst zu helfen, wenn diese wichtige Gehirnfunktion uns zu entgleiten droht.

Bevor wir über die Sorge sprechen, unser Erinnerungsvermögen zu verlieren, jetzt oder in Zukunft, müssen wir zunächst verstehen, wie das Leben in der Gegenwart sich auf die Erinnerungs-Schaltkreise in Gehirn und Körper auswirkt. In dem Kinofilm *Alice im Wunderland: Hinter den Spiegeln* versucht Alice, Vergangenheit, Gegenwart und Zukunft zu verbinden. Der Hutmacher, angeblich nicht sehr weise, zeigt, dass er doch zu tiefer Einsicht fähig ist, denn er sagt: »Versuche nicht, Vergangenheit und Zukunft zu verbinden, denn damit sprengst du die Gegenwart.« Ich hoffe, ich hab das Zitat aus der Erinnerung richtig wiedergegeben!

Damit trifft der Hutmacher den Nagel auf den Kopf: Bis zu einem gewissen Grad haben wir alle eine verzerrte Erinnerung, weil es in unserem Gehirn eine Neigung zu Depression, Angst, Reizbarkeit, Lernstörungen wie ADHS, Legasthenie, Störungen der rechten Gehirnhälfte oder andere Beeinträchtigungen gibt. Traumatische Erfahrungen, körperliche oder psychische Erkrankungen in Vergangenheit oder Gegenwart, alle diese Probleme können Ihre Erinnerungs-Schaltkreise bis zu einem gewissen Grad beeinträchtigen. Wie Sie Erinnerungen speichern und welche Einsichten Sie in der Zukunft gewinnen, hängt davon ab, wie gut es Ihnen gelingt, Ihren Geist zu heilen und in der Gegenwart Gesundheit zu erzeugen. Vermutlich ist es so: Der Versuch, Ihre Vergangenheit biologisch oder psychologisch zu verändern, kann so viel Zeit in Anspruch nehmen, dass Sie nicht mehr dazu kommen, im Jetzt zu leben und Wissen für die Zukunft zu erwerben.

Deswegen rate ich Ihnen, wenn Sie sich Sorgen machen, ob Ihr Gehirn gegenwärtig gut funktioniert, oder Sie sich davor fürchten, zukünftig an Alzheimer zu erkranken: Hören Sie damit auf. Ja, es ist wichtig, dass Sie an Ihrem Körper und Gehirn arbeiten, um Ihre Gesundheit jetzt und in späteren Jahren zu maximieren, mit Nahrungsergänzungsmitteln, Heilkräutern, Medikamenten, Verhaltenstherapie, Affirmationen und so weiter. Aber die wichtigste Medizin, um Ihr Gehirn heute und für den Rest Ihres Lebens vor Demenz zu schützen, besteht in täglichem Lernen und der Bereitschaft, sich ständig zu verändern und Weisheit zu erwerben, als Individuum und gemeinsam mit allen anderen Menschen in Ihrer Welt.

Es ist möglich, Ihr ganzes Leben lang über einen scharfen, klaren Verstand zu verfügen. Es ist uns nicht vorherbestimmt, an Demenz zu erkranken. Ich wiederhole: Es ist uns nicht vorherbestimmt, an Demenz oder anderen Formen des Gedächtnisverlustes zu erkranken. Ich weiß noch, dass man, als ich ein Teenager war, zu sagen pflegte, dass jemand an Arterienverkalkung leide oder

»senil« geworden sei (ein anderes Wort für dement). Damals herrschte die Auffassung vor, dass Altwerden zwangsläufig bedeutete, seine geistigen Fähigkeiten zu verlieren. Heute sage ich Ihnen, dass das nicht stimmt. Im 21. Jahrhundert erkennen wir, dass viele Teile unserer Erinnerung im Alter sogar deutlicher und klarer sind als in unserer Jugend.

Ja, es stimmt, dass das Gedächtnis anders arbeitet, wenn wir älter werden. So soll es auch sein. Mit fortschreitendem Alter sind im Netzwerk Ihres Gehirns immer mehr Erfahrungen gespeichert. Vielleicht brauchen Sie etwas länger, um sich an einen Namen oder ein bestimmtes Wort zu erinnern. Das liegt daran, dass Ihr Bewusstsein sich durch all die Weisheit durcharbeiten muss, die in den Bibliotheken Ihres Geistes gesammelt ist. Angesichts all dieses gesammelten Wissens ist es kein Wunder, dass unser Denken im Alter etwas langsamer und weniger impulsiv wird. Aber wollen Sie wirklich mit einem 20-Jährigen oder gar einem Teenager tauschen, der Ihnen gegenüber einen Erfahrungs- und Wissensrückstand von Jahrzehnten hat? Seien Sie freundlich zu sich selbst. Ihre Erinnerungs-Bibliothek ist viel umfangreicher als bei einem sehr jungen Menschen. Entwickeln Sie Wertschätzung und Respekt dafür, wie das großartige Werkzeug der Erinnerung in einem auf gesunde Weise alternden Gehirn reift und sich entwickelt. Wir werden Ihnen helfen, Ihr Gedächtnis zu lieben und wertzuschätzen, ganz gleich wie alt Sie gegenwärtig sind und was Sie schon erlebt haben.

## Gedächtnis und Intuition

Die »Erinnerungsfunktion« unseres Bewusstseins ist ein wichtiger Teil unserer Intuition – sie zeigt uns an, dass wir »in Gedanken woanders« sind. Sei es, dass wir uns Sorgen um einen geliebten Menschen machen, dem es nicht gut geht, oder gedanklich mit einer bevorstehenden Aufgabe oder einem Problem beschäftigt sind. Wenn unsere Gedanken und Gefühle die unmittelbare Gegenwart verlassen und »ein Eigenleben entwickeln«, führt uns unsere Intuition dadurch oft zu Informationen, die wir rein vom Verstand her nie in Erwägung gezogen hätten.

Doch unsere Erinnerungen können auch ihrerseits eine wichtige Quelle unserer Intuition sein. Wie geht das vor sich? Erinnerungen werden im Netzwerk unseres Gehirns und Körpers als Bilder, Symbole und Gefühle gespeichert. Wenn unsere intuitive Führung zu uns spricht, uns eine wichtige Information zu unserem Leben oder dem Leben eines geliebten Menschen übermittelt, greift sie dazu häufig auf die »Speicherbänke« in Gehirn und Körper zurück. Hier ein Beispiel: Wenn Sie in der Vergangenheit Zeuge eines Autounfalls wurden, ist die Erinnerung daran in Gehirn und Körper gespeichert. Sie tragen die Bilder, Geräusche und Gefühlseindrücke wie einen 3-D-Film mit sich herum, ohne sich dessen normalerweise bewusst zu sein. Dann, manchmal viele Jahre später, wenn Sie dabei sind, sich mit einem Partner einzulassen, der einem früheren Partner, der Sie misshandelte, vom Wesen her stark ähnelt, haben Sie vielleicht einen Albtraum von einem schrecklichen Autounfall. Die Bilder, das laute Krachen, die beiden aufeinander zurasenden und heftig kollidierenden Autos lassen Sie schweißgebadet und vor Schreck zitternd aufwachen. Ihnen selbst ist der Zusammenhang zunächst nicht klar. Erst wenn Sie einem nahestehenden Menschen, der Sie gut kennt, davon erzählen, sagt er zu Ihnen: »Was empfindest du eigentlich wirklich wegen dieser neuen Beziehung, die du gerade beginnst? Wird das möglicherweise wieder so eine Katastrophe wie diese andere Beziehung damals? Wird es wieder so destruktiv werden wie deine letzten drei Beziehungen?« Ihre Intuition hat Ihre Erinnerung an den Autounfall benutzt, um Sie in einem Traum auf dramatische Weise vor den möglichen Konsequenzen Ihres gegenwärtigen Handelns zu warnen.

### *Wie Erinnerungen erzeugt werden*

Die zentralen Erinnerungszentren des Gehirns sind wie die Kassenhäuschen an einer gebührenpflichtigen Autobahn. Informationen wandern im Gehirn entweder in den Hippocampus oder die Amygdala.[1]

Traumatische Erinnerungen und Körpererinnerungen wandern durch die Amygdala. Weniger emotional aufgeladene Erinnerungen wandern durch den Hippocampus. Die Alzheimer-Krankheit befällt zuerst den Hippocampus, doch dann greift sie wie ein Buschfeuer auf andere Gehirnareale über.

Wenn etwas Sie emotional berührt, wandern alle damit verbundenen Informationen, die Bilder, Geräusche, Gerüche und körperlichen Empfindungen durch den Hippocampus und werden anschließend, wie in einem Netzwerk, an vielen Stellen im Gehirn abgespeichert. Wenn eine Situation allerdings besonders traumatisch ist, wenn starke Gefühle von Entsetzen, Trauer oder Wut beteiligt sind, wird eine solche Erinnerung zunächst die Amygdala durchlaufen, nicht den Hippocampus. Erinnerungen, die vor ihrer Speicherung im Hippocampus verarbeitet werden, sind detailreicher, und es fällt Ihnen leichter, davon zu erzählen. Traumatische, in der Amygdala verarbeitete Erinnerungen sind schwerer zugänglich, und es wird Ihnen viel mehr Mühe bereiten, über sie zu sprechen. Warum ist das so? Wenn die Schwingungen eines solchen Erlebnisses sich in Ihrem Gehirn und Körper ausbreiten, werden Sie über das erlittene Trauma nur wenig oder gar nicht sprechen, aber Ihr Körper »spricht« sehr wohl darüber, und zwar in Gestalt von Krankheiten, ungesunden Lebensgewohnheiten, Beziehungsproblemen und schlechten Entscheidungen, die Sie treffen. Wenn wir immer wieder leidvollen Erfahrungen ausgesetzt sind, in der Familie, in Schule und Beruf oder auch im Krieg, verhindert der hohe Spiegel der dadurch in uns freigesetzten Stresshormone – Adrenalin und Cortisol –, dass der Hippocampus diese Erinnerungen so abspeichert, dass es uns später leichtfällt, detailliert über das Erlebnis zu sprechen, es zu verarbeiten und uns davon zu lösen.

Wenn wir das Feld der medizinischen Intuition, Gesundheit und Krankheit, betrachten, weisen traumatische Erinnerungen bestimmte Implikationen auf. Wenn Sie in der Familie (erstes Zentrum) oder in Partnerschaften oder im finanziellen Bereich (zweites Zentrum) besonders schmerzhafte Erfahrungen machen mussten, Opfer von körperlichem, seelischem oder sexuellem Missbrauch wurden (drittes Zentrum), von den Eltern vernachlässigt oder im Stich gelassen wurden (viertes Zentrum) und so weiter, lassen diese emotionalen Zentren in Ihrem Körper es Sie später im Leben wissen, wenn Sie sich wieder in einer Situation befinden, die Ihrem früheren Trauma ähnelt oder gar identisch damit erscheint. Störungen des Immunsystems, Gelenkschmerzen, Hauterkrankungen (erstes Zentrum), Erkrankungen der Fortpflanzungsorgane, Hormonstörungen, chronische Kreuz- oder Hüftschmerzen, Blasenbeschwerden (zweites Zentrum), Essstörungen, Übergewicht, Sucht (drittes Zentrum), chronische Depressionen, Panik, Asthma, Herzklopfen oder Brusterkrankungen (viertes Zentrum) – Symptome in diesen Bereichen sind oft das einzige Warnsignal dafür, dass in Ihrer Gegenwart das frühere Trauma erneut »inszeniert« wird.

Mithilfe der medizinischen Intuition können Sie Zugang zu Erinnerungen erhalten, die in Ihrem Körper gespeichert sind. Es ist nie zu spät, diese traumatischen Erinnerungen mit einem fachkundigen Berater oder Therapeuten »durchzuarbeiten«, sodass Sie in die Lage versetzt werden, das, was in der Vergangenheit geschah, bewusst zu verarbeiten und zu vergeben. Zu der Weisheit, die wir im Laufe unseres Lebens erwerben, gehört es, dass wir lernen, uns selbst, unser Denken und Fühlen, unseren Körper, unsere Seele zu lieben, und zwar so, wie wir sind. Das ist es, was Louise Hay uns lehrt. Ein wichtiges Element der Selbstliebe besteht darin, wertzuschätzen und völlig uneingeschränkt zu akzeptieren, was in unserem Gehirn und Körper an Erinnerungen gespeichert ist. Wenn Sie in Ihrem bisherigen Leben schwere traumatische Erfahrungen machen mussten, können Sie die Gedächtnisleistung Ihres Hippocampus durch Nahrungsergänzungsmittel, Medikamente, Affirmationen und kognitive Verhaltenstherapie maximieren. Außerdem können Sie lernen, mithilfe der medizinischen Intuition Zugang zu Erinnerungen zu erhalten, die in Ihrem Körper in einem Netzwerk von Gesundheit oder Krankheit gespeichert sind. Sowohl gedankliche Erinnerungen (Hippocampus) wie körperliche Erinnerungen (Amygdala) sind essenzielle Formen unseres Erinnerungssystems. Eine dieser beiden Formen des Erinnerns abzuwerten oder gering zu schätzen ist nicht gesund und wird Ihnen nicht zu einem besseren Gedächtnis verhelfen. In der Alles-ist-gut-Klinik werden Sie lernen, wie Sie Ihr einzigartiges Geist-Körper-Gedächtnis schärfen und seine Leistungsfähigkeit erhöhen können. Doch hier folgt zunächst das Rezept.[2]

### *Mit Nahrungsergänzungsmitteln, Heilkräutern, Medikamenten und Neurotransmittern ein gesundes Gedächtnis aufbauen*

Möchten Sie Ihre Gedächtnisleistung optimieren? Möchten Sie Ihre Fähigkeit verbessern, Gelesenes präzise wiedergeben und Erinnerungen rasch und detailliert abrufen zu können? Ob Sie nun Nahrungsergänzungsmittel, Heilkräuter oder Medikamente einnehmen, um Ihr Gedächtnis zu schärfen – es gibt zahlreiche Wege, ein gesundes, leistungsfähiges Gedächtnis zu fördern:

- Entzündungen reduzieren.
- Das Gehirn vor Verletzungen schützen.
- Traumatische Erfahrungen aus der Vergangenheit nicht immer wieder neu inszenieren. Jenen, die Ihnen traumatisches Leid zugefügt haben, ohne Wenn und Aber vergeben.
- Stärken Sie Ihr Immunsystem.

- Treiben Sie Sport.
- Rauchen Sie wenig oder besser gar nicht – dasselbe gilt für den Konsum von Alkohol.
- Lassen Sie Depressionen, Ängste, Reizbarkeit und Suchtverhalten therapieren.
- Lernen Sie jeden Tag Neues hinzu: Lesen Sie, seien Sie aufgeschlossen für neue Entwicklungen in Musik, Kunst, Gesellschaft. Interessieren Sie sich für fremde Kulturen und Sprachen.
- Sorgen Sie für viel Liebe und Freude in Ihrem Leben, die Sie aus der Beschäftigung mit Menschen (Kinder sind hier sehr wichtig), Tieren, Natur und Spiritualität gewinnen.
- Lassen Sie sich helfen. Widerstehen Sie dem Drang, immer alles allein bewältigen zu wollen.
- Akzeptieren Sie Veränderungen – bei sich selbst, den Menschen in Ihrer Umgebung und in Gesellschaft und Kultur insgesamt.
- Versorgen Sie Ihr Gehirn mit den Molekülen, die es für ein leistungsfähiges Gedächtnis benötigt. Dazu zählen Acetylcholin, GABA, Serotonin, Noradrenalin, Dopamin und möglicherweise zusätzlich auch Hormone.

Schauen wir uns einige dieser Punkte genauer an.

- Im Hinblick auf die Alzheimer-Krankheit lässt sich sagen, dass Acetylcholin im Gehirn der für das Gedächtnis wichtigste Neurotransmitter ist. Vermeiden Sie daher mit fortschreitendem Alter Medikamente oder Nahrungsergänzungsmittel, durch die das Acetylcholin im Gehirn reduziert wird. Viele rezeptfrei erhältliche Schlaftabletten oder Antiallergika bauen Acetylcholin ab und bewirken, dass Ihr Gehirn sich anfühlt wie ein Wattebausch. Schlaftabletten sowie andere gegen Allergien eingesetzte Medikamente können also Ihr Erinnerungsvermögen beeinträchtigen. Bitten Sie Ihren Arzt oder Apotheker, Ihre Medikamentenliste darauf zu überprüfen, ob darunter Mittel sind, die Acetylcholin reduzieren.

- Fragen Sie sich, ob Sie schon starke Stöße oder Schläge am Kopf erlitten haben. Sei es, dass Sie eine Ballsportart spielen oder in Autounfälle verwickelt waren. In solchen Fällen widmen Sie bitte den Erinnerungs-Schaltkreisen Ihres Gehirns besondere Aufmerksamkeit. Und wenn Sie als Kind Zeuge von häuslicher Gewalt wurden, denken Sie einmal über Folgendes nach: Wenn Sie mit ansehen mussten, wie ein Elternteil oder Ihre Geschwister Opfer solcher Misshandlungen wurden, ist es gut möglich, dass auch Sie selbst Schläge auf den Kopf erhielten. Wenn Sie also an Gedächtnisproblemen leiden und Ihr Kopf möglicherweise bei Sport- oder Autounfällen oder durch Misshandlungen in Mitleidenschaft gezogen wurde, sollten Sie eine neuropsychologische Begutachtung Ihres Konzentrations- und Lernvermögens und Ihres Gedächtnisses durchführen lassen, um abzuklären, ob es Anzeichen für eine traumatische Gehirnverletzung gibt. Akupunktur und hyperbare Sauerstofftherapie können, auch wenn nicht unumstritten, für Menschen mit Gehirnverletzungen hilfreich sein. Beide verbessern möglicherweise die Durchblutung des Gehirns. Das fördert vermutlich entweder die Plastizität Ihres Gehirns – die Erschließung neuer Nervenbahnen um das verletzte Gewebe herum – oder die Effizienz der bereits jetzt vorhandenen Gedächtnisstruktur.

  Und lernen Sie! Lernen stimuliert das Gehirn. Gehirnverletzungen bessern sich mit der Zeit. Zwar sind viele Fälle von Patienten dokumentiert, (es handelt sich vor allem um Boxer und Sportler aus anderen Kontaktsportarten), die nach wiederholten Gehirnerschütterungen oder anderen Gehirnverletzungen die neurodegenerative Krankheit traumatische Enzephalopathie entwickeln. Dennoch ist es nie zu spät, Nahrungsergänzungsmittel, Heilkräuter oder Medikamente einzunehmen, um den Folgen einer Gehirnverletzung entgegenzuwirken. Wenn Sie durch Nahrungsergänzungsmittel, Heilkräuter, hyperbare Sauerstofftherapie oder Affirmationen die Plastizität Ihres Gehirns fördern, können sich möglicherweise neue Blutgefäße bilden, sodass um den geschädigten Bereich herum »Umleitungen« aufgebaut werden.

Ist Ihnen bekannt, dass Sie Ihr Gedächtnis auch durch bestimmte Verhaltensweisen schädigen können? Alkoholmissbrauch verschlimmert die Folgen von Gehirnverletzungen. Bei Menschen, die an Ängsten leiden, besteht oft eine starke Neigung, diese durch Alkohol zu kompensieren (siehe drittes Kapitel). Starker Alkoholkonsum schädigt nicht nur die für Erinnerung zuständigen Nervenbahnen im Gehirn zusätzlich, er führt auch zu Vitamin-B6- und -B12-Mangel. Diese Vitamine sind wichtig für den Serotoninstoffwechsel. Wenn Sie zum Alkohol greifen, um Ihre Ängste, Depressionen oder Aggressionen zu kompensieren, brauchen Sie dringend Hilfe. Nicht nur beeinträchtigt der Alkohol einen gesunden Schlaf, der für das Gedächtnis sehr wichtig ist, sondern er beeinträchtigt auch die Produktion von für Ihr Erinnerungsvermögen wichtigen Neurotransmittern.

Wenn Sie an einer chronischen Immunerkrankung wie Lupus, Gelenkrheumatismus, chronischem Erschöpfungssyndrom, Fibromyalgie oder Lyme-Borreliose leiden oder Umweltgiften wie Blei oder Quecksilber ausgesetzt sind, können bei Ihnen phasenweise Anzeichen von Gehirnnebel oder Delirium auftreten. (Was Sie gegen Gehirnnebel unternehmen können, steht im ersten Kapitel.) Bei chronischen Immunproblemen können die für Erinnerungen zuständigen Nervenbahnen im Gehirn durch chronische Entzündungen geschädigt werden. Zytokine und andere Entzündungsmediatoren (bei Allergien sind das die Histamine) können bewirken, dass Ihr Denken sich so langsam und zäh anfühlt, als würden Sie durch Schokoladenpudding waten. Überlegen Sie daher, ob Sie nicht besser Weizen, Milchprodukte und andere Lebensmittel, durch die Allergien, Autoimmunprobleme und chronische Infektionen verschlimmert werden, von Ihrem Speiseplan streichen. Diese Lebensmittelunverträglichkeiten, bei denen es sich nicht notwendigerweise um Allergien handeln muss, können Gehirnnebel, Konzentrationsschwäche und Gedächtnisprobleme verschlimmern.

- Leiden Sie an Schlafstörungen? Schlaflosigkeit kann das Erinnerungsvermögen stark beeinträchtigen. Im Schlaf erzeugt Ihr Gehirn den Neurotransmitter Acetylcholin. Nachts, wenn Sie träumen, also in den REM-Schlafphasen, ereignen sich Mikro-Krampfanfälle (siehe sechstes Kapitel), bei denen der Gedächtnis-Neurotransmitter Acetylcholin produziert wird. Für genug Schlaf zu sorgen ist eines der besten Mittel zur Verbesserung Ihres Gedächtnisses.

  Wenn Sie an Depressionen und Reizbarkeit plus Schlaflosigkeit leiden, ziehen Sie vielleicht einige der Lösungsvorschläge im ersten Kapitel in Betracht. Wenn Sie an Angst, Panik und Trauma plus Einschlaf- oder Durchschlafstörungen leiden, finden Sie im zweiten Kapitel geeignete Vorschläge. Wenn Sie erfolglos alles versucht haben – 5-HTP, Passionsblume, Zitronenmelisse, Melatonin und auch eine »Beruhigung« Ihres Schlafzimmers (Entfernung von elektronischen Geräten und gute Verdunkelung) –, sollten Sie eine Untersuchung Ihres Schlafverhaltens in einem Schlaflabor in Betracht ziehen. Es gibt dort Trainingsprogramme, durch die Gehirn und Körper einen erholsameren Schlaf erlernen können. Falls bei Ihnen keine Abhängigkeit von Alkohol, Valium oder anderen Suchtmitteln besteht, ist beim Thema Schlafstörungen falscher Stolz unangebracht. Wenn alle »natürlichen« Methoden versagen, wäre es gut, auch über medizinische Schlafmittel nachzudenken. Wenn ein Medikament nötig ist, um Ihnen zu ausreichend Acetylcholin zum Schutz Ihres Gedächtnisses zu verhelfen, ist es das auf jeden Fall wert.[3]

### *Erinnerung und Affirmationen*

Traumatische Erfahrungen können durch Cortisol und Adrenalin unsere kostbaren Erinnerungs-Schaltkreise blockieren. Louise Hays Spiegelarbeit ist ein guter Weg, um die Nachwirkungen traumatischer Erlebnisse zu lindern. Letztlich machen Sie schon Ihr ganzes Leben Spiegelarbeit – allerdings keine Spiegelarbeit mit gesunden Affirmationen. Ob nun schmerzhafte häusliche, finanzielle oder berufliche Erfahrungen dahinterstecken, vermutlich haben Sie schon oft in den Spiegel geschaut und bewusst oder unbewusst zu sich gesagt: *Ich fürchte mich vor dem Altwerden. Manche Leute machen mir Angst. Ich bin nicht gern allein. Ich werde niemals damit fertigwerden, dass meine Jugend vorbei ist. Mein Gott, sehe ich alt aus! Wie lange habe ich schon diese Falten? Meine Haut sieht so schlaff aus. Warum bekomme ich so wenig Liebe? Wenn ich doch nur nicht so dick wäre. Wie breit meine Hüften sind – kein Wunder, dass kein Mann mit mir schlafen will. Dieser Job ist für mich wie eine Sackgasse. Ich bin viel zu dumm – kein Wunder, dass ich keine Arbeit finde.*

Bei Louise Hays Spiegelarbeit schauen wir in den Spiegel, um die Art, wie wir uns selbst sehen, allmählich zum Besseren zu verändern. Bisher haben Sie Ihr Spiegelbild mit vielen negativen Affirmationen bedacht. Vielleicht denken Sie, zum Beispiel wenn auf der Autobahn jemand zu dicht auffährt: »Warum sind diese Leute so dumm?« Und ein paar Tage später ertappen Sie sich dabei, wie Sie in den Spiegel schauen und zu sich selbst sagen: »Warum bin ich so dumm? Warum verstehe ich dieses Problem nicht?« Vielleicht haben Sie im Supermarkt eine übergewichtige Frau gesehen, die sich in viel zu enge Kleidung hineingezwängt hat, und gedacht: »Wie kann man mit dieser Figur so etwas tragen? Einfach unmöglich!« Ein paar Tage später haben Sie dann vor dem Ausgehen einen Kontrollblick in den Spiegel geworfen und gedacht: »Mein Gott, bin ich fett geworden! Ich kann überhaupt nichts mehr anziehen, in dem ich schlank aussehe!« Die Affirmationen, die Sie auf der Autobahn und später im Supermarkt formulierten, haben Sie kurze Zeit später auch gegen sich selbst gerichtet – als negative »Spiegelarbeit«.

Solche Gedanken breiten sich in Ihrem Bewusstsein aus wie Unkraut. Nach und nach übernehmen und kontrollieren sie die Erinnerungsnetzwerke in Ihrem Gehirn und Körper. Und entfernen lassen Sie sich nicht wirklich. Manche Menschen behaupten, mit bestimmten Methoden sei das möglich. Tatsächlich lässt sich mit der EMDR-Augentherapie oder dem Tapping (»Klopftechnik«) möglicherweise der Zugang zu traumatischen Erinnerungen manipulieren. Doch die einzige Möglichkeit, solche Erinnerungen permanent zu entfernen, bestünde darin, große Teile Ihrer Gehirnsubstanz herauszuoperieren (was schon durchgeführt wurde), von Körperteilen gar nicht zu reden. Nein – da muss es einen anderen Weg geben!

Mithilfe von gesunden Affirmationen lassen sich unerfreuliche Erinnerungen allmählich immer stärker verdünnen: »Ich liebe mich, ich liebe mich so, wie ich bin« tritt dann in Konkurrenz zu: »Du bist dumm, du bist dumm, du bist dumm.« Wenn Sie dreimal hören »Du bist wertlos!«, aber dann hundertmal affirmieren: »Ich liebe mich«, entfernen Sie »Ich bin wertlos« damit nicht. Das können Sie auch gar nicht. Es ist in Ihrem Gehirn gespeichert. Doch nun haben Sie hundertmal mehr Gelegenheiten zu hören, dass Sie klug sind. Sie lernen, sich Lebensumstände und zwischenmenschliche Beziehungen zu erschaffen, in denen Sie diese Botschaft »Du bist klug« oft hören. Und »Du bist klug« konkurriert nun mit »Du bist ein Idiot«, und nach einer Weile schwächt sich die Wirkung der negativen Botschaft ab, weil Sie mit dem Gesunden das Ungesunde verdünnt haben. Zehn ungesunden Affirmationen setzen Sie nun 20, 30 oder sogar 40 gesunde Affirmationen entgegen. So werden die negativen Auswirkungen immer mehr abgeschwächt und aufgelöst.

Manche Leute behaupten, sie hätten traumatische Erinnerungen ausgelöscht. Nun, ich will nicht sagen, dass das unmöglich ist. Doch es mag einen funktionellen Grund dafür geben, dass wir alle traumatische Erfahrungen machen. Wie bitte? Ein Trauma kann auch positive Effekte haben? Das soll keinesfalls als Entschuldigung für diejenigen dienen, die uns Leid zufügen. Doch wenn wir ein Trauma durchleben, müssen wir es überwinden und verändern uns dadurch. Es macht uns stärker, widerstandsfähiger und manchmal weiser. Denken Sie an Mahatma Gandhi, Nelson Mandela, Wilma Rudolph. Oder nehmen Sie eine andere kulturelle Ikone. Was macht denn diese Menschen zu Ikonen? Sie haben ihre schmerzvolle Vergangenheit transzendiert und dadurch Größe erlangt. Als Kultur erschaffen wir uns Ikonen, um uns vor Augen zu führen, dass wir alle Großes zu leisten vermögen und dass wir Tragödien und traumatische Erfahrungen transzendieren und trotz allem zu Selbstentfaltung und Weisheit gelangen können. Wir wollen nicht vergessen, wer wir waren. Ganz sicher wollen wir nicht hassen, wer wir sind. *Und* wir wollen besser werden.[4]

## Die Alles-ist-gut-Klinik

Was auf Stimmungsschwankungen, Ängste, Suchtverhalten und Lernstörungen zutrifft, gilt auch für das Gedächtnis: Es hat viele Facetten. Daher gibt es auch viele Lösungsmöglichkeiten für Gedächtnisprobleme. Wir alle haben gelegentlich in der ein oder anderen Form Erinnerungslücken. Ob Sie in Vergangenheit oder Gegenwart Probleme mit dem Gedächtnis hatten oder Angst vor einer in Zukunft nachlassenden Erinnerung haben, besuchen Sie mit mir die Alles-ist-gut-Klinik! Dort erfahren Sie, welche Lösungen es für Ihr individuelles Gedächtnisproblem gibt.

### *I. Die langfristigen Folgen von Depressionen für unser Erinnerungsvermögen*

Hat sich in Ihrem Leben viel Kummer und Traurigkeit angestaut? Machen Ihnen hartnäckige Depressionen zu schaffen? Lang anhaltende Traurigkeit, Verzweiflung und Einsamkeit sowie ein genereller Mangel an Glücksgefühlen können die Gesundheit der Erinnerungs-Schalkreise in Ihrem Gehirn schädigen. Nach Jahrzehnten voller Enttäuschungen und Sorgen mag es Ihnen so vorkommen, als seien Ihre Erinnerungen wie hinter einer Nebelwand verschwunden. Vielleicht laufen Sie deswegen von Arzt zu Arzt und fragen sich, ob dahinter wirklich nur der normale Alterungsprozess steckt. Dann versuchen Sie es mit Hormonen wie Östrogen oder DHEA, mit Cortisol gegen Nebennierenschwäche, gar nicht zu reden von den zahlreichen Nahrungsergänzungsmitteln und Heilkräutern, die Sie einnehmen. Doch trotz allem funktionieren Ihr Verstand und Ihr Gedächtnis nicht mehr so gut, wie Sie es sich wünschen. In diesem Fall ist es gut möglich, dass das schleichende Gift der Depression, die Jahre voller Kummer, Zurückweisung, Melancholie und Traurigkeit energetisch und biochemisch Ihre Erinnerungs-Schaltkreise geschädigt haben.

Kommen Ihnen die folgenden Gedanken und Gefühle bekannt vor?

#### Gedanken und Gefühle

- In den vergangenen Jahrzehnten war ich sehr, sehr oft traurig und unglücklich, aber irgendwie habe ich es trotzdem geschafft, das alles durchzustehen.
- Oft habe ich gar keine Hoffnung für meine Zukunft. Trotzdem halte ich weiterhin Ausschau nach Geist-Körper-Problemlösungen, mit denen ich mein Leben verändern kann.

- Wenn ich auf meine Vergangenheit zurückblicke, sei es in der Familie, im Beruf oder finanziellen Bereich, fühle ich mich traurig und wünsche mir, es wäre mir gelungen, Glück zu finden.
- Schon seit der Kindheit fühle ich mich schuldig, traurig und verstört, wenn jemand in meiner Umgebung leidet und ich nicht helfen kann.

**Körper/Verhalten**

- Es fällt mir schwer, mich an Zeiten zu erinnern, in denen ich lang anhaltende Phasen von Optimismus und Lebensfreude erlebt habe. Was ich auch unternehme, um glücklicher zu werden, sei es Naturspaziergänge, Sport, Kino, Musik, Freunde treffen – es gelingt mir nicht.
- Ich breche sehr leicht in Tränen aus. Ich habe in meinem Leben schon oft geweint, und nie waren es erleichternde, erlösende Tränen.
- Ich neige seit jeher zu Nervosität und Reizbarkeit. Viele Menschen, Lärm, helles Licht, all das führt bei mir schnell zu einer Überreizung.
- Es fällt mir schon sehr lange schwer, Entscheidungen zu treffen.
- Bereits seit vielen Jahren lastet ein Gefühl körperlicher Müdigkeit und Erschöpfung auf mir.
- Wenn Sie unter lebenslanger Traurigkeit und Depression leiden und an der damit einhergehenden geistigen und körperlichen Erschöpfung und Lethargie, ist es gut möglich, dass diese düstere Stimmung Ihr Gedächtnis beeinträchtigt. Es kann aber auch noch andere Elemente geben, die Ihr Erinnerungsvermögen schwächen. Lesen Sie nach dem folgenden Fallbeispiel bitte auch die weiteren Abschnitte dieses Kapitels.

Wenn viele dieser Aussagen auf Sie zutreffen, liegen in Ihrem Gehirn und Ihrem Körper vermutlich Ungleichgewichte bei den für die Steuerung der Gefühle verantwortlichen Neurotransmittern vor, also unter anderem bei Dopamin, Noradrenalin und Serotonin. Lesen Sie bitte im ersten Kapitel nach, was es mit Stimmungsschwankungen und depressiven Störungen auf sich hat. Eine psychotherapeutische Behandlung könnte angezeigt sein, in der Sie lernen, Ihre Gefühle besser zu bewältigen und zu steuern. So vermeiden Sie, dass sie zu einer Ursache für Gedächtnisprobleme werden. Erfahren Sie in dem folgenden Fallbeispiel mehr darüber, wie Sie Ihren Gefühlshaushalt und Ihr Gedächtnis besser managen können.

### *Fallbeispiel Susan: Leide ich an der Alzheimer-Krankheit?*

Susan, 57, wandte sich an mich, weil sie wegen ihres nachlassenden Gedächtnisses besorgt war.

#### Das intuitive Reading

Als ich mir Susans Leben anschaute, gewann ich den Eindruck, dass sie ständig herumrannte und sich eifrig abmühte, den Leuten in ihrer Umgebung alles recht zu machen. Tat sie das, um so dem Gefühl der Traurigkeit zu entkommen, das ihr schwer auf der Brust lastete? Offenbar hatte ihre Familie eine Reihe von tragischen Verlusten verkraften müssen. Waren Menschen, die sie liebte, gestorben oder hatten sie verlassen? Susan kümmerte sich ständig um die Bedürfnisse ihrer Familie, kochte, putzte und bemutterte alle.

#### Der Körper

Ich sah einen fast unerträglichen Druck auf Susans Kopf. Herrschte eine Enge in den Blutgefäßen des Kopfes? Ich schaute mir Hals und Nacken an, und auch hier sah es so aus, als hätten die Blutgefäße Schwierigkeiten, einen stabilen Druck aufrechtzuerhalten. Ihr Körper fühlte sich schwer an, ein Gewicht schien sie nach unten zu ziehen.

Ich sah Probleme mit dem Blutzuckerspiegel. Hatte es in der Vergangenheit Probleme mit einer Geschwulst in der Gebärmutterwand gegeben? War Susan dort operiert worden? Ich spürte intuitiv, dass Susan manchmal an Atembeklemmungen litt und dabei einen Druck auf der Brust spürte.

**Die Fakten**

Susan erzählte, sie hätte »einen schweren Knochenbau« und niemand halte sie für wirklich dick, obwohl die Ärzte bei ihr ein Übergewicht von 23 Kilo diagnostiziert hatten. Sie gab zu, schon viel Kummer erlebt zu haben: Erst hatte sie fast ein Jahrzehnt lang ihre an Alzheimer erkrankte Mutter gepflegt, und dann war ihr Bruder an Krebs gestorben. Vor Jahren hatte sich Susan, nach jahrelangen starken Blutungen und Anämie, wegen eines Uterusmyoms einer Hysterektomie unterziehen müssen. Und sie hatte Steroide gegen Asthma eingenommen. Nun wollte sie wissen, ob das die Ursache für ihre Gedächtnisprobleme sei. Andererseits fürchtete sie, wie ihre Mutter an Alzheimer erkrankt zu sein. »Ich kann machen, was ich will, um meine Hormone oder meine Nebennierenschwäche in den Griff zu bekommen, aber nichts hilft und sorgt bei mir für einen klaren Kopf.«

**Die Lösung**

Hat es in Ihrem Leben Verluste gegeben, die Sie seelisch stark belasten? Machen Sie eine Bestandsaufnahme:

- Wie viele Familienmitglieder sind gestorben?
- Wie viele Scheidungen, Trennungen (Partner, Freundschaften, Kinder, die ausgezogen sind, entlaufene Haustiere) gab es?
- Was ist mit finanziellen Desastern oder Pleiten?
- Wie sieht es mit Arbeitslosigkeit oder dem Ende des Arbeitslebens aus? In Rente zu gehen kann eine Erleichterung sein, weil Sie nicht mehr arbeiten müssen, aber es bedeutet auch einen

Verlust: Der feste tägliche Zeitplan und viele soziale Kontakte fallen plötzlich weg.

- Gibt es lebensbedrohliche Krankheiten?

Lassen Sie sich zunächst einmal medizinisch untersuchen. Ihr Arzt wird Ihnen dann sagen, ob es sich bei Ihren Gedächtnisproblemen um eine normale Alterserscheinung handelt. Wenn während der Menopause das Erinnerungsvermögen beeinträchtigt ist, liegt das sehr wahrscheinlich nicht an einer Alzheimer-Erkrankung, sondern an den in dieser Phase auftretenden Hormonschwankungen, die zu biochemischen Veränderungen im Gehirn führen. Im Hippocampus, jener Zone im Gehirn, die für die Verarbeitung von Erinnerungen zuständig ist, gibt es Östrogen- und Progesteron-Rezeptoren. Wenn der Östrogenspiegel schwankt, schwankt möglicherweise auch die Leistungsfähigkeit des Hippocampus. Dann treten Konzentrationsschwierigkeiten auf, und Sie bekommen das Gefühl, Sie hätten die Alzheimer-Krankheit. Wenn diese phasenweise Verwirrtheit zu belastend wird, können Sie bioidentisches Östrogen und Progesteron einnehmen, um diese kognitiven Symptome zu behandeln. Jedenfalls ist diese Art von Gehirnnebel und Gedächtnisproblemen vorübergehender Natur. Der Östrogenspiegel in Speichel und Blut ist hierfür allerdings nicht aussagekräftig, da die Hormonschwankungen im Hippocampus die Ursache sind. Wenn sich nach fünf oder zehn Jahren Ihr Hormonspiegel stabilisiert, wird sich auch Ihre geistige und körperliche Verfassung normalisieren. Wird Ihr Gedächtnis dann wieder so gut sein wie vor der Menopause? Nein. Ihr Erinnerungsprozess hat sich verändert. Sie werden nicht mehr so schnell denken und sich erinnern wie früher. Ohne die Auswirkungen des Östrogens können Sie immer noch ein klares, zuverlässiges Gedächtnis haben. (Siehe dazu der Abschnitt »Der normale Alterungsprozess« Seite 263.)

Wenn aber in Ihrer Familie gehäuft Alzheimer-Fälle auftreten, werden Sie die Gedächtnis-Symptome der Menopause wahrscheinlich nur schwer ertragen können. Damit Sie sich nicht unnötig Sorgen machen, greifen Sie in diesem Fall auf den bioidentischen Östrogen-Ersatz zurück. Allerdings mit einer Einschränkung: Falls bei Ihnen ein Übergewicht von 20 Kilo oder mehr besteht, ist in Ihrem Gewebe bereits im Übermaß Östrogen eingelagert. Wie wir im ersten Kapitel gesehen haben, ist dieses im Köperfett eingelagerte Östrogen in Speichel und Blut nicht nachweisbar, kann aber Ihr Risiko erhöhen, an Endometriumkarzinom oder Brustkrebs zu erkranken. Schauen Sie in den Spiegel. Sie wissen, wo sich Ihr Körperfett befindet: am Bauch, auf den Hüften und an den Brüsten. Wenn dieses Übergewicht von 20 Kilo während und nach der Menopause besteht, steigt Ihr Risiko für die genannten Krebsarten. Ergreifen Sie dann besser andere Maßnahmen gegen Ihren Gehirnnebel und verzichten Sie auf eine Hormonersatztherapie.

Außerdem hilft bei vielen Frauen eine bioidentische Östrogen-Ersatztherapie nicht gegen Depressionen und Ängste. Wenn bei Ihnen also Gehirnnebel und Erinnerungsprobleme mit diesen Gefühlszuständen in Zusammenhang stehen (siehe der nächste Abschnitt in unserer Klinik), ist es besser, Ihr Gehirn mit Nahrungsergänzungsmitteln, Medikamenten und anderen Therapien zu behandeln, um Ihre Stimmung aufzuhellen und Sie ruhiger zu machen.

Ziehen Sie bitte außerdem andere Ursachen für vorübergehende Gedächtnisstörungen in Betracht. Menschen mit Anämie, Hypoglykämie, COPD (Lungenemphysem) oder Asthma leiden oft an Verwirrtheit. Alkohol und andere Drogen können Gehirnnebel auslösen, was dann oft mit der Alzheimer-Krankheit oder anderen Formen der Demenz verwechselt wird. Wenn Sie Antidepressiva, Blutdrucksenker, Betablocker oder Antihistamine einnehmen, kann das ebenfalls Ihr Gedächtnis beeinträchtigen. Lassen Sie überprüfen, ob bei Ihnen ein Mangel an den Vitaminen B6, B12 und Folat vorliegt. Diese Substanzen helfen Ihrem Gehirn dabei, Serotonin zu produzieren, einen Neurotransmitter, der wichtig für Gefühlshaushalt, Konzentrationsvermögen und Gedächtnisleistung ist. Wenn Sie Alkohol trinken, um besser einschlafen zu können, kann das Ihr Gedächtnis schwächen. Fragen Sie Ihren Arzt nach geeigneteren pflanzlichen Mitteln, die einen gesunden Schlaf fördern. Falls Sie an Schmerzen oder Allergien leiden, lassen Sie von Ihrem Arzt prüfen, ob Medikamente, die Sie dagegen einnehmen, möglicherweise Depressionen und/oder Gedächtnisprobleme verursachen.

### Der normale Alterungsprozess

Worin besteht der Unterschied zwischen normaler Alterung und der Alzheimer-Krankheit? Bei dieser Erkrankung findet im Gehirn ein degenerativer Prozess statt. Im Hippocampus und in spezifischen Netzwerken im gesamten Gehirn bilden sich Plaques und faserige Ablagerungen. Manche Formen der Alzheimer-Demenz, die schon bei jüngeren Patienten auftreten, sind genetisch bedingt und stehen in Zusammenhang mit dem ApoE4-Gen. Ja, es handelt sich um das gleiche Gen, das auch mit Cholesterin und Herzkrankheiten in Zusammenhang steht. Und ja, ein erhöhter Cholesterinspiegel und Herzkrankheiten können das Risiko für eine Alzheimer-Demenz erhöhen. Aber die überwiegende Zahl der Alzheimer-Fälle ist nicht genetisch bedingt. Wenn sich Alzheimer erst im Alter entwickelt, kommen dafür vielfältige Ursachen infrage, wozu unter anderem Toxine, Krankheiten, Stress und ein erlittenes Schädel-Hirn-Trauma zählen.

Der Mensch ist durchaus in der Lage, normal zu altern, und auch das Gehirn alter Menschen bleibt lebenslang lernfähig. Die Funktion unseres Gehirns ist es, immer mehr Wissen anzusammeln und von Erfahrungen zu profitieren.[5] Ja, es stimmt, dass manche von uns mit fortschreitendem Alter Gehirnzellen verlieren, aber das geschieht schon seit der Geburt. So wie ein Töpfer beim Modellieren einer Vase überflüssige Tonstücke entfernt, ist unser Gehirn von Geburt an darauf programmiert, Nervenbahnen zu kappen, die unser Denken behindern und verschwommen machen. Diesen Vorgang nennt man Apoptose. Ich nehme an, Sie wissen, wie es ist, sich mit Leuten zu unterhalten, die beim Reden eine Menge überflüssiger Details einflechten. Ihr Denken ist nicht klar strukturiert. Das Gehirn ist darauf programmiert, diese überflüssigen Details, diese nicht notwendigen Synapsen loszuwerden, damit die Weisheit hervortreten kann. Jene überwiegende Mehrheit unserer Gehirnzellen, die für uns kostbar und wertvoll ist, sollten wir schützen und wertschätzen, indem wir sie mit gesunder Ernährung, lebenslangem Lernen und gesunden zwischenmenschlichen Beziehungen »füttern«. Doch je länger wir leben, desto länger sind wir Belastungen durch Umweltgifte, Krankheiten, Stress und traumatische Erlebnisse ausgesetzt. Also benötigen wir Mechanismen, welche die Auswirkungen der vielen Wechselfälle des Lebens auf dem Planeten Erde neutralisieren. Beispielsweise wäre es sinnvoll, solange Sie auf Erden weilen, beim Fahrradfahren immer einen Helm zu tragen.

Demnach trifft es zu, dass im Alter das Risiko ansteigt, an Demenz zu erkranken.[6] Allerdings gehört zum normalen Alterungsprozess, dass sich immer mehr Verbindungen zwischen unseren Gehirnzellen bilden. Bis ins achte Lebensjahrzehnt und darüber hinaus, verbessert die Vernetzung in unserem Gehirn sich stetig. Die meisten Leute denken, es sei normal, dass im Alter das Gedächtnis nachlässt, aber das ist keineswegs der Fall.[7]

### Schützen Sie Ihr Gehirn vor Demenz

Wir alle sind fähig, auf großartige, würdevolle Weise zu altern. Selbstverständlich gibt es hierbei immer individuelle Unterschiede. Manche Menschen müssen mehr Leid und Schicksalsschläge verkraften als andere.[8] Manche Menschen sind stärkerem Stress ausgesetzt, und manche kommen mit Stress besser zurecht. Manche Menschen ernähren sich gesünder, manche sind verstärkt Umweltgiften ausgesetzt. Manche Menschen erweisen sich im Umgang mit einzigartigen Tragödien und traumatischen Ereignissen als besonders widerstandsfähig. Aber wir alle verfügen über ein Gehirn, das bis ins Alter seine Plastizität behält, also durch Erfahrungen formbar bleibt. Auch noch mit über 70, 80 oder gar 90 Jahren können Sie Ihr

Leben verändern und aus Erfahrungen lernen. Wer weiß? Es stimmt nicht, dass ein alter Hund keine neuen Tricks mehr lernen kann. Hat man das bei alten Hunden wirklich erforscht? Ich glaube nicht. Tatsächlich hat man aber Lernexperimente mit Menschen durchgeführt, die an milder Demenz erkrankt waren: Wenn man solchen Patienten Lernaufgaben stellt, verbessert das ihre geistige Leistungsfähigkeit.

Was können Sie also tun, um Ihr Gehirn vor Demenz zu schützen?

- Unternehmen Sie etwas gegen Depressionen und Traurigkeit. Wenn Sie in Ihrem Leben viele Verluste erlitten haben, kann Ihnen eine Psychotherapie helfen, Ihren Schmerz zu verarbeiten und wieder nach vorn zu blicken. Wenn Trauer zu lange andauert, setzt sie sich im Körper fest, zerstört Neurotransmitter, verstärkt Entzündungen in Ihren Blutgefäßen und erhöht das Risiko für zahlreiche degenerative Krankheiten, nicht zuletzt auch für Demenz. Befreien Sie sich von dem Drang, Trauer und Schmerz zu entfliehen, indem Sie sich um alle möglichen Leute kümmern. Es stimmt natürlich, dass man sich dadurch kurzfristig besser fühlt, weil es von den eigenen seelischen Problemen ablenkt. Doch sich um andere zu kümmern und zu versuchen, sie zu retten, kann mit der Zeit zur Sucht werden, zu einem Fluchtverhalten. Daher ist es besser, wenn Sie sich bei der Verarbeitung Ihres Kummers therapeutisch helfen lassen, bevor daraus eine größere Depression wird. Eine lang anhaltende Depression und die daraus resultierende Freisetzung von Cortisol können sich sehr nachteilig auf die Erinnerungs-Schaltkreise in Ihrem Gehirn auswirken.
- Wenn Sie an Schlafstörungen leiden, holen Sie ärztlichen Rat ein. Finden Sie mit Ihrem Arzt oder Heilpraktiker eine geeignete Behandlung, möglichst mit naturheilkundlichen Mitteln und Methoden. Es geht darum, dass Sie ausreichend REM-Schlaf bekommen, denn während dieser Schlafphasen wird Acetylcholin produziert, der für einen gesunden Schlaf entscheidende

Neurotransmitter.[9] Ja, darauf habe ich in diesem Kapitel schon hingewiesen, aber ich erwähne es hier erneut, denn es ist sehr wichtig.

- Nehmen Sie nicht zu viel Vitamin A oder D ein, auch wenn Sie gehört haben, dass diese Vitamine das Krebsrisiko senken, weil ein Zuviel an diesen fettlöslichen Vitaminen das Gedächtnis beeinträchtigen kann. Lassen Sie außerdem Ihre Leber- und Nierenfunktion checken sowie den Blutzuckerspiegel, denn wenn hier Störungen vorliegen, wirkt sich das nachteilig auf die Biochemie in Gehirn und Körper aus und kann zu Gedächtnisproblemen und Konzentrationsschwäche führen. Jetzt kommt ein weiterer wichtiger Punkt: Treiben Sie regelmäßig Sport, am besten mit professioneller Anleitung durch einen erfahrenen Coach. Das fördert die Durchblutung des Gehirns und hilft, den Blutdruck auf ein gesundes Niveau zu senken. Regelmäßiges Körpertraining senkt den Blutzuckerspiegel und das Risiko, an Diabetes zu erkranken, sowie das Risiko, eine durch Durchblutungsstörungen verursachte Demenz zu entwickeln, die sogenannte Multi-Infarkt-Demenz.
- Sie könnten täglich eine Aspirintablette einnehmen. Auch das schützt vor den kleinen Schlaganfällen in den Gehirnarterien, die zu Gedächtnisverlust führen.
- Wenn Sie zur Senkung Ihres Cholesterinspiegels Statine einnehmen, kann es empfehlenswert sein, täglich 400 bis 600 mg des Coenzyms Q10 einzunehmen, weil Statine dafür bekannt sind, den Q10-Spiegel abzusenken.

Die folgenden Nahrungsergänzungsmittel fördern klares Denken und ein gutes Gedächtnis:

- Acetyl-L-Carnitin, dreimal täglich 500 mg – ein Antioxidans, das Ihre Gehirnzellen vor dem Zelltod schützt. Es fördert nicht nur bei Gesunden Konzentration und Gedächtnisleistung, sondern verbessert auch bei Patienten mit milder bis mittelschwerer Alzheimer-Demenz das Erinnerungsvermögen.

- CDP-Cholin, täglich 500 bis 2000 mg – diese Substanz ist nicht unumstritten, hilft aber Ihrem Gehirn dabei, Acetylcholin zu produzieren, den Gedächtnis-Neurotransmitter. CDP-Cholin gilt als gut geeignet, um die kognitiven Funktionen zu verbessern. Möglicherweise ist es in der Lage, Nervenzellmembranen zu reparieren, die durch Verletzungen, Schlaganfälle, Toxine oder den Alterungsprozess geschädigt wurden.
- Vitamin E, 2000 IE.
- DHA, dreimal täglich 1000 mg. Fischöl kann Menschen mit leichten kognitiven Schwächen und milder Demenz helfen und das Kurzzeitgedächtnis verbessern.[10]
- Folsäure, täglich 0,8 mg, Vitamin B6, täglich 20 mg, B12, täglich 0,5 mg, können den Abbau von Gehirnmasse verringern, vor allem in den Erinnerungsarealen, die bei der Alzheimer-Krankheit in Mitleidenschaft gezogen werden.[11]
- L-Methylfolat, 5,6 mg, Methylcobalamin und N-Acetylcystein, 600 mg – bei allen drei Substanzen wurde nachgewiesen, dass sie jenen helfen, die sich Sorgen wegen ihres frühzeitig nachlassenden Gedächtnisses machen oder zu Mikroinfarkten im Gehirn neigen.
- Bioidentisches Östrogen – sprechen Sie mit Ihrem Arzt über das Risiko für Brustkrebs und Endometrialkarzinome in Ihrer Familie. Wenn bei Ihnen bereits Brust-, Eierstock- oder Gebärmutterschleimhautkrebs aufgetreten ist, verzichten Sie besser auf die Einnahme von Hormonen. Doch letztlich liegt die Entscheidung bei Ihnen und Ihrem behandelnden Arzt.
- Sibirischer Ginseng – täglich 625 mg können die Ausschüttung des Gedächtnis-Neurotransmitters Acetylcholin anregen und die Nervenzellen in Ihrem Gehirn schützen.
- Ginkgo biloba – täglich 120 bis 240 mg helfen Menschen mittleren Alters mit milden Gedächtnisproblemen. Der Ginkgo regt die

Produktion von Acetylcholin an und fördert Gedächtnis und Konzentration.

- Zink, Selen und Alpha-Tocotrienol helfen mit, durch Entzündungen hervorgerufene Gehirnveränderungen zu verhüten, indem sie freie Radikale »aufsaugen«, die bei der Alzheimer-Krankheit für das Absterben von Nervenzellen verantwortlich sind.

**Erfüllung und Lebensfreude im Alter**

Wenn Sie Ihr Gehirn vor Demenz schützen wollen, müssen Sie bereit sein, sich Ihr Leben lang weiterzuentwickeln und dazuzulernen. Achten Sie darauf, dass Sie in vielen Lebensbereichen lernen und aufgeschlossen für neue Erfahrungen sind. Damit meine ich nicht bloß Kreuzworträtsel und Sudoku. Ob Sie eine Fremdsprache lernen, Ihr dreidimensionales Orientierungsvermögen steigern, indem Sie lernen, mit einer Karte zu navigieren, Puzzle spielen, wichtig ist, dass Sie sich in vielen Lebensbereichen immer wieder neuen Herausforderungen stellen.

Schmoren Sie nicht mit den immer gleichen Freunden im eigenen Saft. Schließen Sie neue Bekanntschaften. Werden Sie Mitglied in einem Verein, auch wenn Sie bisher kein »Vereinsmeier« waren. Belegen Sie einen Tanzkurs, auch wenn Sie glauben, zwei linke Füße zu haben.

Ändern Sie die Organisation Ihres Haushalts, werden Sie flexibel. Seien Sie kein »Gewohnheitstier«, das in der ewig gleichen Routine stecken bleibt. Sonst droht Ihnen im Alter kognitive Erstarrung. Wechseln Sie öfter mal Ihre Zeitung und/oder Zeitschrift. Wenn Sie immer nur gedruckte Bücher gelesen haben, kaufen Sie sich einen Kindle! Wenn Sie eine Phobie gegen moderne Technologie haben, lassen Sie sich vom Nachbarsjungen die neuesten technischen Errungenschaften erklären oder besuchen Sie einen der zahlreichen VHS-Kurse zum Thema. Sagen Sie nicht: »Oh, dieser neumodische Kram ist nichts für mich!« Gehen Sie mit der Zeit, oder wollen Sie den Anschluss und den Kontakt zur jungen Generation verlieren? Lernen ist das perfekte Training für die Zellen in Ihrem Hippocampus, und das ist ein wunderbares Mittel gegen Demenz. Wenn alle Kinder in Ihrer Familie und in der Nachbarschaft PlayStations oder Xboxes bekommen oder das neueste Videospiel, lernen Sie, wie man damit umgeht. Vielleicht kaufen Sie sich sogar selbst ein solches Gerät, an dem die Kinder so viel Freude haben. Zuerst kommen Sie sich vielleicht ein bisschen lächerlich vor. Vielleicht empfinden Sie die Bedienung einer Spielkonsole anfangs als echte Herausforderung und sind ein bisschen frustriert, wenn Sie sehen, wie leicht ein Achtjähriger oder eine Zwölfjährige damit zurechtkommen. Doch denken Sie an den positiven medizinischen Effekt, den es auf Ihr Gehirn haben wird, wenn dort durch Lernen neue Nervenbahnen gebildet werden. Die kleine Mühe und Überwindung, die damit verbunden ist, wird dadurch in Gold aufgewogen, dass Sie Ihr Demenzrisiko senken. Sicher freut es Sie, wenn ich Ihnen sage, dass ich inzwischen schon meine dritte PlayStation besitze, und außerdem einen Game Boy. Manche Leute werfen mir deshalb schräge Blicke zu, aber das ist mir egal. Sprechen Sie auf Reisen mit jungen Leuten, mit alten Leuten. Lernen Sie eine Fremdsprache. Ja, das kann ganz schön mühsam sein. Tun Sie es trotzdem. Sprechen Sie aufgeschlossen mit Menschen, die einem anderen politischen Lager angehören als Sie, und hören Sie ihnen zu. Auch das kann schwer sein. Es geht dabei nicht darum, dass Sie Ihren eigenen politischen Standpunkt ändern, sondern dass Sie über die Argumente der anderen nachdenken und sich dafür interessieren, wie sie zu ihrer Auffassung gelangt sind.

Engagieren Sie sich ehrenamtlich in einer Einrichtung, wo Sie mit Menschen aus unterschiedlichen Kulturkreisen in Kontakt kommen, zum Beispiel in der Flüchtlingshilfe. Auch das trägt dazu bei, dazuzulernen und ständig Ihren Horizont zu erweitern. Wenn Ihr Gehör nachlässt, beschaffen Sie sich ein gutes Hörgerät. Wenn Ihr Augenlicht schwindet, kümmern Sie sich aktiv um eine gute Sehhilfe. Wenn keine Brille oder Augenoperation mehr helfen kann, besteht immer noch die Möglichkeit, Blindenschrift zu lernen. Der Verlust von Gehör oder Augenlicht lässt das Demenzrisiko erheblich ansteigen. Falsche Eitelkeit zum Beispiel bezüglich des Tragens eines Hörgeräts ist hier völlig unangebracht.

Fahren Sie Auto, solange dies gefahrlos möglich ist. So üben Sie Ihre dreidimensionalen Fähigkeiten. Erkunden Sie Strecken, die Sie noch nie gefahren sind. Und wenn Sie sich einmal verfahren, na und? Vielleicht entdecken Sie einen neuen Ort, der Ihnen besonders gut gefällt. Haben Sie keine Angst davor, Fehler zu machen und neue Leute zu treffen. Besuchen Sie Vorträge, Seminare oder Stammtische, wo sich Menschen mit gemeinsamen Interessen treffen, sei es Spiritualität, ein Hobby, das Ihnen Freude macht, oder beruflicher Austausch. Belegen Sie Kurse an der Volkshochschule.

Setzen Sie sich nicht zur Ruhe! Das ist enorm wichtig. Oft hört man die Leute sagen: »Aber ich habe mein Leben lang schwer gearbeitet. Ich verdiene es, mich zur Ruhe zu setzen.« Es ist wissenschaftlich erwiesen, dass nach dem Renteneintritt innerhalb von fünf Jahren Ihr Risiko, an Demenz, Krebs, Herzinfarkt oder Schlaganfall zu erkranken, dramatisch ansteigt. Sagen Sie nicht, dass Sie in Rente gehen oder sich zur Ruhe setzen, sagen Sie: »Ich beende diese Karriere und entscheide mich jetzt für eine neue Herausforderung oder Berufung.« Damit meine ich nicht, dass Sie sich einen neuen Vollzeitjob suchen sollen. Aber nur noch die Haushaltsroutine abzuspulen und darauf zu warten, dass Ihr Partner nach Hause kommt und sich mit Ihnen beschäftigt, kann geradewegs in die Demenz führen.

Verbringen Sie Zeit mit Menschen unterschiedlichen Alters. Vielleicht fühlen Sie sich dabei anfangs unbehaglich, weil Sie bisher nach dem Wahlspruch gelebt haben: »Gleich und gleich gesellt sich gern.« Aber wollen Sie sich mit Leuten Ihres Alters gemeinsam in die Demenz hineinlangweilen? Wenn Sie Zeit mit Kindern und jüngeren Erwachsenen verbringen, fördert das Ihre geistige und körperliche Beweglichkeit. Und Menschen, die älter als Sie sind, können Sie Anregung und Inspiration bringen. Gemeinsame Aktivitäten mit Menschen aus verschiedenen Generationen helfen Ihnen, sich Ihre geistige und körperliche Flexibilität möglichst lange zu bewahren.[12]

### *II. Angst, Trauma und Erinnerung*

Haben Sie in der Kindheit traumatische Erfahrungen machen müssen, seelischer oder körperlicher Natur? Haben Sie gegenwärtig Probleme in Familie und Beruf? Haben Sie Geldsorgen? All das bewirkt eine erhöhte Freisetzung der Stresshormone Cortisol und Adrenalin, was Gedächtnisprobleme wahrscheinlicher macht. Wie Sie sich hoffentlich *erinnern*, gibt es in Ihrem Gehirn zwei Arten der Erinnerungsverarbeitung. Da ist der Hippocampus, zuständig für die Verarbeitung und Speicherung von Erinnerungen, über die wir sprechen können, und dann gibt es noch eine andere Art, wie Erinnerungen verarbeitet werden: Die Amygdala ist zuständig für Körper-Erinnerungen. Sie übernimmt für den Hippocampus, wenn Ihnen etwas widerfährt, das beängstigend ist und starken Stress auslöst. Während einer traumatischen Erfahrung leitet die Amygdala Panik und Wut über den Hypothalamus und mithilfe von Hormonen in Ihren Körper. Welche Folgen hat das? In einer traumatischen Situation empfinden Sie zunächst Panik und Wut, und dann Abstumpfung. Wenn das Trauma allerdings länger andauert oder sehr schwer ist, verwandeln Hypothalamus und Hormone den Schmerz in Körper-Erinnerungen. Und dann, später im Leben, wenn Sie in eine Situation geraten, die dem früheren Trauma ähnelt, mag es zwar sein, dass Sie das bewusst gar nicht realisieren. Aber Ihr Körper registriert es und reagiert darauf.

Medizinisch-intuitiv kann es durchaus sein, dass Ihnen ein neuer Partner, eine neue Wohngegend oder eine neue Familie angenehm »vertraut« vorkommt, dies aber in Wahrheit daran liegt, dass die neue Lebenssituation zu der alten traumatischen Körper-Erinnerung passt. Auf emotionaler Ebene verspüren Sie eine scheinbar tröstliche Verbundenheit, aber Ihr Körper empfindet es ganz anders. Medizinisch-intuitiv wird Ihr Körper ein Warnsignal an verschiedene Organe senden, durch das er Sie wissen lässt, dass in der neuen Situation möglicherweise Ihre Sicherheit gefährdet ist. Es ist durchaus möglich, dass Menschen, die ein schweres Trauma erlebt haben, anschließend das ganze Leben lang an einer verzerrten Wirklichkeitswahrnehmung leiden, einer Unfähigkeit zu erkennen, was eine sichere, gesunde familiäre Situation ist im Vergleich zu den traumatischen Verhältnissen, die ihnen von früher vertraut sind. Wenn eine Serie von gewaltvollen Beziehungen hinter uns liegt, wissen wir oft gar nicht, wie eine gesunde, liebevolle Beziehung aussieht und sich anfühlt. Und ähnlich verhält es sich oft auch, wenn wir immer wieder in Jobs »landen«, in denen ein cholerischer Chef uns tyrannisiert oder wir schnell wieder gefeuert werden.

Was können Sie also unternehmen, wenn bei Ihnen die Erinnerungs-Schaltkreise in Gehirn und Körper durch traumatische Erfahrungen verändert wurden? Zusätzlich zu den Lösungsvorschlägen in den nachfolgenden Abschnitten kann es ratsam sein, dass Sie sich einer erfahrenen Person anvertrauen, die Ihnen hilft, die bisherigen »blinden Flecken« in Ihrem Leben bewusst zu erkennen und zu heilen. Vielleicht werden Sie aber auch Ihr ganzes Leben lang jemanden brauchen, der Ihnen sagt, welche Menschen Ihnen wirklich guttun. Vielleicht brauchen Sie einen klugen Coach oder Psychotherapeuten, der in dieser Hinsicht für Sie wie ein Blindenhund ist, dessen Führung Sie sich anvertrauen können, was die Partnerwahl und berufliche Entscheidungen angeht. Eine Psychotherapie und die »Aufarbeitung unserer Probleme« kann in unserem Leben viel bewirken, sodass wir uns sagen können: »Nachdem ich lange Zeit so schwere Fehler gemacht habe, fühle ich mich jetzt in der Lage, klügere Entscheidungen zu treffen.« Aber funktioniert das in allen Fällen? Menschen, die besonders schwere traumatische Erfahrungen durchgemacht haben, benötigen, so sagt uns die Wissenschaft, sehr intensive Veränderungen in ihren Wahrnehmungs- und Erinnerungs-Schaltkreisen, um Beziehungen und berufliche Situationen künftig richtig beurteilen zu können. Daher gehört es zu einem Altern in Weisheit und Würde, dass wir lernen, unsere Grenzen richtig einzuschätzen und zu akzeptieren. Ein Beispiel: Niemand würde von einem blinden Menschen erwarten, dass es sagt: »Da ich fleißig Psychotherapie gemacht habe, werde ich nun bald wieder sehen können, denn ich habe das Problem ›aufgearbeitet‹.«

Damit stechen wir gleich in ein weiteres Wespennest. Wir können mit den Auswirkungen eines Traumas auf unser Gehirn und unseren Körper fertigwerden und vielleicht sogar bestimmte Krankheiten beseitigen, heilen und auflösen. Doch die schmerzhaften, erschreckenden Erfahrungen können wir niemals völlig aus unserem Bewusstsein löschen. Diese Erfahrungen hinterlassen bleibende Eindrücke in unserem Gehirn und können auf die in diesem Kapitel beschriebene Weise unsere Erinnerungen beeinflussen. Wenn Sie also akzeptieren, was Ihnen zugestoßen ist, und sich selbst als die Persönlichkeit lieben, die Sie erschaffen haben, um das Trauma ertragen zu können, gibt es für Sie nur einen Weg, Ihren Umgang mit Erinnerungen zu verbessern: Akzeptieren Sie zusätzlich, dass Sie Hilfe brauchen.

Mithilfe der folgenden Fragen können Sie herausfinden, ob es in Ihrem Leben traumatische Erfahrungen und Angstzustände gab, die sich auf Ihre Erinnerungs-Schaltkreise auswirken.

**Emotionale Symptome**

- Es gab in Ihrem Leben lange Phasen, in denen Sie Nervosität und Sorge in einem Ausmaß erlebten, das für Sie kaum erträglich war.
- Es gab in Ihrem Leben einen Vorfall oder mehrere Vorfälle, die so entsetzlich waren, dass Sie um Ihr Leben bangten.
- Es gab in Ihrem Leben einen Vorfall oder mehrere Vorfälle, wo Sie mit ansehen mussten, wie ein geliebter Mensch ein schreck-

liches Trauma erlebte, und Sie sich ohnmächtig und schuldig fühlten, weil Sie ihm nicht helfen konnten.

**Körperliche Symptome**

- Seit Sie sich erinnern können, litten Sie immer wieder unter Hitzewallungen und frostigem Schaudern.
- Seit Sie sich erinnern können, kam es immer wieder vor, dass Ihnen das Herz vor Angst bis zum Hals schlug.
- Sie haben immer wieder Probleme mit Schwindel und Benommenheit.
- Schon seit Langem fragen Sie sich, was mit Ihren Nerven los ist: Immer wieder fühlen Sie sich zittrig, leiden unter Taubheitsgefühlen und einem unangenehmen Kribbeln.
- Es fällt Ihnen schon seit jeher schwer, Tabletten zu schlucken.
- Wenn Sie Medikamente, Heilkräuter oder Nahrungsergänzungsmittel einnehmen, reagieren Sie darauf mit vielen Nebenwirkungen.

Nur Sie selbst können beurteilen, wie viele der oben aufgeführten Symptome sich nachteilig auf Ihr Gedächtnis auswirken. Wenn Sie ein nervöser, emotional und intuitiv hochsensibler Mensch sind, kann die ständige Reizbarkeit und Anspannung Ihr Erinnerungsvermögen beeinträchtigen. Doch Nervosität und Ängstlichkeit sind nur eine Komponente, die im Hinblick auf das Gedächtnis zu berücksichtigen ist. Lesen Sie nach dem folgenden Fallbeispiel auch die weiteren Abschnitte dieses Kapitels, denn Sie finden dort wertvolle Lösungsvorschläge, die Sie für Ihren Intellekt und Ihre Weisheit nutzen können.

***Fallbeispiel Terry: Trauma und Gedächtnis***

Terry, 58, rief mich an und beklagte sich über ihr schlechtes Gedächtnis. Sie konnte sich nichts merken und sagte, ihr Gehirn sei völlig vernebelt.

### Das intuitive Reading

Als ich mir Terrys Leben anschaute, sah ich, dass sie einen geliebten Menschen verloren hatte und seitdem das Alleinsein nur schwer ertragen konnte. Handelte es sich um den Tod der Mutter oder des Vaters? Oder war jemand einfach fortgegangen und hatte die Familie im Stich gelassen? Was es auch war, Terrys Gehirn und Körper schienen sich in einem ständigen Alarmzustand zu befinden, einem nagenden Gefühl, dass die Welt kein sicherer Ort war und dass jederzeit wieder eine wichtige Person plötzlich aus Terrys Leben verschwinden könnte. Und in letzter Zeit hatte sich dieses Trauma tatsächlich wiederholt. Wieder hatte jemand Terry verlassen. Das war an und für sich eigentlich keine Tragödie, aber es erinnerte sie an die früher erlebte Tragödie, und das machte alles noch schlimmer. Es war, als hätte Terry ein »emotionales Schleudertrauma« erlitten.

### Der Körper

Als ich Terrys Kopf anschaute, sah ich Probleme mit Konzentration und Aufmerksamkeit. War das auf Hormonschwankungen zurückzuführen? Oder steckte Panik dahinter? Ich sah, dass sie an Druckgefühlen auf der Brust litt. Das Atmen fiel ihr schwer. In Terrys Umgebung gab es offenbar Menschen mit Suchtproblemen. Ging es um Alkoholsucht? Esssucht? Da war ich mir nicht sicher. Ich sah subtile Veränderungen bei Östrogen, Progesteron, Cortisol und Insulin, wodurch Terrys Gehirnnebel sich verschlimmerte. Schließlich sah ich Traurigkeit und Schlafstörungen.

### Die Fakten

Terry arbeitete als Innenarchitektin und es fiel ihr immer schwerer, ihre Projekte fertigzustellen. Die Kunden fingen an, sich deswegen zu beschweren. Sie war nicht mehr in der Lage, Termine einzuhalten, und vergaß wichtige Details. Ihre Mutter war an Brustkrebs gestorben, als Terry vier Jahre alt gewesen war. Und vor Kurzem war ihr Vater an einem Herzinfarkt gestorben. Terry erzählte, dass sie nur wenige Erinnerungen an ihre Kindheit hatte. Daher glaubte sie, dass der frühe Tod ihrer Mutter heute für sie kein Problem mehr darstellte. Sie gab zu, früher Alkoholikerin gewesen zu sein. Sie hatte getrunken, um ihre Ängste zu bekämpfen und besser einschlafen zu können, rührte aber inzwischen seit 20 Jahren keinen Alkohol mehr an. Gegenwärtig befand sie sich in der Perimenopause und litt wieder an Schlafstörungen. Ihre Liebesbeziehungen verliefen meistens problematisch, sodass sie zu dem Schluss gelangt war, dass ihr beruflicher Erfolg das Einzige war, worauf sie bauen konnte, doch der war nun durch ihre zunehmende Vergesslichkeit auch gefährdet.

**Die Lösung**

Wenn Sie ein schweres Trauma erlitten haben, wurde bei Ihnen als Folge davon möglicherweise PTBS, eine Angststörung, eine Depression oder ADHS diagnostiziert. Wenn das der Fall ist, lassen Sie Ihr Gedächtnis neuropsychologisch untersuchen, um festzustellen, welche Aspekte Ihrer Gedächtnisprobleme auf Angst zurückzuführen sind und welche auf Störungen der Exekutivfunktionen im Frontallappen, ADHS und/oder PTBS. Ein Neuropsychologe kann Ihnen Therapieangebote für alle drei Störungen machen. (Siehe erstes Kapitel Depressionen, zweites Kapitel Angstzustände und drittes Kapitel ADHS.)

Die wichtigste Problemlösung bei belastenden traumatischen Erfahrungen, die das Gedächtnis beeinträchtigen, besteht gewiss nicht darin, die alten schmerzhaften Erinnerungen auszugraben. Je mehr man an der Kruste einer Wunde herumkratzt, desto tiefer wird die Narbe. Auch hilft es nicht unbedingt bei der Heilung, wenn Sie sich das Geschehen vergegenwärtigen. Es kann zwar tröstlich und informativ sein, wenn Sie herausfinden, was mit Ihnen geschah und wie es sich auf Ihr Gehirn, Ihre Gefühle und Ihren Umgang mit anderen Menschen auswirkt, aber das versetzt Sie noch nicht in die Lage, künftig bessere Entscheidungen zu treffen und so eine Wiederholung des alten Musters zu vermeiden. Je mehr Sie über Ihr Trauma sprechen und sich damit beschäftigen, desto stärker werden Sie es Ihrem Gehirn einprogrammieren und dazu neigen, es zu wiederholen wie eine Motte, die von einer Flamme angezogen wird. Wenn Sie jahrelang ständig von Ihrem Trauma erzählen, werden die Erinnerungsspuren in Ihrem Gehirn und Ihrem Körper dadurch immer weiter verfestigt, was es Ihnen erschwert, in der Partnerschaft, im Beruf oder im finanziellen Bereich gesündere Entscheidungen zu treffen. Sie benötigen eine spezielle kognitive Geist-Körper-Verhaltenstherapie oder Dialektisch-Behavoriale Therapie, um den Zyklus von Trauma, Reaktionen der Amygdala, schlechten Angewohnheiten und gesundheitlichen Auswirkungen zu durchbrechen. Anderenfalls wird Ihr Leben immer weiter dem Drehbuch einer schlechten Seifenoper folgen, und Ihr Körper wird Ihnen durch entsprechende Krankheitssymptome unmissverständlich signalisieren, dass Sie wieder in das gefährliche alte Muster zurückgefallen sind.

Die EMDR-Augentherapie kann für Menschen mit posttraumatischen Belastungen ebenfalls sehr hilfreich sein. Durch diese Form der Therapie lässt sich beeinflussen, wie das Gehirn schmerzhafte Erfahrungen verarbeitet. Angstzustände lassen sich mit Nahrungsergänzungsmitteln, traditionellen Heilkräutern und Medikamenten behandeln, zum Beispiel mit Ashwagandha, Rosenwurz, 5-HTP und anderen (siehe zweites Kapitel). Zusätzlich können Sie Passionsblume und Zitronenmelisse anwenden, die einen gesunden Schlaf fördern. Auch Magnesium ist zu empfehlen. Depressionen (erstes Kapitel) sollten unbedingt wirkungsvoll mit Nahrungsergänzungsmitteln oder Medikamenten behandelt werden, denn eine Depression kann die Exekutivfunktion des Frontallappens noch stärker aus dem Gleichgewicht bringen, was Ihr Gedächtnis zusätzlich beeinträchtigen wird. (Siehe das vorherige Fallbeispiel.)

### Die Affirmationen

Louise Hay befasste sich in zahlreiche Büchern damit, wie wir Menschen, die uns Schmerz zugefügt haben, vergeben können, seien es

Eltern, Freunde, Geschwister, Partner, Vorgesetzte und so weiter. Sie schrieb: »Ich weiß, Sie wollen, dass alle Menschen und Situationen sich ändern. Aber das funktioniert nicht. Wenn Sie in der Vergangenheit verletzt wurden und Ihr Leben ändern wollen, dann müssen Sie selbst diese Veränderung herbeiführen.« Nach Louises Auffassung können Sie Ihr Trauma nicht dadurch heilen, dass Sie zurückschauen auf Ihre Familie, Ihre Freunde oder wer auch immer Ihnen Leid zufügte. Natürlich wäre es wunderbar, wenn diese Menschen sich bei Ihnen entschuldigen würden, aber eine Entschuldigung macht die Dinge nicht wirklich besser. Denn die Person, die sich ändern muss, damit Heilung geschehen kann, sind Sie selbst – der Mensch, der verletzt wurde. Um von einem Trauma geheilt zu werden, um Ihr Bewusstsein so weit zu reinigen, dass der Schmerz der erlittenen seelischen und/oder körperlichen Verletzungen nicht immer weiter in Ihnen rumort, müssen Sie, so lehrt Louise, Ihre Glaubenssätze ändern. Das ist allerdings nicht immer leicht. Louise schreibt dazu: »Das Leben ist sehr einfach. Was wir geben, bekommen wir zurück.« Wenn wir uns dafür entscheiden, etwas zu glauben, wird dieser Glaubenssatz von unserem Unterbewusstsein rückhaltlos akzeptiert. Denken Sie daran: Wir haben es mit Gedanken zu tun, und Gedanken kann man ändern. In der Kindheit lernten wir uns selbst und das Leben durch die Reaktionen der Erwachsenen auf uns kennen. Wenn ein Kind also geschlagen oder missbraucht wird, denkt es: *Ich verdiene es, misshandelt zu werden. Ich bin nicht liebenswert.* Doch jetzt in der Gegenwart können Sie diesen Glaubenssatz ändern, den Sie damals verinnerlichten. Es zählt nur die Gegenwart. Die Vergangenheit ist vorbei.

Louise fährt fort: »Wenn wir erwachsen werden, entwickeln wir die Neigung, die emotionale Umgebung unserer Kindheit nachzubilden. Bei unseren Beziehungen zu anderen Menschen neigen wir dazu, die Beziehungen nachzubilden, die wir zu unseren Eltern hatten. Wurden wir als Kinder oft kritisiert, werden wir uns als Erwachsene Partner oder Freunde suchen, die ebenfalls dieses Verhalten an den Tag legen. Wurden wir dagegen in der Kindheit gelobt, geliebt und ermutigt, dann werden wir dieses Verhalten wiedererschaffen. Geben Sie daher nicht Ihren Eltern die Schuld.« Ermutigend fügt sie hinzu: »Wir alle sind die Opfer von Opfern. Vermutlich waren auch Ihre Eltern Opfer. Wenn Ihre Mutter und/oder Ihr Vater nicht gelernt hatten, sich selbst zu lieben, konnten sie auch Ihnen keine Selbstliebe vermitteln. Ihre Eltern versuchten, mit dem Wissen und der Erfahrung, die ihnen zur Verfügung standen, so gut es ging, das Leben zu bewältigen.« Überlegen Sie einen Moment, wie Ihre Eltern aufwuchsen. Wenn Sie Ihre Eltern besser verstehen wollen, fragen Sie sie nach ihrer Kindheit. Hören Sie nicht nur aufmerksam zu, was sie Ihnen erzählen, sondern achten Sie auch darauf, was sich abspielt, während sie erzählen. Wie ist ihre Körpersprache? Das wird Ihre eigene Wut nicht lindern. Der Schmerz Ihres Traumas wird dadurch nicht aus der Welt geschafft. Doch es gibt eine hilfreiche Übung, bei der Sie lernen, die Erfahrung des Menschen, dessen Opfer Sie damals waren, zu sehen und sich gleichzeitig auch der eigenen Wut und des eigenen Schmerzes bewusst zu sein. Das ist das *Di* in der Dialektisch-Behavorialen Therapie. *Di* bedeutet zwei – die Fähigkeit, zwei scheinbar gegensätzliche Perspektiven gleichzeitig zu sehen.

Am stärksten verinnerlicht haben die meisten von uns den Glaubenssatz: »Ich bin nicht gut genug.« Und wir alle leiden, manchmal mehr, manchmal weniger, unter Selbsthass und Schuldgefühlen. Das sind die Probleme, mit denen wir alle im Leben zu kämpfen haben. Wenn wir unsere Zeit damit vergeuden, anderen die Schuld zu geben, und nicht selbst die Verantwortung für unsere gegenwärtige Lebenssituation übernehmen, erschweren wir damit unseren Heilungsprozess. Ihre Vergangenheit können Sie nicht ändern, aber Sie können Ihre Einstellung zu dieser Vergangenheit verändern. Was geschehen ist, ist geschehen und lässt sich heute nicht mehr beeinflussen. Doch die Art, wie Sie über die Vergangenheit denken und mit ihr umgehen, können Sie sehr wohl positiv verändern. Und der einzige Weg zur Heilung, ob es sich um Gehirnnebel oder körperliche Schmerzen handelt, ist die Vergebung. Damit befreien Sie die Personen, die Ihnen Schmerz zufügten. Aber vor allem befreien Sie sich selbst.

Louise empfiehlt, unser Selbstwertgefühl zu stärken, indem wir vor dem Spiegel affirmieren:

> »Ich verdiene nur Gutes. Ich verdiene nicht nur ein bisschen, sondern alles Gute. Ich lasse jetzt alle negativen, einengenden Gedanken hinter mir. Ich löse mich von den einengenden Vorstellungen meiner Eltern. Ich liebe meine Eltern, aber ich identifiziere mich nicht mit ihren negativen Ansichten, Ängsten und Vorurteilen. Ich bin nicht an ihre Irrtümer gebunden. Ich genieße vollkommene geistige Freiheit. Ich öffne mich für positive, lebensbejahende Gedanken. Das Universum ist mehr als bereit, meine neuen Glaubenssätze zu manifestieren. Voller Freude und Dankbarkeit nehme ich dieses Leben in Fülle an, weil ich es verdiene. Ich akzeptiere es. Ich weiß, dass es wahr ist, und dieses Wissen befreit mich.«

### *III. Unfälle, Gehirnerschütterung, Gehirnverletzungen und das Gedächtnis*

Seit wir als Kinder unsere ersten Schritte taten, haben wir uns immer wieder einmal den Kopf gestoßen. Die Heilung einer Verletzung gehört zu den normalen Funktionen unseres Körpers. Ein aufgeschürftes Knie, ein Knochenbruch hier und da, selbst ein milder Schlag gegen den Kopf, wenn Sie als Kind von der Schaukel fielen oder mit dem Fahrrad stürzten – Gehirn und Körper halten in dieser Hinsicht erstaunlich viel aus.

Wann kann eine Kopfverletzung Gedächtnisprobleme verursachen? Hier spielt eine Vielzahl von Faktoren eine Rolle: genetische Veranlagung, Ernährung, der Konsum von Alkohol oder anderen Drogen. Man kann den Einfluss, den unsere Umwelt und unser Verhalten darauf hat, wie wir mit einer Gehirnverletzung fertigwerden oder eingetretene Schäden kompensieren können, gar nicht hoch genug einschätzen: Ob wir mit einer großen Begeisterung dafür aufwuchsen, Neues zu lernen, oder ob Lernen in unserer Umgebung nicht angeregt und gefördert wurde, spielt ebenso eine Rolle wie Nahrungsergänzungsmittel, Heilkräuter, Medikamente und eine große Bandbreite von Therapien. Welche Auswirkungen eine Verletzung auf das Gehirn hat, ist von Mensch zu Mensch verschieden.

Was ist eigentlich eine Gehirnverletzung? In ihrer mildesten Form handelt es sich bei einer Gehirnerschütterung um eine traumatische Gehirnverletzung, bei der ein plötzlicher Schlag oder Stoß Kopf, Gesicht oder Nacken traf. Ob es bei einem Autounfall geschieht, beim Sport oder durch andere Zwischenfälle, immer gibt es klassische Symptome und Anzeichen: Bewusstlosigkeit, Reizbarkeit, verlangsamte Reaktionen, Benommenheit, Kopfschmerzen, Gehirnnebel, emotionale Labilität gehören zu den typischen Symptomen. Die Symptome einer Gehirnerschütterung verschwinden in der Regel von selbst wieder. Jedoch wird manche Gehirnerschütterung von den Betroffenen selbst gar nicht bemerkt.

Allein in den Vereinigten Staaten erleiden jährlich 1,7 Millionen Menschen eine traumatische Gehirnverletzung. Die meisten Betroffenen suchen deswegen keinen Arzt auf. [13]

Wenn Sie den Eindruck haben, dass eine Kopfverletzung, sei es durch einen Sturz, einen Auto- oder Sportunfall, Ihr Erinnerungsvermögen beeinträchtigt, begeben Sie sich bitte sofort in ärztliche Behandlung. Nur durch medizinische Notfallversorgung und gründliche Untersuchung können die Schwere der Verletzung festgestellt und dann alle erforderlichen Maßnahmen getroffen werden. Wenn Sie Monate später das Gefühl haben, noch immer nicht »wieder in Ordnung« zu sein, wenn Ihnen weiterhin Gehirnnebel, Gedächtnisprobleme und andere Symptome zu schaffen machen, konsultieren Sie einen Neurologen und lassen Sie sich umfassend neuropsychologisch untersuchen. Der Neurologe ist in der Lage, eine »neuropsychiatrische Momentaufnahme« durchzuführen, um zu ermitteln, wie gut Ihr Gehirn momentan funktioniert und was die Ursache Ihrer Gedächtnisprobleme ist.

Welche anderen Gehirnprobleme können nach einer oder mehreren Gehirnverletzungen zusätzlich zu den eben beschriebenen Symptomen einer Gehirnerschütterung auftreten? Viele Symptome stehen mit dem Frontallappen in Zusammenhang, einem Gehirnareal, das wir beim Thema Lernstörungen im vierten Kapitel bereits beschrieben haben.

- Wie Sie sich vermutlich erinnern, sind die Exekutivfunktionen des Frontallappens dafür zuständig, die limbischen Gefühlsareale im Temporallappen zu steuern, zu zensieren und zu organisieren. Daher kann es bei einem Menschen, der eine schwerere Gehirnverletzung erleidet, zu Persönlichkeitsveränderungen kommen, denn Frontallappen und Temporallappen arbeiten zusammen und formen gemeinsam unsere Persönlichkeit und unser Verhalten.
- Eine schwere Verletzung des Frontallappens bewirkt manchmal, dass die Fähigkeit, emotionale Impulse zu steuern und zu kontrollieren, geschwächt wird oder völlig ausfällt. Ein Betroffener ist dann unter Umständen nicht mehr in der Lage, im beruflichen und familiären Alltag angemessen zu reagieren, beispielsweise auf eine dumme Bemerkung. Er wird reizbar, verliert leicht die Beherrschung, und seine emotionalen Überreaktionen führen schließlich in die Depression.
- Ein Mensch, der zuvor ängstlich und sensibel war, kann nach einer Gehirnverletzung schon angesichts eigentlich nichtiger Anlässe oder in unvertrauten Alltagssituationen mit heftiger Panik reagieren. Jemand mit einer Gehirnverletzung kann oft nicht aufhören, über seine Angst zu sprechen. Solche Patienten grübeln nicht nur darüber nach wie Menschen, die an Obsessionen und Zwangsvorstellungen leiden (siehe zweites Kapitel). Sie »beharren« vielmehr störrisch auf der Angelegenheit, reden

über nichts anderes oder bringen sie immer wieder zur Sprache, auch wenn Angehörige oder Arbeitskollegen sich noch so sehr bemühen, das Thema zu wechseln.

- Nach einer Gehirnverletzung, bei der die Steuerungsfähigkeit des Frontallappens beeinträchtigt wird, fällt es den Betroffenen mitunter schwer, ihr Temperament im Zaum zu halten. Ein vor der Verletzung emotional relativ ausgeglichener Mensch verliert nun schon bei kleinen Anlässen schnell die Beherrschung. Er reagiert im Gegensatz zu früher ungeduldig und aufbrausend, wenn jemand im Straßenverkehr die Vorfahrt missachtet oder es an der Kasse oder einem Schalter seiner Ansicht nach zu lange dauert.
- Nach einer traumatischen Gehirnverletzung kann es vorkommen, dass die für Konzentration und Organisation zuständigen Areale des Frontallappens nicht mehr so effizient funktionieren. Selbst wenn Sie zuvor hoch motiviert waren und über viel Initiative verfügten, ist es gut möglich, dass Sie nach einer Serie von Gehirnerschütterungen oder -verletzungen nicht mehr so aktiv und produktiv wie früher sind und Ihr Körper sich schwer wie Blei anfühlt. Vielleich verlieren Sie sich nun bei der Arbeit in einem zähen Morast aus Details, und es fällt Ihnen schwer, Ihre Aufgaben vernünftig zu organisieren, sei es im Beruf, bei Einkäufen oder der Planung einer Urlaubsreise.
- Und schließlich fällt Ihnen vielleicht auf (oder anderen noch mehr als Ihnen selbst), dass Sie geistig nicht mehr so »klar« sind wie früher. Wenn jemand mit Ihnen redet, können Sie sich nur wenig davon merken, während Freunde und Angehörige sich viel besser an die Einzelheiten des Gesprächs erinnern. Wenn Sie sich keine Notizen machen, geht das Gesagte bei Ihnen zum einen Ohr hinein und zum anderen wieder hinaus.

Wenn bei Ihnen eines oder gar mehrere dieser Symptome bestehen, lassen Sie sich bitte gründlich neuropsychologisch untersuchen. Lesen Sie das folgende Fallbeispiel aufmerksam. Lassen Sie sich nicht entmutigen. Gehirnverletzungen kommen häufig vor. Viele berühmte Menschen, die Bemerkenswertes leisten, mussten mit Gehirnverletzungen fertigwerden und lernten, ihr Gehirn gut mit Nährstoffen und positiven Anreizen zu versorgen, sodass es optimal funktioniert. Dazu sind auch Sie in der Lage. Nach einer Gehirnverletzung können Sie Ihr Bewusstsein heilen und mithilfe von Medizin, Affirmationen und Intuition ganzheitliche Gesundheit erlangen.

### *Fallbeispiel Vivian: Ein Schlag auf den Kopf*

Vivian, 38 Jahre alt, konsultierte mich, weil sie sich Sorgen wegen hormoneller Schwankungen machte.

#### Das intuitive Reading

Auf den ersten Blick schien Vivians Gesundheit vorbildlich. Sie klagte eigentlich nie über gesundheitliche Beschwerden. Vivian wirkte stark und unerschütterlich. Ich fragte mich, warum sie mich überhaupt um ein Reading bat.

#### Der Körper

Als ich mir ihren Kopf anschaute, verstand ich sofort, warum. Dort herrschte dichter Nebel. Ich sah, dass sie erhebliche Konzentrationsschwierigkeiten hatte und leicht abzulenken war. Ich sah, dass Vivian bei der Arbeit Probleme hatte, weil ihr Urteilsvermögen beeinträchtigt war. Sie verschwendete viel Zeit auf eigentlich unwichtige Details und vernachlässigte darüber die zentralen Aspekte ihrer Arbeitsprojekte. Doch es fiel Vivian nicht nur schwer, Prioritäten zu setzen, sie ließ sich auch leicht ablenken, und zwar so sehr, dass die Fertigstellung ihrer Projekte gefährdet war. Lag das daran, dass es in ihrer Arbeitsumgebung viel Unruhe und Ablenkungen gab? Und obwohl sie äußerst kreativ war, mit einem starken Intellekt, fragte ich mich, ob sie diese Gaben bei dem Nebel, der in ihrem Gehirn herrschte, überhaupt entfalten konnte. Zusätzlich zu dem Gehirnnebel gab es ein paar Probleme mit Muskulatur und Knochen im Bereich von Nacken und Rippen. Waren sie auf Sportverletzungen zurückzuführen? Auf Unfälle?

### Die Fakten

Vivian sagte, sie sei sehr gesund, eine leidenschaftliche Langläuferin. Ja, hier und da hätte es ein paar leichte Sportverletzungen gegeben. Sie machte sich Sorgen wegen ihres Hormonspiegels. Was die Ärzte auch versuchten, es gelang ihnen nicht, Vivians Östrogen- und Progesteronspiegel zu stabilisieren. Als Vivian nicht sofort auf den Gehirnnebel zu sprechen kam, fragte ich sie, ob es schwere Unfälle gegeben habe. Sie antwortete: »Oh, mit 17 hatte ich einen schweren Autounfall. Damals lag ich zwei Wochen im Koma.« *Zwei Wochen* im Koma? »Ja«, sagte sie, »ich hatte eine Schädelfraktur, und die Ärzte mussten mir eine Metallplatte einsetzen.« Sie sagte, danach sei es ihr wieder gut gegangen. Ich fragte nach ihren Bildungsabschlüssen. Sie erzählte, nach dem Unfall sei sie aufs College zurückgekehrt, aber sie hätte den Abschluss nicht geschafft. Seither hatte sie immer wieder ihre Arbeit verloren. Entweder hatte man sie entlassen, oder sie war dem durch eigene Kündigung zuvorgekommen, weil es bei der Arbeit, wie sie sagte, »Missverständnisse« gegeben hätte. Vivian fügte hinzu, Büroarbeit sei eigentlich sowieso nicht ihr Ding. In der unruhigen Umgebung eines Großraumbüros könne sie sich nur schlecht konzentrieren. Jetzt arbeite sie für einen älteren Rechtsanwalt und könne ihre Büroarbeit von zu Hause aus erledigen. Aber in letzter Zeit, mit dem Einsetzen der Perimenopause, falle es ihr wegen der hormonellen Schwankungen selbst in dieser viel ruhigeren und entspannteren Arbeitssituation schwer, sich zu konzentrieren.

### Traumatische Gehirnverletzungen und das Gedächtnis

Es gibt zwei Arten von Schädigungen des Gehirns, die bei Gehirnverletzung in unterschiedlichem Ausmaß auftreten können. Erstens schlägt bei einer Gewalteinwirkung das Gehirn von innen gegen die

Schädeldecke und wird durchgeschüttelt. Dabei werden die Verbindungen zwischen den Gehirnzellen – die Axone – gedehnt und teilweise getrennt. Diesen Vorgang nennt man »diffuse axonale Schädigung«. Vermutlich ist er die Ursache für den größten Teil der Symptome, die nach einer Gehirnerschütterung auftreten: Kopfschmerzen, Müdigkeit, Konzentrationsschwäche, verlangsamtes Denken, Vergesslichkeit, Benommenheit, Schwindel, Depression mit Schlafstörungen und Reizbarkeit.

Bei schweren Gehirnverletzungen kann es zusätzlich zu einer anderen, noch dramatischeren Veränderung der Gehirnstruktur kommen. Entlang der Nervenbahnen im Gehirn verlaufen Arterien. Bei einem schweren Gehirntrauma werden nicht nur die Nervenbahnen in Mitleidenschaft gezogen, sondern auch die Arterien verletzt, was zu Blutungen führt. Diese Blutungen verursachen mit der Zeit Entzündungen, und bei manchen Menschen (nicht bei allen) führt das zu Degeneration und Erinnerungsverlust.

Lange Zeit hatten die Ärzte keine Vorstellung davon, welche Veränderungen der Gehirnanatomie auch schon bei milden Gehirnverletzungen auftreten.[15] Mithilfe moderner Verfahren, zum Beispiel der Diffusions-Tensor-Bildgebung (DTI) und der Traktografie, konnte nachgewiesen werden, dass bei Menschen mit diesen Syndromen Anomalien der Nervenfasern in der weißen Substanz des Gehirns vorliegen. Diese sehr subtilen Veränderungen, die bei leichten Gehirnverletzungen auftreten, liegen vermutlich den auftretenden Symptomen wie Depression, Reizbarkeit, Angst und Gehirnnebel zugrunde.[15]

Wenn Sie sich schon mehrfach eine Gehirnerschütterung zugezogen haben, seien Sie beim Sport und anderen Aktivitäten, bei denen ein erhöhtes Risiko für erneute Kopfverletzungen besteht, besonders vorsichtig. Manche Menschen entwickeln nach einer Reihe von Gehirnerschütterungen eine sogenannte chronisch traumatische Enzephalopathie (CTE). Bei dieser Erkrankung besteht das Problem nicht nur in den erlittenen Schlägen auf den Kopf. Nach häufig erlittenen leichten Gehirnerschütterungen, etwa beim Boxen oder anderen Kontaktsportarten, kommt es zu einer chronischen Entzündung entlang der Nervenbahnen im Gehirn. Dabei werden Entzündungsmediatoren freigesetzt. Diese Entzündungen können noch Monate, Jahre oder sogar Jahrzehnte nach einem Schädel-Hirn-Trauma auftreten. Diese Veränderungen im Gehirn können Erinnerungs- und Urteilsvermögen beeinträchtigen, Verwirrtheit, Unbeherrschtheit und Aggressivität hervorrufen und sogar eine Demenz auslösen. Ursprünglich nahm man an, CTE sei eine typische Spätfolge des Boxsports, infolge der bei dieser Sportart häufigen Kopftreffer. Doch heute wissen wir, dass auch viele andere Sportler an CTE erkranken können – darunter Fußballspieler, Eishockeyspieler und Ringer. Auch Opfer häuslicher Gewalt sind gefährdet. Wenn man die Gehirne von Menschen untersucht, die mehrfach Gehirnerschütterungen erlitten haben, finden sich Nervenzellenverluste, Ablagerungen des Tau-Proteins, Plaques aus Beta-Amyloid-Peptiden sowie Neurofibrillen, die auch typisch für andere Demenzerkrankungen wie die Alzheimer-Krankheit sind.

Wie ich schon sagte, besteht nach einer Gehirnverletzung der erste Schritt darin, unverzüglich eine gründliche neurologische Untersuchung und Behandlung durchzuführen, mit den Mitteln der modernen Notfallmedizin. Es muss sichergestellt werden, dass keine Gehirnblutungen entstanden sind, wie sie bei Schädel-Hirn-Traumen häufig vorkommen. Im Anschluss an die akute Notfallbehandlung ist es wichtig, dass Sie alle sich anbietenden Therapiemöglichkeiten optimal nutzen – Nahrungsergänzungsmittel, Heilkräuter und Medikamente. Ziehen Sie alles heran, was Ihnen hilft, schnell wieder gesund zu werden.

### Nahrungsergänzungsmittel

Nach Abschluss der medizinischen Akutbehandlung ist es wichtig, dass Sie Ihrem Gehirn durch Nahrungsergänzungsmittel und Heilkräuter genug Nährstoffe zuführen, um der Entzündung entgegenzuwirken. Zwar sind viele dieser Lösungsvorschläge noch umstritten und nicht völlig erforscht, aber ich persönlich würde nicht warten, bis absolut klare Forschungsergebnisse vorliegen. Ich würde, nach Absprache mit den behandelnden Ärzten, täglich 400 bis 600 mg des Coenzyms Q10 einnehmen, das entzündungshemmend wirkt. Ich würde auch noch weitere Ergänzungsmittel und Arzneien einnehmen, vor allem Antioxidanzien wie diese:

- Alpha-Tocotrienol, ein sehr wirkungsvoller Entzündungshemmer.
- Täglich eine Tablette Aspirin 75 mg, aber nur wenn der behandelnde Arzt sein Okay gibt.
- Acetyl-L-Carnitin, zwei- bis dreimal täglich 500 mg. Ein Antioxidans, das dem Absterben von Zellen entgegenwirkt.
- CDP-Cholin, täglich 500 bis 2000 mg, unterstützt die Produktion von Acetylcholin, dem für ein gut funktionierendes Gedächtnis entscheidenden Neurotransmitter.
- Tomaten, Kartoffeln und Auberginen – reichlicher Verzehr müsste theoretisch den Acetylcholinspiegel im Gehirn anheben.
- Sibirischer Ginseng, täglich 625 mg. Achtung: nicht bei Bluthochdruck!
- Ginkgo biloba, täglich 120 bis 140 mg, aber nur wenn keine erhöhte Blutungsneigung besteht und nur nach Absprache mit dem behandelnden Arzt.
- Huperzin A *(Huperzia serrata)*, täglich 60 bis 200 Mikrogramm, wirkt sich positiv auf den Acetylcholinspiegel aus.
- SAMe, aber nur wenn Sie keine anderen Arzneien zur Anhebung des Serotoninspiegels einnehmen; um eine Wirkung zu erzielen, ist eine Dosierung von zwei- bis dreimal täglich 400 mg auf leeren Magen erforderlich.
- Ein Multivitaminpräparat, das B6, B12 und Folsäure enthält, die Ihrem Gehirn bei der Produktion von Serotonin helfen; außerdem senken diese Vitamine den Spiegel des Entzündungsmediators Homozystein.
- DHA, dreimal täglich 1000 mg.

- Phosphatidylserin, täglich 100 bis 300 mg, auch wenn es umstritten ist.

**Andere Therapieansätze**

Nach einer Gehirnverletzung halte ich es für wichtig, den Zustand Ihrer Gehirnfunktionen diagnostisch abzuklären. Lassen Sie eine neuropsychologische Untersuchung Ihres Konzentrations- und Lernvermögens und Ihres Gedächtnisses durchführen, vor allem wenn auch nach sechs Monaten noch keine deutliche Besserung der Folgesymptome einer Gehirnerschütterung eingetreten ist. Wenn Ihre Gedächtnisprobleme Ihre Arbeitsfähigkeit und Ihren zwischenmenschlichen Austausch beeinträchtigen, kann ein Neuropsychologe Ihnen eine geeignete kognitive Verhaltenstherapie oder berufliche Wiedereingliederungsmaßnahmen vermitteln, um Ihren Genesungsprozess zu unterstützen.[16]

Auch empfehle ich Ihnen: lernen, lernen, lernen! Versorgen Sie Ihr Gehirn mit Informationen! Versuchen Sie, täglich eine Zeitung zu lesen, online oder als Printausgabe. (Die Betonung liegt auf *versuchen*.) Vermutlich werden Sie sich nicht an alles erinnern können, was Sie gelesen haben, aber darauf kommt es in dieser Phase der Genesung auch gar nicht an. Es kommt darauf an, dass Sie Ihr Gehirn mit verbalen Informationen füttern und Ihre Sprach-Schaltkreise trainieren. Selbst wenn Sie täglich nur ein bis zwei Abschnitte eines Artikels schaffen oder nur die Schlagzeilen lesen, kräftigen Sie damit die Neuronen in Ihrem Gehirn und trainieren Ihre Aufmerksamkeits- und Gedächtnis-Schaltkreise.

Und besonders wichtig: Halten Sie sich von Situationen fern, in denen das Risiko für eine erneute Kopfverletzung hoch ist. Meiden Sie in Zukunft diesbezüglich gefährliche Sportarten wie Fußball, Eishockey oder Ski-Abfahrtslauf, von Boxen ganz zu schweigen. Bis jetzt gibt es noch keine Helme, mit denen sich der Kopf wirklich gut schützen lässt. Falls Sie als Profisportler in diesen Risikosportarten arbeiten, setzen Sie des Geldes wegen die Gesundheit Ihres Gehirns aufs Spiel.

Durch Meditation und Yoga lässt sich der Spiegel des Stress-Neurotransmitters Cortisol senken. Durch Akupunktur kann gezielt die Durchblutung bestimmter Gehirnareale verbessert werden.

Vor einem Jahrzehnt setzte man die hyperbare Sauerstofftherapie zur Behandlung von Patienten ein, die ein Schädel-Hirn-Trauma erlitten hatten, auch wenn diese Methode umstritten war. Heute wird sie »zulassungsüberschreitend« zur Behandlung von Asperger-Syndrom, Autismus und anderen Krankheiten angewendet. Neue Studien deuten darauf hin, dass die hyperbare Sauerstofftherapie keine über den Placeboeffekt hinausgehende Wirkung aufweist. Aber, so wie ich es sehe, steht das letzte Urteil darüber noch aus.[17]

Lassen Sie bei mittelschweren bis schweren Gehirnverletzungen bitte Ihren Hormonspiegel überprüfen: TSH, T4, T3 und andere Hormone, insbesondere Testosteron, Östrogen und Progesteron. Ein schwerer Schlag oder Stoß gegen den Kopf kann die Verbindung zwischen Gehirn, Hypothalamus und Hypophyse beeinträchtigen, was zur Folge haben kann, dass Ihre Hormone verrücktspielen. Und wo wir gerade von Hormonen sprechen: Progesteron wird zwar nicht als hilfreich betrachtet, aber Beta-Estradiol und Amantadin, unmittelbar nach einer Verletzung verabreicht, reduzieren nachweislich das Absterben von Zellen. Wenn Sie nicht an Krebs leiden oder genetisch vorbelastet sind, könnte eine solche Behandlung für Sie geeignet sein.[18]

Was ist mit Biofeedback? Ob Sie es glauben oder nicht, es hat sich herausgestellt, dass die Biofeedback-Therapie für Menschen mit Gehirnverletzungen, selbst schweren Gehirnverletzungen, hilfreich ist. Methoden wie diese verbessern nicht nur die kommunikativen und sozialen Fähigkeiten, sondern lindern auch emotionale Symptome.[19]

Und dann gibt es da noch die Lasertherapie. Einige neuere Forschungsergebnisse deuten darauf hin, dass Patienten mit milden Gehirnverletzungen gut auf die Behandlung mit Laserstrahlen ansprechen, vor allem auf transkranielle Lichttherapie mit nahem Infrarot. Diese Therapie verbessert die kognitive Leistung und die Frontallappen-Funktion, sodass die Patienten sich nicht mehr so leicht ablenken lassen und ihnen das Organisieren wieder besser gelingt.[20]

Geschieht die Zukunft jetzt? Gegenwärtig werden neue Formen der Behandlung von Gehirnverletzungen erforscht, unter anderem die Stammzellentransplantation.[21] Dann gibt es neue Medikamente. Vor allem Medikamente, die an den Glutamatrezeptor anbinden, können bei Gehirnverletzungen besonders wirkungsvoll sein, weil Glutamat hilft, die Entzündungs-Kaskade zu stoppen, die innerhalb der ersten 24 Stunden nach der Verletzung einsetzt.[22] Würde ich mir eine Gehirnverletzung zuziehen, würde ich alle diese Behandlungsmöglichkeiten nutzen. Ich würde mich mit Akupunktur und anderen Methoden der traditionellen chinesischen Medizin behandeln lassen, um die Entzündungs-Kaskade zu stoppen. Ich würde Ginkgo biloba, Kurkuma, Gotu Kola und andere entzündungshemmende Heilpflanzen einnehmen und ebenso jene Nahrungsergänzungsmittel, die den gefährlichen chronischen Entzündungsprozess stoppen können, der oft erst Jahre nach der Verletzung einsetzt.[23] Ich würde mich mit der hyperbaren Sauerstofftherapie behandeln lassen. Ich würde mein Gehirn und meinen Körper so gut wie möglich trainieren und so viel wie irgend möglich lernen, um für mein ganzes weiteres Leben das volle Potenzial meines Bewusstseins nutzen zu können.

Es gibt nichts Neues unter der Sonne. Gehirnerschütterungen und andere Verletzungen des Gehirns sind nicht neu. Doch wir erweitern ständig unser Wissen bezüglich der Behandlung dieser Verletzungen – und der Unfallverhütung, beispielsweise durch bessere Gurtsysteme und Airbags in Autos.

### Die Affirmationen

Wenn wir einen Unfall erleiden, verletzt werden, ist es ganz natürlich, Wut zu empfinden, weil zum Beispiel Sicherheitsvorkehrungen vernachlässigt wurden. Wir denken, das Ganze »hätte nicht passieren dürfen«, ist »unfair«. Nach dem Unfall – insbesondere wenn nicht nur der Kopf, sondern außerdem auch noch Wirbelsäule, Beine und andere Körperteile betroffen sind – empfinden Sie möglicherweise Bitterkeit darüber, dass Sie beinahe ums Leben gekommen wären und vielleicht Teile Ihrer bisherigen Identität für immer verloren haben. Vielleicht können Sie eine bestimmte Sportart nicht mehr ausüben, oder die Funktion Ihres Körpers oder Ihres Gehirns bleibt dauerhaft eingeschränkt. Zusätzlich zu den körperlichen Folgen einer Gehirnverletzung müssen wir mit der Depression und Verbitterung darüber zurechtkommen, dass das Leben uns »übel mitgespielt« hat.

Louise Hay gibt uns eine Vergebungs-Checkliste an die Hand, die uns hilft, die Wut und seelische Traumatisierung nach einem Unfall zu verarbeiten und hinter uns zu lassen, insbesondere wenn andere Personen für diesen Unfall verantwortlich sind. Sätze wie: »Ich kann ihnen niemals vergeben«, »Was sie getan haben, ist unverzeihlich«, »Sie haben mein Leben ruiniert«, »Ich habe nichts zu vergeben, die anderen müssen mit ihrer Schuld leben«, »Sie haben mir das angetan«, mögen inhaltlich zutreffend sein, in dem Sinne, dass Sie durch das Auto, das dieser Mensch lenkte, den Schuss, den er abfeuerte, oder die Faust, mit der er zuschlug, schwer verletzt wurden. Doch Jahr für Jahr in selbstgerechter Verbitterung zu verharren ist nicht therapeutisch. Wenn Sie nach einer Verletzung jahrelang Wut über den zugefügten Schaden in sich tragen, setzt das in Ihrem Gehirn und Körper Entzündungsmediatoren frei. Und wie wir inzwischen wissen, setzt auch die Verletzung selbst diese Entzündungsmediatoren frei. Verschlimmern Sie daher bitte die physischen Folgen nicht zusätzlich, indem Sie Gedanken wählen wie: *Ich habe recht, die anderen sind im Unrecht. Die Dinge sollten anders sein.* Dieser Standpunkt mag Ihnen zwar logisch erscheinen, aber mit diesen Bitterkeitsgefühlen schädigen Sie Ihr Gehirn und Ihren Körper noch zusätzlich, und somit auch Ihr Gedächtnis. Unterziehen Sie sich stattdessen lieber einer Dialektisch-Behavioralen Therapie. Bitten Sie Ihre Therapeutin oder Ihren Therapeuten, Ihnen die Technik der Radikalen Akzeptanz beizubringen. Sie hilft Ihnen, die Wirklichkeit so zu akzeptieren, wie sie ist, und Sie lernen, auf achtsame Weise mit Ihrem Leiden und Schmerz umzugehen. Wenn Sie wütend sind, nachdem Sie bei einem Auto- oder Sportunfall oder durch einen tätlichen Angriff verletzt wurden, lassen Sie sich von einem für solche Fälle speziell ausgebildeten Therapeuten helfen, der Erfahrung mit der Behandlung von seelischen und körperlichen Traumata hat. Wenn Sie durch den Partner oder andere Angehörige misshandelt wurden, können in der Therapie Wege gefunden werden, wie Sie sich in Zukunft vor solchen Situationen schützen können. Nach schweren Gehirnverletzungen gibt es in der Reha-Behandlung die Möglichkeit, mithilfe von geschultem Fachpersonal den emotionalen »Fallout« zu bewältigen, die Wut und Frustration, die Ihnen nach einer solchen Verletzung zu schaffen machen.

Zusätzlich empfiehlt Louise Hay die Spiegelarbeit, vor allem wenn wir durch einen anderen Menschen verletzt wurden. Schauen Sie sich im Spiegel in die Augen und sagen Sie gefühlvoll: »Ich bin bereit zu vergeben.« Wiederholen Sie diesen Satz mehrfach. Was empfinden Sie dabei? Fühlen Sie inneren Widerstand und Abwehr? Oder fühlen Sie sich offen und vergebungsbereit? Beobachten Sie einfach Ihre Gefühle, ohne zu werten und zu urteilen. Atmen Sie ein paarmal tief durch und wiederholen Sie die Übung. Fühlt Sie sich beim zweiten Mal anders an? Verwenden Sie dann die folgenden Affirmationen:

- Wenn Sie glauben: »Ich kann ihnen niemals vergeben«, lautet die passende Affirmation: »Jetzt ist ein neuer Augenblick. Ich habe die Freiheit, loszulassen.«
- Wenn Sie glauben: »Sie verdienen es nicht, dass ich ihnen vergebe«, lautet die passende Affirmation: »Ich vergebe ihnen, ob sie es verdienen oder nicht.«
- Wenn Sie glauben: »Was sie mir angetan haben, ist unverzeihlich«, lautet die passende Affirmation: »Ich bin bereit, meine bisherigen einengenden Vorstellungen hinter mir zu lassen.«

- Wenn Sie glauben: »Sie haben das mit Absicht getan«, lautet die passende Affirmation: »Sie haben versucht, im Rahmen ihres damaligen Wissens- und Erkenntnisstandes ihr Bestes zu tun.«
- Wenn Sie glauben: »Sie haben mein Leben ruiniert«, lautet die passende Affirmation: »Ich übernehme selbst die Verantwortung für mein Leben. Ich bin frei.«
- Wenn Sie glauben: »Ich habe keinen Grund, irgendjemandem etwas zu vergeben«, lautet die passende Affirmation: »Ich weigere mich, mir selbst Grenzen aufzuerlegen. Ich bin immer bereit, den nächsten Schritt in eine positive Zukunft zu gehen.«
- Ganz gleich, ob Ihr Gehirn oder Ihre Psyche eine kleine oder eine schwerwiegende Verletzung erlitten hat, affirmieren Sie in jedem Fall vor dem Spiegel: »Ich gebe mir die Erlaubnis loszulassen.«

### *IV. Gedächtnisverlust, Alzheimer-Krankheit und andere Formen der Demenz: Es gibt Hoffnung*

Ist Ihnen aufgefallen, dass Ihr Gedächtnis allmählich nachlässt? Sind Sie weniger konzentriert als früher, fällt es Ihnen schwerer, mit Stresssituationen umzugehen, Ängste und Traurigkeit zu bewältigen? In manchen Fällen kann eine Alzheimer-Erkrankung der Grund für eine fortschreitende Gedächtnisschwäche sein, die den Alltag immer mehr erschwert. Doch es gibt auch andere, durchaus behandelbare und umkehrbare Ursachen für ein nachlassendes Gedächtnis. Die Symptomatik ist hierbei ähnlich wie bei Alzheimer. Lesen Sie also unbedingt die ersten drei Abschnitte dieses Kapitels, bevor Sie Ihre Gedächtnisprobleme auf eine beginnende Alzheimer-Demenz zurückführen.

Bei der Alzheimer-Krankheit kommt es zu einem schleichenden Verlust diverser geistiger Fähigkeiten. Es ist nicht nur das Gedächtnis betroffen, auch wenn die meisten Menschen, die sich wegen einer möglichen Alzheimer-Demenz Sorgen machen, vor allem an den Gedächtnisverlust denken. Aber bei Alzheimer treten außerdem zunehmende Schwierigkeiten auf, sich zu konzentrieren. Sprache, Orientierungsvermögen, Urteilskraft, Lernfähigkeit und Entscheidungsvermögen werden immer stärker beeinträchtigt. Doch es gibt auch andere Formen der Demenz. Lewy-Körper-Demenz, progressive supranukleare Blickparese, Parkinson'sche Krankheit und andere neurodegenerative Erkrankungen können alle ein zunehmendes Nachlassen von Gehirnfunktionen hervorrufen.

Bei vielen Menschen, denen Konzentrationsschwäche und ein nachlassendes Gedächtnis zu schaffen machen, liegt überhaupt keine Demenz vor. Ihre Gedächtnisprobleme können durch heilbare Erkrankungen verursacht sein – physische und chemische Störungen in Gehirn und Körper. Dazu zählen:

- Lyme-Borreliose, Herpes Zoster, HIV, Krebs, Lupus sowie andere Infektionskrankheiten, die Gehirnnebel hervorrufen. Wenn Ihr Immunsystem aktiviert wird, erzeugt es Entzündungsmoleküle wie IL-1, IL-6, TNF-alpha, die den Erinnerungsapparat »verkleben«. In diesem Fall sind Ihre Gedächtnisprobleme reversibel. Wenn Ihre Krankheit erfolgreich behandelt wird, kehren Konzentrationsvermögen und gutes Gedächtnis zurück.
- Ernährungsmängel und Stoffwechselstörungen. Alkohol und Schmerzmittel sorgen oft für Konzentrations- und Gedächtnisschwäche. B12-Mangel, Lebererkrankungen, Schilddrüsenprobleme, Probleme mit Nebennieren und Cortisol sowie Belastungen durch Schwermetalle können allesamt die Gehirnchemie »durcheinanderwirbeln«, Gedächtnis und Konzentration beeinträchtigen.
- Herzkrankheiten und Durchblutungsstörungen. Nach Schlaganfällen, bei Bluthochdruck und nach Bypass-Operationen können Gedächtnisprobleme auftreten.
- Parasiten und Infektionen im Gehirn können eine Immunstörung hervorrufen, die zu Gedächtnisproblemen führt. Wenn

Sie Probleme mit Gehirnnebel und Müdigkeit haben, lassen Sie sich unbedingt umfassend medizinisch untersuchen, um reversible Ursachen für Gedächtnisprobleme auszuschließen.

Nehmen wir an, in Ihrer Familie gibt es Fälle von Alzheimer oder anderen Demenzerkrankungen und Sie machen sich Sorgen, Sie könnten selbst an einer solchen Demenz erkranken. Der erste Schritt besteht dann darin, einen Neurologen aufzusuchen, um den Ursachen Ihrer Gedächtnisprobleme auf den Grund zu gehen. Neurologen stehen dafür zahlreiche diagnostische Instrumente zur Verfügung, mit denen abgeklärt werden kann, ob bei Ihnen eine neurodegenerative Erkrankung wie Alzheimer oder eine andere Form der Demenz besteht.

Ein warnender Hinweis: Wenn Sie besonders intellektuell begabt sind und/oder über eine umfassende Bildung verfügen, lassen sich Ihre Gedächtnissymptome bei entsprechenden neurologischen Tests weniger leicht nachweisen. Warum? Durch reichliche intellektuelle Herausforderungen haben Sie Gehirn-Schaltkreise ausgebildet, mit denen Sie Gedächtnissymptome lange kompensieren können, sodass diese bei Standardtests zunächst nicht auffallen. Aber Sie selbst spüren es trotzdem: Vielleicht brauchen Sie inzwischen viel länger, um das Zeitungskreuzworträtsel zu lösen. Oder es fällt Ihnen schwerer, Ihre Steuererklärung auszufüllen oder anderen dabei zu helfen. Bei normalen Tests entsteht dann der Eindruck, Sie wären »zu streng mit sich selbst« und stellten zu hohe Anforderungen an Ihr Leistungsvermögen. In diesem Fall suchen Sie besser einen Neuropsychologen auf und lassen eine vollständige neuropsychologische Evaluation vornehmen. Ein erfahrener Neuropsychologe ist in der Lage, unter Berücksichtigung Ihres Bildungsstandes und Ihrer beruflichen Laufbahn relativ genau zu ermitteln, ob bei Ihnen ein krankhaftes Nachlassen der Gedächtnisleistung vorliegt. Bis dahin können Sie sich einmal fragen, ob eine oder mehrere der folgenden Aussagen auf Sie zutrifft:

- Ihr Gedächtnis lässt Sie nicht nur gelegentlich im Stich, sondern Gedächtnislücken und ein Nachlassen Ihrer geistigen Fähigkeiten sind zu einem ständigen Problem geworden.
- Es fällt Ihnen schwer, sich an kürzlich stattgefundene Ereignisse zu erinnern, zum Beispiel was Sie gestern zu Abend gegessen oder was Sie am vorigen Wochenende unternommen haben.
- Sie können sich schon eine sehr kurze Einkaufsliste nicht mehr merken.
- Während des letzten Jahres haben Sie ein deutliches Nachlassen Ihres Gedächtnisses bemerkt.
- Auch Ihr Ehepartner oder andere Angehörige äußern Besorgnis wegen Ihres nachlassenden Gedächtnisses.
- Kürzlich konnten Sie sich schon nach wenigen Wochen nicht mehr an ein wichtiges Ereignis erinnern, an dem Sie teilgenommen haben, etwa eine Party, eine Hochzeit oder eine Reise.
- Es bereitet Ihnen Schwierigkeiten, sich an wichtige Informationen über Ihre Vergangenheit zu erinnern, zum Beispiel Ihren Hochzeitstag, Stationen Ihrer beruflichen Laufbahn und dergleichen.
- Ihre Gedächtnisprobleme erschweren es Ihnen zunehmend, Ihren Berufsalltag zu bewältigen.
- Ihre Gedächtnisprobleme haben bereits zum Arbeitsplatzverlust oder einer Frühverrentung geführt.

Wenn mehrere dieser Aussagen auf Sie zutreffen, dann ist es zusätzlich zu den Lösungsvorschlägen in diesem Buch sehr wichtig, dass Sie sich ein Hilfsteam organisieren, das nicht nur der Ursache Ihrer Gedächtnisprobleme auf den Grund geht, sondern Sie auch bei der Bewältigung Ihres Alltags unterstützt. Zusätzlich zu Nahrungsergänzungsmitteln, Heilkräutern, Medikamenten und weiteren Therapieangeboten benötigen Sie, zumindest vorübergehend, Menschen, die sicherstellen, dass Sie die Erfordernisse Ihres Alltags meistern – sei es die Regelung finanzieller Angelegenheiten, den reibungslosen Ablauf des Haushalts oder die Einhaltung privater und beruflicher Termine.[24]

### *Fallbeispiel Whitney: Nicht einfach nur erschöpft*

Whitney bat mich um ein Reading, weil die Menschen in ihrer Umgebung wegen ihres nachlassenden Gedächtnisses besorgt waren. Sie selbst war sich nicht sicher, ob sie sich auch Sorgen machen sollte. Eigentlich fühlte sie sich nur erschöpft.

#### Das intuitive Reading

Als ich mir Whitneys Leben anschaute, musste ich an eines dieser Musterhäuser von Fertighausherstellern denken. Alles wirkte künstlich inszeniert und steril. Kein Möbelstück hatte eine persönliche Note. Ich hatte Mühe, an den Zimmerwänden irgendetwas Persönliches hängen zu sehen, als ich mich intuitiv bei ihr zu Hause umschaute. Falls es einmal persönliche Dinge gegeben hatte, schienen diese weggeräumt worden zu sein. Ich sah auch kein Foto eines Ehemannes oder Lebenspartners. Ich sah keine Fotos von Kindern. Musste Whitney einen schweren Verlust verkraften?

#### Der Körper

Whitneys Gesundheitszustand schien im Großen und Ganzen gut. Allerdings hatte sie offensichtlich Probleme, sich zu konzentrieren, und ihr schwirrten eine Menge Ideen im Kopf herum. Es fiel mir schwer, ihren Gedankengängen zu folgen. Normalerweise spüre ich bei einem Reading, was einen Menschen beschäftigt und ob ihn berufliche oder private Sorgen belasten. Doch bei Whitney konnte ich nicht erkennen, mit welchen Bereichen ihres Lebens sie sich gedanklich beschäftigte. Da war nur ein leerer Raum, so unbewohnt und unpersönlich wie das Haus, das ich zu Anfang des Readings gesehen hatte.

**Die Fakten**

Whitney erzählte, sie sei immer stolz auf ihre Gesundheit und ihr makelloses Aussehen gewesen und habe Wert darauf gelegt, aktiv und fit zu bleiben. Doch in letzter Zeit hatte sie einige Verluste verkraften müssen. Vor fünf Jahren war ihr Mann an Krebs gestorben, und ihre beiden erwachsenen Kinder waren weggezogen. Sie wohnten jetzt weit entfernt in einem anderen Bundesstaat. Whitney war von Beruf Lehrerin gewesen. Sie hatte eine attraktive Vorruhestandsregelung genutzt, um vorzeitig in Rente zu gehen, und lebte nun in einer Wohnsiedlung für Senioren. Seitdem fühlte Whitney sich müde und erschöpft und verspürte keine große Lust, sich an den Aktivitäten der anderen Bewohner zu beteiligen. Bald fing ihre Familie an, sich Sorgen um sie zu machen. Sie sagten, Whitneys Verhalten in Gesprächen habe sich verändert. Es fiel ihr zunehmend schwer, die richtigen Worte zu finden. Sie lagen ihr gewissermaßen auf der Zunge, aber es bereitete ihr Mühe, sich verbal auszudrücken.

Whitney gab zu, dass sie in letzter Zeit Partys mied, weil sie den Gesprächen nicht mehr gut folgen konnte. Ihre Familie überredete sie zu einem Hörtest, doch Whitneys Gehör war in Ordnung. In letzter Zeit fühlte sie sich am Nachmittag oft deprimiert, erschöpft und ängstlich. Auch das fanden ihre Angehörigen besorgniserregend, doch Whitney selbst dachte, sie sei einfach nur ein bisschen müde. Kürzlich hatte ein Neurologe ihr eröffnet, dass sie erste Anzeichen einer Alzheimer-Erkrankung zeigte. Er empfahl ihr Medikamente, um den Prozess zu verlangsamen. Whitney hatte noch nie Medikamente eingenommen, da sie immer sehr gesund gewesen war. Sie und ihre Familie wollten von mir wissen, welche Maßnahmen empfehlenswert waren, um Whitneys geistige Präsenz zu fördern und ihr Gehirn gegen mögliche Gedächtnisverluste durch Alzheimer oder andere Formen von Demenz optimal zu wappnen.

**Was Sie tun können, wenn Ihr Gedächtnis nachlässt**

Konsultieren Sie einen Neurologen, um medizinisch abzuklären, was die Ursache Ihrer Gedächtnisprobleme ist. Wenn es sich um beeinflussbare Faktoren handelt wie Verletzungen (wie in dem vorherigen Beispiel), Ernährungsmängel oder Anomalien in der Körperchemie, kann der Arzt entsprechende Therapien empfehlen. Dann muss untersucht werden, ob Depressionen (Abschnitt I der Alles-ist-gut-Klinik), Angst (Abschnitt II) oder Trauma (Abschnitt III) zusätzlich zu Ihren Gedächtnisproblemen beitragen. Ihr Arzt oder Gesundheitsteam wird außerdem nachschauen, ob Nebenwirkungen der von Ihnen eingenommenen Medikamente, eventuell aber auch Alkohol oder Drogen eine Rolle spielen. Nachdem alle diese Faktoren berücksichtigt wurden, können die Experten einschätzen, ob Ihr Problem, wenigstens zum Teil, tatsächlich auf eine Alzheimer-Erkrankung, eine leichte kognitive Beeinträchtigung oder andere Störungen des Gehirns zurückzuführen ist.

**Bin ich wirklich vergesslich, oder bilde ich mir das nur ein?**

Es kann sein, dass Menschen in Ihrer Umgebung Ihnen einzureden versuchen, Sie seien einfach nur depressiv und hätten gar kein wirkliches Gedächtnisproblem – Sie würden sich »das alles nur einbilden«. Aber auch eine Depression, wenn sie unbehandelt bleibt, erhöht Ihr Risiko, vergesslich zu werden, entweder durch kleine Schlaganfälle im Gehirn oder durch Demenz. Wenn Sie trauern, weil der Partner oder die Eltern gestorben sind oder die Kinder ausziehen, führt das zu dramatischen Veränderungen bei den Neurotransmittern. So können Gehirnnebel und Gedächtnisprobleme entstehen, die der Alzheimer-Krankheit ähneln, bei denen es sich aber *nicht* um Alzheimer handelt (siehe Abschnitt I der Alles-ist-gut-Klinik). Zudem wird durch traumatische Erlebnisse wie körperliche Gewalt oder sexueller Missbrauch und durch PTBS Cortisol freigesetzt, das den Erinnerungsapparat im Hippocampus »verkleben« kann (Abschnitt II). Wenn diese Störungen konsequent therapiert werden, reduzieren Sie damit Ihr Risiko, tatsächlich an einer Demenz zu erkranken.

### Gehirnveränderungen, die mit Vergesslichkeit in Zusammenhang stehen

Es ist wichtig, dass wir verstehen, welche Gehirnveränderungen mit Krankheiten in Zusammenhang stehen, die Gedächtnisprobleme verursachen. Der normale Alterungsprozess, der, das möchte ich ausdrücklich betonen, keine Krankheit ist, bringt gewisse Veränderungen unseres Umgang mit Erinnerungen mit sich. Am augenfälligsten ist die Verlangsamung des Erinnerungsprozesses. Die mildeste Gedächtnisstörung ist die leichte kognitive Beeinträchtigung. Was die Alzheimer-Krankheit angeht, unterscheidet man ein frühes, ein mittleres und ein schweres Stadium. Um Gedächtnisprobleme diagnostizieren zu können, suchen die Forscher nach Proteinen, die in den Gehirnen von an Alzheimer oder anderen Gedächtnisstörungen erkrankten Patienten nachgewiesen werden können.

Im Zusammenhang mit der Alzheimer-Krankheit wird derzeit ein Protein erforscht, das Lernvermögen und Gedächtnis beeinflusst: das Amyloid-Precursor-Protein, APP. Es wird untersucht, ob bei Menschen im Frühstadium einer Alzheimer-Demenz erhöhte Mengen dieses Proteins in Blut und Gehirnflüssigkeit nachgewiesen werden können.[25] Allerdings haben die Forscher, die solche Tests zum Nachweis der Alzheimer-Krankheit oder anderer Demenzerkrankungen entwickeln, ein großes Problem: Wenn die Diagnose Alzheimer gestellt wird, kennt die westliche Medizin bislang keine wirkungsvolle Therapie dagegen. Ist es also überhaupt ratsam, sich testen zu lassen? Manche Forscher und Ärzte sagen, dass ein Patient, bei dem die Diagnose frühzeitig gestellt wird, zumindest sein Leben besser planen kann. Wie bitte? ... Andere Forscher und Ärzte vertreten die Auffassung, dass die Erforschung der beteiligten Proteine und die Entwicklung neuer Scanverfahren dazu beitragen kann, eines Tages mit neuen Medikamenten diese Proteine neutralisieren zu können, von denen man glaubt, dass sie für die Schäden in den Gehirnen von Alzheimerpatienten zumindest mitverantwortlich sind.

Um aber herauszufinden, dass Sie an fortschreitendem Gedächtnisverlust leiden, brauchen Sie diese neuen Tests und Scans eigentlich gar nicht. Durch eine neuropsychologische Begutachtung Ihres Lernvermögens und Ihrer Gedächtnisleistung, einen MRT-Scan und vielleicht noch Bluttests, um reversible Beeinträchtigungen des Gedächtnisses auszuschließen, lässt sich abklären, ob eine degenerative Erkrankung Ihres Gehirns besteht. In diesem Fall kommen die nachstehend vorgestellten Therapiemöglichkeiten für Sie infrage. Ich wäre aber zu Recht skeptisch, wenn jemand in diesem Fall auf der Basis von erst ansatzweise verstandenen Scanergebnissen und Forschungsdaten eine Zukunftsprognose stellen würde. Natürlich ist es sinnvoll, die eigene Zukunft zu planen, aber wie sie genau verlaufen wird, ist bei jeder Krankheit schwer vorherzusagen, ob Krebs, Lupus, chronische Erschöpfung, Lyme-Borreliose oder gar die Alzheimer-Krankheit und andere kognitive Störungen. Es hängt von der Ernährung ab, einer wirkungsvollen Behandlung von Depressionen, davon, ob Sport getrieben wird oder nicht, und anderen Aspekten der individuellen Lebensführung.

Daher werde ich in diesem Buch nicht beschreiben, was mit einem Menschen geschieht, bei dem eine »frühe, moderate oder schwere« Alzheimer-Krankheit diagnostiziert wurde, und was ein »typischer Krankheitsverlauf« ist. Es genügt der Hinweis, dass Sie bei den milden Formen der Krankheit weiterhin ein halbwegs normales Leben führen können, wobei Sie dabei allerdings mehr Unterstützung durch Freunde und Angehörige benötigen werden. Bei den schweren Formen werden Sie sich allerdings nicht mehr ohne fremde Hilfe ankleiden und für sich sorgen können. Bei den milderen Formen vergessen Sie vielleicht Namen, verlegen Gegenstände und können sich nicht mehr an nah zurückliegende Ereignisse erinnern, aber Sie werden Ihre Bezugspersonen – Sekretärinnen, Ehepartner – erkennen und mit ihnen kommunizieren können. Doch bei den schweren Formen benötigen Sie tägliche Betreuung und sind nicht mehr in der Lage, Ihre geschäftlichen und finanziellen Angelegenheiten selbst zu regeln. Es geht um Ihr Bewusstsein, Ihr Denken und Fühlen, und mit der Hilfe Ihres Unterstützungsteams aus Ärzten, Akupunkteuren, Naturheilkundigen, kognitiven Verhaltenstherapeuten, spirituellen Beratern und geliebten Angehörigen wird es Ihnen gelingen, Ganzheitlichkeit zu erfahren und die Schaltkreise Ihres Gehirns auf bestmögliche Weise zu neuem Leben zu erwecken.

**Nach den Untersuchungen**

Welchen Sinn haben alle diese Untersuchungen überhaupt? Bislang stehen der westlichen Medizin zur Behandlung milder kognitiver Beeinträchtigungen, aber auch der Alzheimer-Krankheit, nur sehr begrenzte Optionen zur Verfügung. Medikamente wie Aricept lindern die Symptome etwas, können das Fortschreiten der Krankheit aber anscheinend nicht stoppen oder verlangsamen. Andererseits gibt es durchaus Therapiemethoden, die Symptome lindern und das Fortschreiten von Alzheimer verlangsamen können.

Die besten Resultate lassen sich mit der Behandlung von Herz-Kreislauf-Krankheiten und Entzündungen erzielen. Forschungen belegen, dass die Risikofaktoren für die Entstehung einer Alzheimer-Demenz denen für Herz-Kreislauf-Krankheiten ähneln. Zum Beispiel ist ApoE4 ein Risikofaktor für Cholesterin-Probleme und für Alzheimer. Das Medikament Namenda reduziert Entzündungen und kann möglicherweise bei frühen bis mittelschweren Stadien der Alzheimer-Krankheit helfen. Das Coenzym Q10, Alpha-Tocotrienol und andere hochwirksame Entzündungshemmer können dabei helfen, Entzündungsprozesse einzudämmen, die offenbar bei der Entstehung degenerativer Gedächtnisprobleme eine wichtige Rolle spielen.[26]

**Die Lösung**
Zusätzlich zu den bereits erwähnten Möglichkeiten nachfolgend einige Vorschläge, wie Sie die Leistungsfähigkeit Ihres Gehirns steigern können.

Bauen Sie Stress ab und senken Sie Ihren Cortisolspiegel. Viele der langfristigen Stressfaktoren in unserem Leben tragen zu einem vorzeitigen Nachlassen des Gedächtnisses bei und erhöhen das Risiko für degenerative Erkrankungen des Gehirns. Wenn ein geliebter Mensch gestorben ist, ist es wichtig, dass Sie etwas gegen die Einsamkeit unternehmen! Füllen Sie Ihr Haus mit Leben. Wenn Sie nur noch wenige Verwandte oder Freunde haben, werden Sie aktiv, indem Sie zum Beispiel ehrenamtlich in spirituellen Zentren oder Seniorenheimen mitarbeiten. Wenn Ihre eigenen Verwandten nicht mehr bei Ihnen sein können, schaffen Sie sich auf diese Weise eine »Ersatzfamilie«. Wenn Sie nicht aktiv etwas gegen Trauer und Einsamkeit unternehmen, sodass diese Gefühle lange in Ihnen schwelen, führt dieser seelische Stress im Hippocampus und anderen Gehirnregionen langfristig zu Veränderungen, die das Gedächtnis beeinträchtigen.

Bilden Sie neue Erinnerungs-Schaltkreise in Ihrem Gehirn. Wenn Sie Ihre Gedächtnisleistung verbessern wollen, seien Sie aufgeschlossen für Veränderungen und bereit, lebenslang dazuzulernen. Sie benötigen geistige, emotionale und soziale Stimulation. Natürlich bedeutet es auch immer einen gewissen Stress, Veränderungen zu erleben und Neues zu lernen. Wenn Sie Probleme mit sozialen Ängsten, Phobien oder Traurigkeit haben, lassen Sie sich psychotherapeutisch helfen. Das wird Sie in die Lage versetzen, besser mit den emotionalen und sozialen Faktoren fertigzuwerden, die ein nachlassendes Gedächtnis zusätzlich verkomplizieren.[27]

Nutzen Sie die medizinische Intuition, um Ihre Gedächtnisleistung zu verbessern. Zeichnen Sie sieben Kreise untereinander angeordnet auf ein Blatt Papier. Nummerieren Sie sie von unten nach oben. Aus medizinisch-intuitiver Sicht gibt es in unserem Leben sieben Zentren. Wenn wir viele Verluste erleiden – den Tod geliebter Menschen, Trennungen, Arbeitsplatzverlust –, beginnen diese Zentren, sich zu leeren. Schreiben Sie daher in Ihrem Diagramm neben jeden Kreis »14 Prozent«. Warum? Wenn Sie in einem Lebensbereich einen Verlust erleiden, haben Sie damit ein Siebtel Ihres Lebens verloren, also 14 Prozent. Wenn Sie also zum Beispiel geliebte Menschen verloren haben, Lebens- oder Ehepartner, haben Sie in Ihrem zweiten Zentrum 14 Prozent verloren. Sind Sie bereits in Rente gegangen? Dann haben Sie Ihr drittes Zentrum verloren, wiederum 14 Prozent. Sind Ihre erwachsenen Kinder in eine andere Stadt gezogen? Ist ein Kind oder ein anderer naher Verwandter gestorben? Erstes Zentrum – wieder 14 Prozent. Addieren wir das Ganze. 42 Prozent Ihres Lebens sind, sprechen wir es ruhig aus: gestorben. Damit haben Sie gewissermaßen fast die Hälfte Ihres Lebens verloren. Das hinterlässt eine enorme Lücke, ein Gefühl der Leere.

Ermitteln Sie mithilfe der medizinischen Intuition alle Verluste und Leerstellen in Ihrem Leben. Diesen Zentren müssen Sie neues Leben einhauchen, indem Sie neue Kontakte knüpfen und neue Erfahrungen machen. So tun Sie gleichzeitig etwas für Ihre geistige und körperliche Gesundheit und damit auch für Ihr Gedächtnis. Indem Sie neue Kontakte knüpfen und sich einen Freundeskreis aufbauen, der wie eine Familie für Sie ist (erstes Zentrum), unterstützen Sie Ihre Gehirnchemie, versorgen Ihr Gehirn mit »emotionalen Nährstoffen« und reduzieren damit wirkungsvoll Depressionen und Ängste. Wenn Sie sich neue Aufgaben suchen, faszinierende Herausforderungen für Geist und Körper (drittes Zentrum), setzen Sie damit Opiate und Dopamin frei, Neurochemikalien, die Belohnungsgefühle auslösen und Ihr Lern- und Erinnerungsvermögen stärken. Und wenn Sie sich nach dem Verlust des Partners oder einer Scheidung für die Möglichkeit öffnen, sich neu zu verlieben (zweites Zentrum), oder zumindest sozialen Austausch und Freundschaften pflegen, empfangen Sie dadurch menschliche Zuwendung und reduzieren

Angst und Einsamkeitsgefühle, was den Cortisolspiegel in Ihrem Gehirn senkt und somit Ihre Erinnerungs-Schaltkreise schützt. Versuchen Sie außerdem, mit einer guten Freundin oder einem anderen Ratgeber, dem Sie vertrauen, herauszufinden, ob Sie in sich posttraumatische Traurigkeit und/oder Panik vergraben und angestaut haben, wie sie nach einer Trennung oder dem Tod eines geliebten Menschen häufig vorkommen. Solche unterdrückten Gefühle können Ihr Erinnerungsvermögen beeinträchtigen und sollten ans Licht gebracht und geheilt werden.

### Andere Maßnahmen

Schlagen Sie in den anderen Abschnitten dieses Kapitels nach, wie Sie Ihr Gedächtnis stärken können, indem Sie Entzündungen reduzieren und die Produktion von Acetylcholin, GABA, Serotonin, Noradrenalin, Dopamin und anderen Neurotransmittern anregen und fördern. Ziehen Sie auch alle anderen Möglichkeiten zur Stärkung Ihres Gedächtnisses in Betracht, etwa Akupunktur oder die hyperbare Sauerstofftherapie, und überprüfen Sie, ob Sie Medikamente einnehmen, die Konzentration und Gedächtnis beeinträchtigen. Alle diese Vorschläge können bewirken, dass Ihr Gedächtnis wieder besser funktioniert.

Auch kann es eine gute Idee sein, sich ein Haustier zuzulegen oder Zimmerpflanzen. Wissenschaftliche Studien zeigen, dass sich sogar bei Patienten mit mittelschwerer Demenz in Pflegeheimen die kognitiven Leistungen und das Erinnerungsvermögen verbessern, wenn sie sich um ein lebendes Wesen kümmern, sei es Tier oder Pflanze. Zusätzlich zu Nahrungsergänzungsmitteln wie Acetyl-L-Carnitin, CDP-Cholin, Vitamin E, DHA, Folsäure, B6 und B12, sibirischem Ginseng, Ginkgo biloba und Zink (Dosierungsempfehlungen siehe ab Seite 266) ziehen Sie auch Huperzin A in Erwägung, und zwar täglich 60 bis 200 Mikrogramm. Dieses Mittel regt offenbar die Acetylcholin-Produktion an und verbessert nachweislich die Gedächtnisleistung bei Alzheimerpatienten, hilft aber auch bei normaler altersbedingter Vergesslichkeit und bei der Multiinfarktdemenz. Ähnlich wie Donepezil fördert Huperzin A offenbar die Leistungsfähigkeit des Erinnerungs-Nervennetzwerks im Gehirn und beugt dem Absterben von Nervenzellen vor. Die natürlichen Formen dieser Substanz sind offenbar drei- bis viermal wirkungsvoller als synthetisch hergestelltes Huperzin.

**Die Affirmationen**

Bis zu einem gewissen Grad machen wir uns alle Sorgen, ob es uns gelingt, bis ins Alter unsere geistige Leistungsfähigkeit und unser Gedächtnis zu bewahren – und natürlich einen gesunden Körper. Kommen Ihnen die folgenden Gedanken bekannt vor?

- Ich fürchte mich vor dem Altwerden.
- Was ist, wenn mein Tod leidvoll und schmerzhaft wird?
- Ich werde es nie schaffen, mich mit dem Alter abzufinden.
- In meiner Familie gibt es so viele Fälle von Demenz. Es ist einfach hoffnungslos.
- Ich fürchte mich vor der Zukunft.
- Ich werde nicht mehr gebraucht.
- Es ist niemand mehr da, auf den ich mich verlassen kann.
- Ich muss alles in meiner Umgebung unter Kontrolle haben, um mich sicher zu fühlen.
- Es ist alles sinnlos. Ich gebe auf.

Solche Denkmuster können unsere Gehirn-Schaltkreise regelrecht versteinern und die Wahrscheinlichkeit für kognitive Beeinträchtigungen und Vergesslichkeit im Alter stark erhöhen. Louise empfiehlt, diese negativen Gedanken durch Affirmationen zu verändern:

- Für ein gutes Gedächtnis, göttlichen Schutz, Sicherheit und Frieden: »Die Intelligenz des Universums ist in allen Bereichen meines Lebens am Werk.«

- Für ein erfülltes Alter: »Ich liebe und akzeptiere mich in jedem Alter, in jedem Augenblick meines Lebens.«
- Speziell gegen die Alzheimer-Krankheit, die eine Weigerung darstellt, sich mit der Welt, so, wie sie ist, auseinanderzusetzen, und generell gegen Hoffnungslosigkeit, Hilflosigkeit und Wut: »Es gibt immer einen neuen und besseren Weg, das Leben zu sehen und zu erfahren. Ich vergebe und löse mich von der Vergangenheit, um in eine freudige Zukunft zu gehen.«
- Gegen das Denkmuster »Ich fürchte mich vor dem Altwerden«: »Jedes Lebensalter hat seine unbegrenzten Möglichkeiten. Ich bin immer im richtigen Alter und genieße jeden neuen Augenblick.«
- Wenn Sie auch nach Anwendung der Lösungsvorschläge in diesem Kapitel weiterhin Gedächtnisprobleme haben und sich in Ihrer geistigen Leistungsfähigkeit eingeschränkt fühlen, affirmieren Sie: »Ich vertraue der Weisheit des Lebens. Ich befinde mich auf einer endlosen Reise durch die Ewigkeit.«
- Um Ihr geistiges Potenzial voll zu entfalten und Ihr Gedächtnis optimal nutzen zu können, empfiehlt sich diese Affirmation: »Hier und jetzt habe ich die Macht, die Dinge zum Besseren zu verändern.«

## 6. Kapitel

# KÖRPER, GEHIRN UND BEWUSSTSEIN

Einen großen Teil meiner Berufslaufbahn als medizinische Intuitive und Neuropsychiaterin habe ich der Erforschung der Zusammenhänge zwischen bestimmten Emotionen und körperlichen Erkrankungen gewidmet. Was ich herausgefunden habe, ironischerweise in erster Linie als Psychiaterin, ist, dass jemand einen Arzt aufsucht, weil er oder sie sich zum ersten Mal im Leben ängstlich oder depressiv fühlt, und zwar ohne ersichtlichen äußeren Grund. Diese Patienten machen sich keine Sorgen wegen ihrer Familie, ihrer Paarbeziehung oder dem Beruf. Sie haben keinen Todesfall zu beklagen, keine gescheiterte Ehe oder plötzliche Arbeitslosigkeit. Wenn wir sie dann gründlich untersuchen, stellt sich häufig heraus, dass eine körperliche Erkrankung vorliegt. Ihre Angst, Unruhe oder Traurigkeit war das erste und bislang einzige Symptom, das auf eine ernste Erkrankung hindeutete, sei es eine Autoimmunkrankheit oder ein Problem mit der Schilddrüse oder den Nebennieren oder Hormonschwankungen. Gehirnnebel, Stimmungsschwankungen und ein nachlassendes Gedächtnis können erste Warnzeichen für ernste Magen-Darm-Probleme, eine Herz- oder Lungenerkrankung, eine organische Gehirnstörung oder manche Krebsarten sein.

Jeder von uns hat schon von folgenden Szenarien gehört:

- Jemand geht zum Arzt, weil er bislang kaum körperliche oder psychische Beschwerden hatte, sich nun aber ängstlich, müde und nervös fühlt und unbestimmte Schmerzen hat. Der Arzt geht von einer Depression aus und behandelt diese. Doch die Medikamente oder Nahrungsergänzungsmittel wirken nicht. Schließlich führt er weitere Untersuchungen durch, und dann stellt sich heraus, dass der Patient unter der Autoimmunkrankheit Lupus leidet.
- Ein Patient fühlt sich nach einer gescheiterten Ehe und einer Insolvenz niedergeschlagen und verunsichert. Er ist reizbar und launisch und von Schuldgefühlen geplagt. Er hat das Bedürfnis, sich ständig zu entschuldigen. Er geht zum Arzt und wird mit Nahrungsergänzungsmitteln und Medikamenten gegen Depressionen behandelt. Doch es tritt keine Besserung ein. Er fühlt sich immer noch deprimiert, schuldig, traurig und körperlich geschwächt. Bei einer Untersuchung wird ein zu niedriger Testosteronspiegel festgestellt. Er erhält eine Hormonersatztherapie und ist nun weit besser in der Lage, positiv zu denken und seine Lebenssituation in den Griff zu bekommen.
- Eine Patientin fühlt sich nervös und gereizt, und bei der Arbeit fällt es ihr immer schwerer, sich zu konzentrieren und ihr Pensum zu schaffen. Da sie schon über 50 ist, glaubt man, die Ursache seien lediglich hormonelle Veränderungen bei Östrogen und Progesteron. Also wird sie gegen wechseljahresbedingte Stimmungsschwankungen behandelt. Als aber nach acht Monaten immer noch keine Besserung eintritt, wird durch eine gastroenterologische Untersuchung eine bakterielle Fehlbesiedlung des Darms und eine Zöliakie diagnostiziert. Der Gastroenterologe verordnet ihr eine spezielle Diät, durch die der Darm entgiftet wird (und auch die Endotoxine im Blut-

kreislauf und anderen Körperbereichen reduziert werden). Daraufhin kehren Ruhe, Konzentrationsfähigkeit und Entspanntheit in ihr Leben zurück.

- Jemand, der zuvor noch nie unter Angstzuständen litt, kommt mit einer Panikattacke in die Notaufnahme. Er wird ohne Befund wieder nach Hause geschickt. Vier Stunden später kommt er mit einer erneuten Panikattacke wieder in die Notaufnahme. Ein scharfsinniger Arzt lässt die Lunge scannen, und es stellt sich heraus, dass der Patient an einer Embolie erkrankt ist.
- Eine Frau bekommt plötzlich Angst und »Schmetterlinge im Bauch«. Sie geht zum Arzt, der sie in die Notaufnahme eines Krankenhauses schickt. Ein EKG und die üblichen Untersuchungen ergeben keinen Befund. Also sagt man ihr, es handele sich einfach um Stress und Nervosität. An den drei folgenden Wochenenden meldet sie sich jedes Mal erneut mit den gleichen Symptomen in der Notaufnahme. Weiterhin ist das EKG ohne Befund, aber auch hier lässt ein aufmerksamer Arzt schließlich die Herzenzyme untersuchen, um auszuschließen, dass doch eine organische Herzerkrankung besteht. Das Testresultat ist positiv: Die Frau hat einen Herzinfarkt.
- Während des zweiten Jahres auf dem College fühlte sich eine Frau nervös, ängstlich und deprimiert. Es fiel ihr schwer, sich in den Vorlesungen und Seminaren zu konzentrieren. Sie spürte oft einen Kloß im Hals und einen erhöhten Puls. Da die Symptome sich nicht besserten, setzte sie ein Semester aus, und auf Rat ihrer Eltern unterzog sie sich wegen einer Panikstörung einer Psychotherapie. Schließlich – so ergeht es vielen Betroffenen – brach sie wegen ihrer starken Ängste das Studium ganz ab. Nun vergingen rund 15 Jahre, in denen ihr vage Symptome zu schaffen machten: Herzjagen, Muskelverspannungen, Konzentrationsschwäche und natürlich Panik. All das wurde mit Medikamenten, Nahrungsergänzungsmitteln und Heilkräutern behandelt. Niemand glaubte, dass bei ihr ein ernsthaftes

Gesundheitsproblem bestand, bis sie sich im Alter von 35 Jahren das Handgelenk brach, eine Osteoporose entwickelte und Zähne verlor. Ein aufmerksamer Arzt oder Heilpraktiker findet schließlich heraus, dass sie seit Jahrzehnten an einer Erkrankung der Nebenschilddrüsen leidet und alle Symptome, die Angstzustände ebenso wie die Knochenfraktur und der Zahnverlust, auf Calciumprobleme zurückzuführen sind.

- Kurz vor einer Karibikkreuzfahrt mit seiner Ehefrau befällt einen Mann starke Nervosität. Er geht zu seinem Hausarzt. Der stellt leichte Atembeschwerden fest, die er auf Stress zurückführt, durch den das Asthma des Mannes sich etwas verschlimmert habe. »Nehmen Sie Ihr Asthmaspray mit aufs Schiff und erholen Sie sich, dann geht es Ihnen bald besser«, lautet der ärztliche Rat. Also tritt der Mann die Reise an, fühlt sich aber weiterhin müde und nervös, sosehr er sich auch zu entspannen versucht. Schließlich erkrankt er auf der Reise an einer Beinthrombose. Bei der notfallmedizinischen Untersuchung entdecken die Ärzte Lungenkrebs.

In all diesen Fällen waren Emotionen das erste Symptom einer körperlichen Erkrankung.

## Die praktische Anwendung der Geist-Körper-Medizin

In den letzten drei oder vier Jahrzehnten wurde viel über die Geist-Körper-Medizin geschrieben. Die Menschen reden ständig davon, wie ihr Geist, ihr Bewusstsein, ihren Körper beeinflusst – die sogenannte Herrschaft des Geistes über die Materie. In diesem Kapitel werden wir uns damit beschäftigen, wie der Körper den Geist beeinflusst. Sie werden erfahren, auf welche Weise Ihre Stimmungsschwankungen, Ängste, Aggressionen oder Ihre Konzentrations- oder Gedächtnisschwäche durch Ihren Körper verursacht sein können. Es erscheint logisch, dass dieses Konzept, mit dem wir uns in diesem Buch beschäftigen – der Geist kann den Körper beeinflussen, und der Körper kann den Geist beeinflussen –, klar zu verstehen ist und gut für Heilung und Gesundheit genutzt werden kann. So einfach ist es aber nicht. Woran liegt das? Einerseits entsteht, wenn man einem Menschen sagt, seine über lange Zeit andauernde Depression, Angst oder Wut würde sein Krankheitsrisiko erhöhen, leicht der Eindruck, dass man ihm die Schuld an seinen Krankheiten in die Schuhe schieben will. Gerade wenn Menschen Gesundheitsprobleme haben, die mit den bei psychischen Problemen auftretenden Veränderungen der Neurotransmitter in Zusammenhang stehen, also mit Serotonin, Adrenalin, GABA und Opiaten, kann dieser Eindruck entstehen, sie seien an ihren Beschwerden selbst schuld. Oder, noch schlimmer, wenn Ihnen gesagt wird, Ihre Kopfschmerzen, Ihr Reizdarm, Ihre Krampfanfälle oder was immer Ihre Symptome sein mögen, würden sich durch Ängste oder Depressionen verschlimmern, werden Sie heraushören: »Damit will der Arzt mir sagen, dass ich mir das alles nur einbilde.« Und Sie werden seine Praxis nie wieder betreten.

Und im Hinblick auf dieses Kapitel, also Geist-Körper-Medizin: Warum sind diese Erkenntnisse so schwer zu verstehen und zu nutzen? Wenn wir mit einem scheinbar rein psychischen Symptom wie Depression, Nervosität oder Wut zum Arzt gehen, werden die meisten Mediziner glauben, es handele sich um ein Problem, das Gefühle oder innere Einstellung betrifft, ohne körperliche Ursache.

Wenn unser Geist, unser Bewusstsein, in Gehirn und Körper entsteht, dann treten Gesundheitsprobleme gleichzeitig in Bewusstsein und Körper auf. Es greift viel zu kurz, zu fragen: »Ist es ein psychisches Problem oder etwas Körperliches? Ist es eine Depression oder eine Lyme-Borreliose? Ist es Angst oder eine Quecksilbervergiftung? Ist es Wut oder eine Herzkrankheit? Ist es Trauer und Niedergeschlagenheit oder Krebs im Frühstadium?« Wir müssen uns darüber klar werden, dass es nicht entweder das eine oder das andere ist. Geistige und körperliche Symptome treten gleichzeitig auf.

## Eine andere Sicht auf Körper, Bewusstsein und Gehirn

Ich bin seit über 30 Jahren auf dem Gebiet der medizinischen Intuition tätig. Wenn ich Patienten erkläre, wie ihre emotionalen Probleme ihren Gesundheitszustand verschlimmern, und dann die körperlichen Symptome erläutere, sagen sie oft zu mir: »Dr. Mona Lisa, Sie verstehen nicht. Mein Problem existiert nicht in meinem Kopf. Es ist im Körper.« Dann entgegne ich: »Aber Ihr Kopf ist doch ein Teil Ihres Körpers.«

In diesem Kapitel werden Sie lernen, bei der Heilung an zwei wesentlichen Punkten anzusetzen. Sie werden lernen, auf welche Weise bestimmte emotionale Muster mit körperlichen Symptomen in Verbindung stehen. Und was die Heilung des Bewusstseins angeht, werden Sie lernen, Ganzheitlichkeit zu erreichen, indem Sie gleichzeitig das Gehirn und den Körper behandeln, denn im Gehirn zeigen sich häufig die ersten Symptome dafür, dass sich im Körper eine schwere Krankheit »zusammenbraut«.

Wenn Sie also neuerdings oder sogar chronisch an Depressionen, Stimmungsschwankungen, Angstzuständen, Gehirnnebel, Gedächtnisproblemen oder Sucht leiden, ist das Ihr Kapitel! Die Chancen stehen gut, dass Sie hier einige zusätzliche Problemlösungen entdecken, die Ihnen helfen, Frieden zu finden und Ihr Potenzial zu entfalten.

In *Heile deinen Körper*, Louise Hays erstem Buch, werden die geistigen Ursachen körperlicher Erkrankungen benannt und Wege aufgezeigt, wie sich diese Krankheiten metaphysisch überwinden lassen. Beachten Sie, dass Louise dabei nie zwischen Gehirn und Körper unterscheidet. Trotz des Buchtitels wird in der alphabetischen Auflistung der Krankheiten keine Trennung zwischen Erkrankungen des Gehirns und körperlichen Erkrankungen vorgenommen. Allergien stehen neben Alzheimer. Amnesie befindet sich in der Nähe von Anämie. Trotzdem erscheint uns die Idee, Angst, Wut, Traurigkeit und ein Mangel an Liebe und Lebensfreude ließen sich irgendwie von Anämie, Alzheimer oder körperlichen Schmerzen und Beschwerden trennen, weiterhin ziemlich vernünftig. Schon in den 1970er-Jahren setzte Louise Körper und Bewusstsein, Körper und Gehirn, körperliche und emotionale Gesundheit gleich und nahm dazwischen keine künstlichen Trennungen vor. Doch selbst heute, nach 40 Jahren, begreifen und akzeptieren wir dieses Konzept erst ganz allmählich.

Louise zufolge handelt es sich bei jedem Gesundheitsproblem, jeder Erkrankung um ein Übermaß an Angst, Wut oder Traurigkeit oder einen Mangel an Liebe und Freude. Und dieser Zustand lässt sich durch ein neues Denkmuster zum Besseren verändern. Nehmen wir beispielsweise an, Sie leiden an einer Depression. Nach Louise handelt es sich bei dem zugrunde liegenden Denkmuster um Apathie – um einen inneren Widerstand dagegen, Gefühle zuzulassen, um ein regelrechtes Absterben des eigenen Selbst und um Angst. Also ersetzen Sie dieses Denkmuster durch: »Ich kann gefahrlos meine Gefühle fühlen. Ich öffne mich für das Leben. Ich bin bereit, neue Erfahrungen zu machen.« Die Art und Weise, wie Louise depressive Denkmuster umwandelt, ähnelt sehr stark dem, was wir in der modernen Psychiatrie mithilfe der kognitiven Verhaltenstherapie tun.

Und ein körperliches Problem behandelt sie auf die gleiche Weise. Wir schauen uns einfach an, welches Denkmuster dahintersteht, finden die passende Affirmation und ändern dadurch unser Denken. Nehmen wir als Beispiel die koronare Herzkrankheit. Louise zufolge hat diese Krankheit damit zu tun hat, dass wir uns damit schwertun, uns für die Lebensfreude zu öffnen. Es mangelt in unserem Leben an Freude. Um etwas gegen diese Neigung zu unternehmen, ändern Sie das Denkmuster mit folgender Affirmation: »Ich bin von Freude erfüllt. Mit jedem Schlag meines Herzens durchströmt mich Freude.« Und so weiter.

Nach Louises Auffassung ist die therapeutische Lösung immer die gleiche, unabhängig davon, ob das Problem im Bewusstsein oder im Körper besteht. Stets gilt es, das ungesunde Denkmuster zu finden, die im Übermaß vorhandene Emotion und die Emotion, an der es im Leben mangelt. Dann ändert man das Denken, fügt die fehlende Emotion hinzu – in der Regel Liebe und Freude –, und die Gesundheit bessert sich. Falls Sie als hoch qualifizierte Wissenschaftlerin seit Jahren in der Gehirnforschung, der Neuroanatomie, tätig sind, sich zur Fachärztin für Psychiatrie ausbilden ließen und sich dafür mit 275 000 Dollar verschuldet haben (wer könnte damit wohl gemeint sein?), ist gut vorstellbar, dass Sie Louises Ansatz als allzu simpel und unwissenschaftlich abtun und sich durch ihn sogar beleidigt fühlen. Vielleicht denken Sie: »Wie kann diese Frau glauben, ihre simple, amateurhafte Methode könnte tatsächlich funktionieren? Was für eine Anmaßung!« Doch dann finden Sie während Ihres Studiums heraus (sicher haben Sie inzwischen bemerkt: Hier ist von mir selbst die Rede), dass der Vater der kognitiven Verhaltenstherapie, Aaron Beck, Behandlungspläne entwickelte, um das Denken der Menschen zu verändern. Genau das ist die Grundlage der kognitiven Verhaltenstherapie, wie sie in der modernen Psychiatrie angewendet wird. Die Protokolle oder »Rezepte« in der kognitiven Verhaltenstherapie ähneln den Affirmationen, die Louise Hay in ihrem kleinen Büchlein empfiehlt – sie sind allerdings komplizierter formuliert. Affirmative Aussagen, die zur Behandlung von Angst, Depressionen und Wut eingesetzt werden. Heute im 21. Jahrhundert wissen wir, dass viele dieser Emotionen, wenn sie über einen langen Zeitraum andauern, unser Risiko für schwere körperliche Erkrankungen wie Herzleiden, Krebs, Demenz, Diabetes, Fettleibigkeit, chronische Schmerzen und Störungen des Immunsystems deutlich erhöhen.[1]

### *Die Wissenschaft der medizinischen Intuition: Wie aus Emotionen Gesundheitsprobleme werden, und aus Gesundheitsproblemen Emotionen*

Auch Emotionen sind körperliche Symptome, und eine körperliche Erkrankung äußerst sich zuerst oft nur als unangenehme Emotion wie Angst, Wut, Traurigkeit oder als Gehirnnebel. Im ersten Kapitel haben wir gesehen, wie bestimmte Emotionen im Körper einen Dominoeffekt auslösen können, wenn sie sich sehr lange in uns anstauen, denn es werden dadurch Kaskaden von Entzündungsmediatoren freigesetzt. Wenn Sie über einen langen Zeitraum an Depressionen, Ängsten, Panikattacken oder Traurigkeit leiden, werden diese Gefühle an das Stammhirn oder die Nebennieren weitergeleitet, wo Adrenalin und Cortisol freigesetzt werden. Entzündungsmediatoren wie die Zytokine lösen daraufhin dominoartige Veränderungen in Ihrem Körper aus, eine gesundheitliche Abwärtsspirale: Fieber, Schwäche, Lethargie, dann ein Virus oder eine Allergie, dann mit der Zeit hormonelle Veränderungen, Arthritis, ein erhöhter Cholesterinspiegel, Insulinprobleme, Bluthochdruck, Übergewicht, Sucht und andere körperliche Beschwerden.

Ein solcher Dominoeffekt entsteht auch, wenn eine körperliche Krankheit Ihren Gefühlshaushalt durcheinanderbringt. Das kann eine bakterielle Fehlbesiedlung in Ihrem Darm sein, durch die Entzündungsmoleküle freigesetzt werden, Endotoxine, die in den Blutkreislauf gelangen und so bis ins Gehirn transportiert werden, wo sie Depressionen, Ängste und Reizbarkeit auslösen. Dann gibt es Entzündungsmediatoren wie TNF-alpha, die bei Gelenkrheumatismus und anderen Autoimmunkrankheiten aus den schmerzenden Gelenken in den Blutkreislauf freigesetzt werden. Auch sie gelangen auf diesem Weg ins Gehirn, wo sie bewirken, dass Sie sich lethargisch, weinerlich, nervös und gereizt fühlen. Dass Ihre Autoimmunerkrankung wieder aufgeflammt ist, wird Ihnen oft erst dadurch bewusst, dass Sie plötzlich mit Ihrem

Partner oder Ihrer Partnerin wegen einer Belanglosigkeit zu streiten anfangen.

Oder ein Lungenkrebspatient befindet sich nach einer Krebstherapie lange Zeit scheinbar auf dem Weg der Heilung und fühlt sich gut. Doch dann wird er wie aus heiterem Himmel plötzlich deprimiert und niedergeschlagen. Er fragt sich, warum er auf einmal so traurig ist, und findet keine äußere Ursache. Bei der nächsten Untersuchung entdeckt der behandelnde Arzt dann einen neuen kleinen Tumor in der Lunge. Er erklärt seinem Patienten, dass seine deprimierte Stimmung Ausdruck eines sogenannten paraneoplastischen Syndroms ist. Dabei werden in der Lunge Chemikalien in den Blutkreislauf freigesetzt, die im Gehirn depressive Gefühle und ungewöhnliche Verhaltensmuster auslösen. In all diesen Fällen von Körper-Gehirn-Dominoeffekten handelte es sich bei der depressiven Verstimmung, der Angst, der Gereiztheit und Konzentrationsschwäche lediglich um erste Symptome, die uns intuitiv darauf hinweisen, dass mit unserem Körper etwas nicht stimmt.[2]

In diesem Kapitel möchten Louise und ich Ihnen helfen, in Ihrem Bewusstsein, Ihrem Denken und Fühlen, echte Ganzheitlichkeit und Heilung zu erschaffen. Um unser Bewusstsein wirklich zu heilen und Ganzheitlichkeit und Erfüllung zu erzeugen, müssen wir gleichzeitig Gehirn und Körper heilen. Wahre Heilung geschieht durch die Erkenntnis, dass Körper und Bewusstsein Teile eines harmonischen Ganzen sind.

Wenn Sie also seit Kurzem oder schon seit langer Zeit an Depressionen, Nervosität, Stimmungsschwankungen und Ängsten leiden, kommen Sie zu uns in die Alles-ist-gut-Klinik. Indem Sie gezielt etwas gegen körperliche Beschwerden unternehmen, die auch Ihr Gefühlsleben, Ihren inneren Frieden und Ihre intellektuellen Fähigkeiten beeinträchtigen, beschreiten Sie den Weg zu einer allumfassenden Heilung.

## Die Alles-ist-gut-Klinik

Wenn Sie nach einem anderen Weg suchen, sich von Depressionen, Panikattacken, Süchten, Lern- und Gedächtnisstörungen zu befreien, lesen Sie sich die nachfolgenden Fallbeispiele aufmerksam durch. Sie werden dort wertvolle Informationen finden: Wir schauen uns an, welche körperlichen Krankheitssymptome Ihre seelischen Probleme zusätzlich verschlimmern. Ob Probleme mit dem Immunsystem, Hormon- oder Verdauungsstörungen, Gewichtsprobleme, Herz-Kreislauf-Erkrankungen – bei jedem Krankheitsgeschehen, das sich von Ihrem Hals abwärts abspielt, werden immer auch die Gehirnfunktionen in Mitleidenschaft gezogen.

### *I. Immunstörungen, Nebennierenfunktionen und das Gehirn*

Leiden Sie an Beeinträchtigungen Ihres Immunsystems, seien es Allergien, Autoimmunkrankheiten oder Infektionen? Legen bei Ihnen ständige Müdigkeit, Gewichtszunahme und andere Probleme nahe, dass etwas mit Ihren Nebennieren nicht stimmt? Fragen Sie sich, ob die folgenden Symptome bei Ihnen vorhanden sind:

- Bei Ihnen wurde Fibromyalgie, chronische Erschöpfung oder eine andere Virus- oder Bakterieninfektion diagnostiziert.
- Sie leiden an Allergien der Haut, des Verdauungstrakts oder der Atemwege, um nur einige zu nennen.
- Bei Ihnen wurden Autoimmunkrankheiten wie Lupus, chronischer Gelenkrheumatismus oder Lyme-Borreliose diagnostiziert.
- Sie leiden an Erschöpfung oder Infektionen.
- Sie haben an Gewicht zugenommen, wobei sich das Fett vor allem um die Körpermitte anlagert.
- Sie leiden an Stimmungsschwankungen, Nervosität, Reizbarkeit.

- Bei Ihnen haben sich Dehnungsstreifen gebildet.
- Sie haben häufig blaue Flecken.
- Sie haben, neben Erschöpfung und Gelenkschmerzen, eine Reihe von sonderbaren, vagen, schwer zu beschreibenden körperlichen Symptomen.

Wenn Sie an Angst, Depressionen, Reizbarkeit, Gehirnnebel und Gedächtnisproblemen leiden und zusätzlich an vielen der hier aufgezählten Symptome, lesen Sie das folgende Fallbeispiel.

### *Fallbeispiel Abigail: Vor Angst wie gelähmt*

Abigail, 37, bat mich um ein Reading. Sie litt neuerdings an Depressionen und einer lähmenden Angst.

#### Das intuitive Reading

Abigail befand sich, was ihre Liebesbeziehungen anging, offenbar in einer Sackgasse. Immer wieder suchte sie sich den falschen Mann aus – einen Mann, der nicht wirklich für sie da war. Und, schlimmer noch, alle diese Männer erwiesen sich als untreu. In Abigails Gehirn und Körper hatten sich aufgrund dieser Serie von gescheiterten Beziehungen starke depressive Gefühle aufgestaut. Gleichzeitig zeigte sie die Nervosität und Ängstlichkeit eines Menschen, der bereits furchtsam die nächste Tragödie in seinem Leben erwartet.

#### Der Körper

Ich bemerkte Konzentrationsschwierigkeiten und Gehirnnebel. Der auffälligste Aspekt war aber, dass Abigails Immunsystem »verrücktspielte«. Erzeugte es Antikörper gegen eigene Körperorgane? Ich sah intuitiv rote Punkte auf Gelenken und Haut, an der Schilddrüse und im Magen-Darm-Trakt. Und hatte Abigail möglicherweise Fruchtbarkeitsprobleme? Konnte sie keine Kinder bekommen? Es gab starke hormonelle Schwankungen, und mit den Hormonen schwankte auch Abigails Stimmung heftig auf und ab.

### Die Fakten

Abigail erzählte, dass die Ärzte bei ihr Lupus und die Addison'sche Krankheit (Nebenniereninsuffizienz) diagnostiziert hatten. Sie litt an diffusen Gelenkschmerzen und zahlreichen auf diese beiden Autoimmunkrankheiten zurückzuführenden Beschwerden. Zusätzlich zu diesen Beschwerden – unter anderem Nieren- und Schilddrüsenprobleme und ein zu niedriger Cortisolspiegel – litt Abigail an Angstzuständen und Depressionen, die auf keinerlei medizinische Behandlung ansprachen. Sie wollte von mir wissen, ob dafür ihre Hormone verantwortlich waren. Östrogen und Progesteron? Erzeugte Abigails Gehirn die Angst- und Depressionssymptome als Reaktion auf ihre vielen gescheiterten Beziehungen und traumatischen Erlebnisse? Oder waren Lupus und Addison'sche Krankheit für ihre Ängste und Depressionen verantwortlich? Meine Antwort lautete, dass beides zutraf. Damit Abigail gesund werden konnte, musste ihr gesamtes Sein therapiert werden, die geistigen wie die körperlichen Symptome.

Befassen wir uns zunächst mit den Nebennieren, Stimmungsschwankungen und Angstzuständen.

### Die Nebennieren und Stimmungsschwankungen

Wenn Sie am Cortisolmangel der Addison'schen Krankheit oder an der Cortisol-Überproduktion des Cushing-Syndroms leiden, steigt Ihr Risiko, dass bei Ihnen Angstzustände, Depressionen und Gehirnnebel auftreten. Es erscheint ironisch, dass ein Zuviel und ein Zuwenig eines Hormons Depressionen und Angstzustände auslösen können, was übrigens auch auf andere Hormone wie Östrogen und Schilddrüsenhormone zutrifft. Speziell bei Östrogen gilt: Ein Östrogenüberschuss, sei es durch Ablagerungen in übermäßig vorhandenem Körperfett oder durch eine Hormonersatztherapie, verursacht häufig Depressionen. Doch auch Östrogenmangel, insbesondere die plötzliche Hormonveränderung in den Wechseljahren, kann Depressionen auslösen. Es ist also offenbar so, dass sowohl ein Mangel wie auch ein Überschuss eines jeden Hormons die komplexen emotionalen Schaltkreise des limbischen Systems in unserem Gehirn empfindlich stören können.

Aber es gibt noch weitere Effekte. Tag für Tag werden in Gehirn und Körper, bestimmten inneren Rhythmen folgend, Hormone ausgeschüttet. Hierbei spielt das Auf und Ab des Cortisols eine Schlüsselrolle, was bedeutet, dass Ihr gesamter Hormonhaushalt zum großen Teil von den Nebennieren reguliert wird. Der normale Rhythmus sieht so aus, dass der Cortisolspiegel am Morgen hoch und in der Nacht niedrig ist. Wenn sich dieses Muster umkehrt – niedriger Spiegel am Morgen und viel Cortisol in der Nacht –, steigt das Risiko, eine Depression zu entwickeln. Doch allein damit, die Schwankungen Ihres Cortisolspiegels zu ermitteln, ist Ihnen noch nicht geholfen. Schließlich wünschen Sie sich innere Ausgeglichenheit, einen normalen Rhythmus, ein gesundes Auf und Ab der Hormone in Gehirn und Körper während des ganzen Tages.

Doch wenden wir uns nun dem Einfluss des Immunsystems auf unsere emotionale Verfassung zu.

### Störungen des Immunsystems und Stimmungsschwankungen

Viele Bereiche unseres emotionalen Gehirns verhalten sich biochemisch genau wie unser Immunsystem. Was bedeutet das? Wenn Ihr Immunsystem anfängt, auf Hochtouren zu laufen, sei es wegen einer Infektion, einer Allergie oder infolge einer Autoimmunkrankheit, wirkt sich das auf Ihr Gefühlsleben aus. Bei Lupus, Gelenkrheumatismus, einer chronischen Infektion wie der Lyme-Borreliose, chronischem Erschöpfungssyndrom, Fibromyalgie, Lebensmittelallergien, Schuppenflechte oder Ekzemen werden die Entzündungsprozesse im Körper eine Reizwirkung auf unseren Gefühlshaushalt ausüben. Dadurch steigt die Wahrscheinlichkeit, dass wir Depressionen, Angstzustände, Gehirnnebel, Gedächtnisprobleme oder sogar eine Sucht entwickeln. In allen diesen Fällen ist es also entscheidend wichtig, Körper und Psyche gleichzeitig zu behandeln, als Teil eines Ganzen.

Cortisol hat einen enormen Einfluss auf unser Immunsystem. Einerseits verschreiben die Ärzte uns Steroide in Form von Cortisol, um bei Autoimmunkrankheiten wie Gelenkrheuma oder Lupus die Entzündungen einzudämmen. Es wird auch heute noch natürliches Cortisol medizinisch verordnet, wenn die Nebennieren nicht genug Cortisol produzieren. Wenn wir andererseits ängstlich oder depressiv sind, werden entsprechende Hormone freigesetzt und gelangen in die Nebennieren, wo sie bewirken, dass ungesund hohe Cortisolmengen ausgeschüttet werden. Dieser stressbedingte Anstieg des Cortisolspiegels kann dann ironischerweise seinerseits Infektionen, Allergien oder Autoimmunkrankheiten auslösen. (Siehe die anderen Abschnitte dieses Kapitels.) Die Wahrscheinlichkeit ist hoch, dass Sie, wenn Sie Nebennierenprobleme haben, auch Probleme mit Ihrem Immunsystem haben und umgekehrt. Und wenn Sie beides haben, ist auch die Wahrscheinlichkeit groß, dass Sie Depressionen, Angstzustände, Nervosität, Konzentrationsschwäche, Gedächtnisprobleme haben und anfällig für Suchtverhalten sind.

Wenn Sie also Nebennierenprobleme haben oder das, was die Leute heute »Nebennierenschwäche« nennen, werden der Mangel oder der Überschuss an Cortisol Sie anfällig für Depressionen, Ängste und Panikattacken machen. Wenn Sie an chronischen Infektionen wie der Lyme-Borreliose, dem Epstein-Barr-Virus, an Fibromyalgie, chronischen Allergien und durch Umweltbelastungen verursachten Krankheiten leiden, macht Sie das nicht nur anfällig für Schmerzen, Erschöpfung und Müdigkeit. Sie werden auch zu Depressionen, Angstzuständen, Gehirnnebel, Konzentrationsschwäche und Vergesslichkeit neigen. Aber es gibt Hoffnung! Wenn wir Gehirn und Körper gleichzeitig behandeln, Stimmungsschwankungen und Immunsystem, Schmerzen und Panik, Aufmerksamkeit und Agonie, stehen die Chancen gut, dass Ihre geistige und körperliche Verfassung sich bessert.

**Die medizinisch-intuitive Lösung**

Wie können wir nun Gehirn und Körper gleichzeitig unterstützen?

Unterziehen Sie Ihr Leben einem medizinisch-intuitiven Reading. Was verrät Ihnen Ihr Körper darüber, welche Veränderungen in Ihrem Leben oder dem eines geliebten Menschen, dem Sie helfen möchten, notwendig sind? Beginnen Sie ihr medizinisch-intuitives Reading wie folgt: Zeichnen Sie ein großes Rechteck, das Sie mit KÖRPER beschriften. Zeichnen Sie in das Rechteck sieben übereinander angeordnete Kreise. Nummerieren Sie sie von unten nach oben mit 1 bis 7. Wo in Ihrem Körper haben Sie Immunsystem-Symptome?

Schauen Sie sich das Diagramm der Energiezentren in Anhang A an. Sie finden dort auf der rechten Seite die Körperorgane aufgelistet, jeweils den korrespondierenden Zentren zugeordnet. Kreuzen Sie die Regionen an, in denen bei Ihnen Probleme mit dem Immunsystem bestehen. Lesen Sie dann die emotionalen Probleme auf der linken Seite des Diagramms und finden Sie heraus, welcher emotionale Bereich mit Ihrem Gesundheitsproblem in Zusammenhang steht. Der Beginn der Heilung besteht darin, Körper und Bewusstsein zu verbinden. Verbinden Sie das körperliche Symptom mit dem Lebensbereich, der einer emotionalen und intuitiven Untersuchung bedarf.

Jetzt haben Sie also eine Verbindung hergestellt zwischen Ihren Körpersymptomen und dem Lebensbereich, der, wenn Sie dem Rat Ihrer medizinischen Intuition folgen, besondere Aufmerksamkeit erfordert. Worin besteht nun der erste Schritt? Führen Sie zusammen mit einem Coach, Psychotherapeuten oder anderen vertrauenswürdigen Berater eine »furchtlose Analyse« Ihres Readings durch. Dabei kann es hilfreich sein, zu dem Termin eine gute Freundin oder einen guten Freund mitzubringen, die sich nicht scheuen, zu Ihrem Wohl liebevoll auch Ihnen unangenehme Wahrheiten auszusprechen. Gemeinsam können Sie dann herausfinden, welche nächsten Schritte zu unternehmen sind und was sich in den emotionalen Bereichen ändern muss, die Sie auf dem Diagramm Ihres intuitiven Readings markiert haben.

Zweitens: Unterstützen Sie Ihren Körper! Während Sie lernen, wie die medizinische Intuition durch Ihren Körper zu Ihnen spricht und wie Sie auf diese Botschaften angemessen reagieren, müssen Sie die Heilkräfte Ihres Körpers unterstützen. Zur Unterstützung Ihres Immunsystems können Sie Medikamente, Nahrungsergänzungsmittel, Heilkräuter und spezielle Heildiäten einsetzen. Das Kapitel über das erste Zentrum in unserem Buch *Gesund sein – Das neue Programm zur Selbstheilung* könnte hilfreich für Sie sein, denn dort finden Sie Ratschläge, was Sie bei einer Störung des Immunsystems unternehmen können.

Der dritte und letzte Schritt besteht darin, die Erinnerungen und Gedanken umzuprogrammieren, die im Netzwerk von Bewusstsein und Körper, Körper und Bewusstsein gespeichert sind beziehungsweise zirkulieren. Mithilfe von Affirmationen, kognitiver Verhaltenstherapie und anderen Körpertherapien wie zum Beispiel der EMDR-Augentherapie oder Somatic Release können wir lernen, unser Leben in einem neuen Licht zu sehen und anders auf Probleme zu reagieren. Durch Affirmationen können wir nicht nur die Art verändern, wie wir über uns selbst und unsere Mitmenschen denken, sondern unser gesamtes Weltbild. Wir lernen, die Botschaften unserer Intuition zu beachten und wirkungsvoll auf sie zu reagieren. Langfristig wird Ihr Gesundheitsproblem Ihnen nicht nur zu einer gesünderen Lebenseinstellung und mehr Weisheit verhelfen, Sie werden, als Reaktion auf die Krise, auch einen besseren Zugang zu Ihrer Intuition entwickeln und in Zukunft besser auf die Signale Ihres Körpers hören. Letztlich werden Sie erkennen, wie Ihr Körper-Bewusstsein Ihnen intuitiv den Weg zu Heilung und Ganzheitlichkeit weist.

### *II. Hormone, Herzkrankheiten und das Gehirn*

Hatten Sie früher immer wieder einmal Probleme mit Depressionen, Ängsten und Nervosität, erlebten dann jedoch eine Phase der Stabilisierung, bis in der Lebensmitte die Symptome zurückkehrten? Gelingt es nicht, mit Nahrungsergänzungsmitteln, Medikamenten und anderen Maßnahmen Ihre starken Stimmungsschwankungen in den Griff zu bekommen? Dann lassen Sie bitte Ihren Hormonhaushalt und Ihr Herz-Kreislauf-System untersuchen. Es ist gut möglich, dass sich dort Erklärungen dafür finden, wieso die emotionalen Schaltkreise Ihres Gehirns immer wieder außer Kontrolle geraten.

Ist es bei Ihnen so weit gekommen, dass Ihr Hormonhaushalt offenbar völlig verrücktspielt? Leiden Sie unter Herzjagen und/oder Angstzuständen? Fällt es Ihnen schwer, einzuschlafen und durchzuschlafen? Ist Ihr Körper angespannt, drückt der Magen? Bluthochdruck, instabiler Blutdruck, Herzklopfen, die hormonelle Instabilität des PMS – viele dieser Symptome machen sich oft nur unterschwellig bemerkbar. Dies sind die subtilen Anzeichen:

- Vielen Menschen ist gar nicht bewusst, dass sie herzkrank sind oder einen akuten Herzanfall haben. Das gilt besonders für Frauen. Unruhe, Atembeklemmungen und Panik können die einzigen Symptome sein. Oft wird die Schädigung des Herzens, die Narben, erst Jahre später zufällig bei einem EKG entdeckt.
- Bluthochdruck gilt zu Recht als der »lautlose Mörder«. Jene, die das Glück hatten, dass bei Ihnen rechtzeitig die Diagnose gestellt wurde, können lernen, die subtilen Anzeichen in Körper und Bewusstsein zu erkennen, die sich bemerkbar machen, wenn sie wieder einmal »unter Druck« stehen: Unruhe, Gereiztheit und extreme Frustration.
- Viele Männer kommen in die »Midlife-Crisis«, fühlen sich deprimiert und antriebslos und finden heraus, dass diese depressive Verstimmung auf ein Absinken ihres Testosteronspiegels zurückzuführen ist.
- Und kennen Sie nicht auch Frauen (vielleicht sind Sie ja selbst betroffen), die nach einer Hysterektomie oder infolge der antihormonellen Behandlung bei Brustkrebs depressiv werden?

Das Weinen, die extremen Stimmungsschwankungen, die Gereiztheit, all das tritt auch bei Frauen auf, die gerade ein Kind zur Welt gebracht haben. In einer Zeit, wo Sie doch eigentlich überglücklich sein sollten, weil Sie so »ein kleines Freudenbündel« in den Armen halten, ist Ihnen alles andere als fröhlich zumute.

Die Wissenschaft ist gerade erst dabei, die Entzündungs-Wechselwirkungen zwischen den hormonellen Zentren, dem Herzen, den Blutgefäßen und den für die Gefühle verantwortlichen Regionen des Gehirns zu verstehen. Wie im vorherigen Abschnitt dieses Kapitels, wo es um das Immunsystem und die Nebennieren ging, haben wir es auch hier wieder mit zwei Körpersystemen zu tun, die eng miteinander verknüpft sind: den Hormonen und dem Herz-Kreislauf-System.[3]

Wenn Sie schon lange unter Depressionen, Stimmungsschwankungen, Nervosität und Angstzuständen leiden, ganz zu schweigen von Konzentrationsschwäche oder Vergesslichkeit, achten Sie ab der Lebensmitte ganz besonders auf Ihre körperliche Gesundheit. Oft geschieht es in dieser Lebensphase, dass Depression, Angst oder Nervosität sich spürbar verschlimmern. Hierbei kann es sich um erste Anzeichen für eine Störung des Hormonhaushalts und eine Erkrankung des Herz-Kreislauf-Systems handeln. Das veranschaulicht das folgende Fallbeispiel.

### *Fallbeispiel Blanche: Hormonell bedingte Ängste*

Blanche, 49, suchte meinen Rat. »Warum wirken die Medikamente gegen meine Ängste nicht mehr?«, klagte sie. »Vielleicht liegt es an meinen Hormonen. Sie lassen sich nicht stabilisieren. Wie kommt das?«

#### Das intuitive Reading

Mein intuitiver Blick auf Blanches Leben deutete darauf hin, dass es in ihrer Familie jemanden gab, der mit eiserner Faust regierte. Diese

Person übte völlige Kontrolle über Geld und Besitz aus und erzeugte bei den anderen Familienmitgliedern Schuldgefühle. Ich sah, wie Blanche sich ängstlich abmühte, dieser sich wie ein Diktator aufführenden Person alles recht zu machen. Blanche fraß ihren Ärger, ihre ganze Frustration in sich hinein, weil sie wusste, dass alles nur noch schlimmer wurde, wenn sie sich beschwerte.

### Der Körper

Intuitiv schaute ich in Blanches Körper hinein und sah, dass ihr der Kopf schwirrte und sie an Gleichgewichtsstörungen litt. Ich sah, wie ihre Blutgefäße sich hektisch weiteten und verengten, was zu starken Blutdruckschwankungen führte. Ihr Herz schlug viel zu schnell, und ich bemerkte deutliche Rhythmusstörungen. Die Arterien ihrer Nieren schienen von einer weißen Substanz verstopft zu sein. Gab es Probleme mit Fettablagerungen? Ihre Blutgefäße machten einen stark belasteten Eindruck.

Insgesamt wirkte Blanches Körper nervös, angespannt, erschöpft und überfordert. Trotzdem versuchte sie, sich ihre Gefühle nicht anmerken zu lassen, gab sich nach außen tapfer und unerschütterlich, doch in der Nacht fand sie wegen des ganzen Stresses keinen Schlaf.

### Die Fakten

Blanche berichtete, dass sie schon seit Jahren an Panik litt. Bisher war es ihr aber mithilfe von 5-HTP, Passionsblume, Zitronenmelisse, kognitiver Verhaltenstherapie und Affirmationen gelungen, diese Panik einigermaßen im Griff zu behalten. Doch jetzt war sie verzweifelt. »All das funktioniert nicht mehr!«, klagte sie. Ihr Arzt hatte versucht, Blanches Hormonhaushalt zu stabilisieren. Progesteron, Östrogen, DHEA, Pregnenolon ... eine lange Liste. Sie sagte: »Was ich auch versuche, meine Hormone lassen sich nicht stabilisieren.«

Blanche fügte hinzu, dass sie ein Medikament gegen ihren Bluthochdruck einnahm. Auch ihr erhöhter Cholesterinspiegel wurde medikamentös behandelt. Und wer war dieses tyrannische Familienmitglied? Oh, diese Person war Blanches Mutter. Diese Frau trieb Blanches Blutdruck in die Höhe. Sie regierte die Familie mit eiserner Faust und manipulierte sie, indem sie bei allen Schuldgefühle weckte. Wenn das Telefon klingelte, schoss Blanches Blutdruck in die Höhe, denn sie wusste, dass ihre Mutter wieder alle möglichen Dinge von ihr verlangen würde. Und mit Blanches Cholesterinspiegel stieg auch ihr Körpergewicht.

### Die Lösung

Wenn Sie schon ein Leben lang mit Depressionen, Angst, Nervosität, Konzentrationsschwäche oder Vergesslichkeit zu kämpfen haben, also vielen der in diesem Buch behandelten Probleme, haben Sie sicher schon zahlreiche mögliche Behandlungsmethoden kennengelernt, von Arzneien, Ergänzungsmitteln, kognitiver Verhaltenstherapie bis hin zu Affirmationen. Vielleicht sind Sie damit auch für längere Zeit ziemlich gut zurechtgekommen. In der Lebensmitte melden sich Ihre Beschwerden dann plötzlich mit aller Macht zurück. Warum? Wenn bei Ihnen in einer bestimmten Region Ihres Gehirns eine Abweichung von der Norm, eine Schwäche besteht, können die in der Lebensmitte auftretenden hormonellen Veränderungen das empfindliche gesundheitliche Gleichgewicht stören, das Sie sich im Lauf der Jahre aufgebaut haben. Wenn bei Ihnen die Menopause, oder bei Männern die Testopause, einsetzt, wird es oft notwendig, die Dosierung Ihrer Medikamente oder Ergänzungsmittel zu ändern oder auf andere Arzneien oder therapeutische Maßnahmen umzusteigen. Oft merken Sie allein an Ihren Stimmungsschwankungen, Ihrer Gefühlslage und Ihrem »Nervenkostüm«, dass sich infolge der Wechseljahre bei Ihnen der Spiegel der Hormone Östrogen, Progesteron und Testosteron verändert.

Warum reichen in den Wechseljahren 5-HTP, ein Serotonin-Ersatz, oder Wellbutrin, ein Medikament, das bei Dopamin- und Noradrenalin-Problemen eingesetzt wird, plötzlich nicht mehr aus, um

Ihre Stimmungsschwankungen unter Kontrolle zu halten? Wenn Ihr Östrogenspiegel sinkt, verlieren Sie damit auch eine kräftige Dosis der Neurotransmitter Dopamin, Noradrenalin und Serotonin. Ihr Gehirn benötigt diese Hormone, um Depressionen und Ängsten entgegenzuwirken. Wenn also die Dosierung von Östrogen (Serotonin, Noradrenalin und Dopamin) in Ihrem Körper absinkt, brauchen Sie dementsprechend eine höhere Dosis Ihres Antidepressivums oder Ihres angstlösenden Medikaments. Das Gleiche gilt auch für Testosteron. Nahrungsergänzungsmittel wie Passionsblume und Zitronenmelisse oder Medikamente wie Rivotril und Xanax, aber auch Alkoholkonsum versorgen Ihren Körper mit GABA. Wenn nun Ihr Progesteronspiegel sinkt, verlieren Sie GABA. Und wenn Sie bislang in der Lage waren, Ihre Angstzustände mit Passionsblume, Zitronenmelisse, Rivotril, Xanax oder einem gelegentlichen Glas Wein im Griff zu behalten, sorgt der durch die Menopause sinkende Progesteron- und damit auch GABA-Spiegel dafür, dass Ängste und Panik nun bei Ihnen außer Kontrolle geraten. Möglicherweise trinken Sie dann mehr Alkohol (siehe drittes Kapitel) oder benötigen immer höhere Dosierungen Ihres Medikaments. Die Verschlimmerung Ihrer Ängste ist oft das erste Zeichen dafür, dass Ihr Hormonhaushalt sich verändert.

#### Ihr medizinisch-intuitives Reading

Zeichnen Sie ein großes Rechteck, das Sie mit KÖRPER beschriften. Zeichnen Sie in das Rechteck sieben übereinander angeordnete Kreise. Nummerieren Sie sie von unten nach oben mit 1 bis 7. Kreuzen Sie nun das zweite und das vierte Zentrum an. Das zweite Zentrum hat mit den Fortpflanzungsorganen zu tun und das vierte Zentrum mit Herz-Kreislauf-Problemen.

Schauen Sie sich das Diagramm der Energiezentren in Anhang A an. Sie finden dort auf der rechten Seite die Körperorgane aufgelistet, jeweils den korrespondierenden Zentren zugeordnet. Auf der linken Seite des Diagramms finden Sie, welche emotionalen Probleme mit Ihren körperlichen Symptomen in Verbindung stehen. Krankheiten sind immer zum Teil auf die Ernährung, Umwelteinflüsse oder genetische Faktoren zurückzuführen, aber jede Krankheit hat immer auch eine emotionale, intuitive Komponente, und hier wollen wir uns mit dem intuitiven Aspekt Ihrer Heilung befassen. Wenn also in Ihrem Leben das gestörte Zusammenspiel zwischen Hormonen und Gefühlshaushalt Schmerz und Leid verursacht, benötigen Sie eine unerschrockene Bestandsaufnahme, welche Krisen und Probleme im zwischenmenschlichen, beruflichen oder finanziellen Bereich dringend angegangen und gelöst werden müssen.

In ähnlicher Weise gilt es, bei Problemen mit dem Cholesterinspiegel, Bluthochdruck, Brustschmerzen und anderen Herz-Kreislauf-Beschwerden (viertes Zentrum), die mit Stimmungsschwankungen, Nervosität und Angstzuständen einhergehen, Ihre familiäre Situation zu hinterfragen. Wie ist es um das Verhältnis zu Ihren Kindern bestellt? Zu Ihrer Mutter? Wenn wir Gefühle und Frustration in uns hineinfressen, belastet das unser Herz-Kreislauf-System. Wenn es uns über viele Jahre und Jahrzehnte schwerfällt, unsere Gefühle zu zeigen und auf gesunde Weise mit ihnen umzugehen, steigt unser Risiko für Herz-Kreislauf-Krankheiten. Ironischerweise ist eine Phase, in der wir zum ersten Mal etwas mehr Gefühl zeigen, reizbarer und aufbrausender werden, sehr oft auch die Phase, in der sich Bluthochdruck und Herzprobleme manifestieren. Arbeiten Sie also mit einem kognitiven Verhaltenstherapeuten, Coach oder anderem vertrauenswürdigen Berater an Ihren emotionalen Problemfeldern, denen Sie sich widmen müssen, um Ihre körperliche Gesundheit zu erhalten oder zurückzugewinnen, in diesem Fall im Bereich des Herz-Kreislauf-Systems und der Hormone. So wird es Ihnen gelingen, dauerhaft ein gesundes Gefühlsleben und gesunde Gehirnfunktionen aufrechtzuerhalten.

Wenn Sie unsicher sind, ob der Beginn der Wechseljahre (bei Frau oder Mann) die Ursache Ihrer Beschwerden ist, lassen Sie eine medizinische Hormonuntersuchung durchführen. Eine lebenslange

Hormonersatztherapie, sei es bei Frauen oder bei Männern, ist umstritten. Wenn ein Hormonersatz durchgeführt wird, sollten bioidentische Hormone verwendet werden. Seien Sie aber mit der Dosierung vorsichtig. Es kann ein großer Fehler sein, den Hormonspiegel auf das Niveau eines 20- oder 30-jährigen Menschen anzuheben. Hormone sind Wachstumsfaktoren. Wenn unser Körper altert, sammeln sich in ihm immer mehr genetische Schäden, Toxine und dergleichen. Die Menopause könnte einen evolutionären Vorteil haben: Indem der Östrogen- und Progesteronspiegel gesenkt wird, schützen wir unser Gehirn, unsere Brüste und unsere Gebärmutter vor den hormonellen Wachstumseffekten. Einige neuere Studien deuten darauf hin, dass die ersten Jahre nach der Menopause die sicherste Zeit für eine Hormonersatztherapie sind. Danach, so glauben einige Ärzte und Wissenschaftler, erhöht eine solche Therapie Ihr Risiko für Herzkrankheiten, Schlaganfälle und Brustkrebs so stark, dass die Vorteile, was Knochendichte, Gedächtnis und Sexualleben angeht, dies nicht aufwiegen können. Und wie verhält es sich bei Männern? Hoch dosierter Testosteron-Ersatz wird mit einem erhöhten Herzinfarktrisiko in Verbindung gebracht.

Nicht jedes Symptom, dass Sie in der Perimenopause oder der Testopause entwickeln, muss mit Hormonen behandelt werden. Wenn es in Ihrer Familie Fälle von Brustkrebs, Eierstockkrebs, Endometrialkarzinom oder Schlaganfällen gibt oder wenn bei Ihnen selbst eine dieser Krankheiten aufgetreten ist, verzichten Sie besser auf eine Hormonersatztherapie. Das trifft auch auf Männer zu. Wenn in Ihrer Familie Prostatakrebs, Hodenkrebs oder andere Krebserkrankungen vorkommen oder Sie selbst daran erkrankt sind, suchen Sie nach anderen Wegen, Stimmungsschwankungen und Gedächtnisprobleme zu behandeln. Es gibt einige wunderbare Bücher zu diesem Thema. In *Weisheit der Wechseljahre* von Dr. Christiane Northrup finden Sie zahlreiche Empfehlungen, was Sie in der Menopause für Ihr Gehirn und Ihren Körper tun können. Ob chinesische Heilkräuter, Nahrungsergänzungsmittel, Akupunktur, Yoga, Meditation oder Achtsamkeitstraining – es gibt viele hilfreiche Lösungen für die Übergangsjahre zwischen der einen Lebensphase und der nächsten.

Und das Thema Herz-Kreislauf-Krankheiten? Konsultieren Sie einen angesehenen Herzspezialisten. Als Frau suchen Sie am besten eine Facharztpraxis oder Klinikabteilung auf, die sich speziell der Diagnose und Behandlung weiblicher Herzkrankheiten widmet. Die Herzarterien der Frau sind kleiner als die des Mannes und reagieren anders, sodass die Diagnose eines Herzinfarkts oder von Herzrhythmusstörungen andere Anforderungen stellt. Ab dem 40. Lebensjahr ist es sinnvoll, dass jede Frau ihr Herz-Kreislauf-System regelmäßig gründlich durchchecken lässt, auch wenn weder Depressionen oder Angstzustände noch Bluthochdruck oder typische Herzsymptome vorliegen. Lassen Sie ein Belastungs-EKG durchführen. Dabei wird untersucht, ob Ihr Blutdruck bei körperlicher Belastung »dekompensiert«. Doch wissen wir, dass nicht nur körperliche Belastung die Herzgefäße einer Frau verkrampfen lässt. Emotionaler Stress, der mit der Paarbeziehung (zweites Zentrum) oder Kindern und Eltern (viertes Zentrum) in Zusammenhang steht, belastet ebenfalls das Herz. Stellen Sie also beim Belastungs-EKG ein Foto des Partners, der Kinder oder Eltern neben dem Ergometer auf, denn dann wird zusätzlich zur körperlichen Belastung auch etwaiger seelischer Stress messbar, der Ihr Herz belastet.

Schauen Sie sich im fünften Kapitel, wo es um Gedächtnis und Erinnerung geht, die Maßnahmen zur Bewahrung eines guten Gedächtnisses an. Viele Antioxidanzien, entzündungshemmende Nahrungsergänzungsmittel und Heilkräuter fördern auch die Gesundheit von Herz und Kreislauf. Messen Sie regelmäßig Ihren Blutdruck. Warten Sie damit nicht, bis sich die ersten emotionalen Symptome wie Nervosität, Gereiztheit oder Angst zeigen, die Ihnen »signalisieren«, dass Ihr Blutdruck steigt. Falls Ihr Blutdruck zu hoch ist, unternehmen Sie konsequent etwas dagegen, bevor darunter Ihr Gedächtnis und Ihre Konzentrationsfähigkeit leiden. Zusätzlich zu einer etwaigen medikamentösen Behandlung Ihres Bluthochdrucks ziehen Sie auch Akupunktur, traditionelle chinesische Pflanzenheilkunde oder eine Ernährungsberatung in Erwägung. Die Naturheilkunde kennt seit Jahrhunderten bewährte Mittel zur Blutdrucksenkung.

Eine weitere Lösung besteht in der bewussten Verbindung von Bewusstsein und Körper. Setzen Sie Affirmationen ein, die sich für die Menopause oder gegen Herzleiden oder Bluthochdruck eignen (siehe Anhang). Verwenden Sie passende Affirmationen gegen Depressionen (erstes Kapitel) und Angst (zweites Kapitel), wenn diese Symptome Ihren Hormon- oder Herzproblemen vorausgingen. Mit der Zeit, und es wird einige Zeit brauchen, werden Sie erleben, wie Ihre Depressionen sich bessern, Ängste verschwinden, Reizbarkeit und schlechte Laune sich auflösen und Ihr Blutdruck sich stabilisiert. Von Zeit zu Zeit werden Sie spüren, dass Ihre Hormone wieder »unstet« werden, vielleicht der Blutdruck steigt oder sich jene Angstgefühle einstellen, die Ihnen signalisieren, dass Ihr Körper etwas »aus dem Ruder läuft« und Sie Ihren Hormonen und Ihrem Herzen, aber auch Ihrem Gefühlsleben und der Beziehung zum Partner und der Familie Aufmerksamkeit widmen müssen.

### *III. Ihr Gehirn und Krebs*

Ist es Ihnen passiert, dass Sie sich ein paar Monate lang traurig und unkonzentriert fühlten ohne ersichtlichen Grund? Dann gingen Sie zu einem routinemäßigen Check-up zum Arzt, und bei der Untersuchung wurde eine Krebserkrankung festgestellt. Sind Sie bisher ohne größere Probleme – außer den normalen Hochs und Tiefs – durchs Leben gegangen? Aber in letzter Zeit waren Sie nervöser und gereizter als sonst und konnten sich schlecht konzentrieren. Sie gingen deswegen zum Arzt. Der Arzt war wegen Ihrer Blutwerte besorgt und schickte Sie zum Krebsspezialisten.

Wenn das Ihnen selbst, einem geliebten Menschen oder guten Freund geschehen ist, werden Sie sicher begreifen und es auch zu schätzen wissen, dass oft Depressionen, Angst, innere Unruhe und Gehirnnebel die einzigen Anzeichen dafür sind, dass mit Ihrer Gesundheit etwas ernsthaft nicht in Ordnung ist. Allerdings ignorieren wir oft diese ersten Warnsignale, die Niedergeschlagenheit oder Unruhe, und denken, es wäre einfach nur eine depressive Verstimmung. Vielleicht nehmen Sie dann einfach mehr von Ihrem Antidepressivum oder 5-HTP ein und denken, das Ganze wäre »rein psychisch«. Das würde ich an Ihrer Stelle nicht tun. Ich würde lernen, auf meinen Körper zu hören, und herausfinden, was er mir sagen will. Die folgende Geschichte verdeutlicht das.

### *Fallbeispiel Charles: Gedanken-Krebs*

Charles, 52, wandte sich an mich, weil er sich Sorgen wegen seiner Zukunft machte.

#### Das intuitive Reading

Intuitiv nahm ich wahr, dass Charles sich Sorgen machte, wie lange er noch zu leben hatte. Ich sah, dass er lange Zeit wie auf Autopilot gelebt und sich behaglich in seinem Alltag eingerichtet hatte, der sich routinemäßig abspulte. Doch seit einiger Zeit gelang Charles das nicht mehr. Beruflich war er offenbar in eine Sackgasse geraten. Hatte man ihn entlassen? Hatte sein Arbeitgeber den Betrieb schließen müssen? Es schien, dass das bisherige Fundament von Charles' Leben sich in Luft aufgelöst hatte. Und ohne diesen Lebensinhalt fühlte er sich verloren.

#### Der Körper

Charles' Kopf fühlte sich an wie ein leer geräumter Schrank. Fiel es ihm schwer, sich zu konzentrieren? Hatte er Gedächtnisprobleme? Nicht nur hatte er den sicheren Halt unter den Füßen verloren, auch sozial vereinsamte er zusehends.

Als ich seinen Körper intuitiv scannte, wurde meine Aufmerksamkeit von seiner Brust angezogen. Zwar erschienen mir seine Blutgefäße steif und gleichzeitig fragil, aber das schien nicht das größte Problem zu sein. Ich sah eine dramatische Veränderung in der Struktur seiner Lunge und dem Brustkorb. Dort, wo seine Lungenflügel sein sollten, befand sich eine netzartige Struktur.

### Die Fakten

Charles' Frau kam während des Readings ans Telefon und sagte, dass sie sich große Sorgen um Charles mache. Er hätte sich sehr verändert. Er wirkte depressiv, etwas reizbar und unkonzentriert. Und dann sein Gedächtnis! Er vergaß Termine, Namen und hatte sich sogar schon mit seinem Auto verfahren. Kürzlich hatte ein Arzt einen verdächtigen Schatten in Charles' rechtem Lungenflügel entdeckt, und bei einer Biopsie war Lungenkrebs diagnostiziert worden. Da Charles nie geraucht hatte, begriff er nicht, warum ausgerechnet er an dieser lebensbedrohlichen Krankheit erkrankt war.

Charles' Frau erzählte, dass ihr Mann vor zehn Jahren wegen »komplizierter Umstände« seinen Arbeitsplatz verloren hatte. Dann hatte er versucht, als Berater für eine andere Firma zu arbeiten, leider mit »wenig Erfolg«. Jetzt hatte man ihm schon wieder gekündigt, und er war am Boden zerstört. Seine Frau wollte von mir wissen, ob seine Traurigkeit, Reizbarkeit und Vergesslichkeit auf seinen Schmerz wegen des Arbeitsplatzverlustes und erst recht wegen der Krebsdiagnose zurückzuführen waren, oder ob es dafür noch andere Gründe gab.

### Die Lösung

Wenn wir einen schweren Verlust erleiden, sei es ein Todesfall oder wie bei Charles der Verlust des Arbeitsplatzes, kann das lang anhaltende Trauergefühle und Depressionen auslösen, die dann unser Immunsystem schwächen und damit das Risiko für eine Krebserkrankung erhöhen. Eine solche lang dauernde Depression erhöht nicht nur Ihr Krebsrisiko, sondern macht Sie auch anfällig für zahlreiche andere Immunstörungen. Krebszellen produzieren aber einige spezielle Chemikalien, Antikörper, die Gefühlsleben, Konzentrationsvermögen, Gedächtnis und das Denken insgesamt beeinträchtigen können. Das nennt man paraneoplastisches Syndrom oder limbische Enzephalopathie. Bei manchen Menschen sind diese vagen Symptome – für sie untypische Stimmungsschwankungen, Reizbarkeit, Unkonzentriertheit – die ersten Vorboten einer Krebserkrankung, von der sie ansonsten noch gar nichts ahnen.[4]

Wenn der Krebs dann diagnostiziert ist, wirken sich Chemotherapie und Bestrahlungen auf die weiße Substanz Ihres Gehirns aus, was bewirkt, dass Ihr Denken sich verlangsamt und wie in Zeitlupe abläuft. Es kann sein, dass Sie dann öfter weinen als sonst. Die Leute denken häufig, das sei eine Reaktion auf die Krebsdiagnose, aber in Wahrheit ist es nicht nur das, sondern auch eine Nebenwirkung der Krebstherapie. Der Name hierfür lautet: »Chemo-Gehirn«. Wenn Sie auch noch andere Nebenwirkungen verspüren, wie Taubheit, Kribbeln und andere vage Symptome, deutet das darauf hin, dass es an der Chemotherapie liegt.

Wie Sie Ihren Körper heilen wollen, liegt bei Ihnen. Beraten Sie sich mit Ihrem Heilungsteam und entscheiden Sie, ob Sie Medikamente, Heilkräuter, Nahrungsergänzungsmittel einsetzen wollen. Wollen Sie sich zuerst auf Ihr Bewusstsein konzentrieren? Oder zuerst auf den Körper? Entscheiden Sie selbst.

### Ihr medizinisch-intuitives Reading

Zeichnen Sie ein großes Rechteck, das Sie mit KÖRPER beschriften. Zeichnen Sie in das Rechteck sieben übereinander angeordnete Kreise. Nummerieren Sie sie von unten nach oben mit 1 bis 7. Kreuzen Sie nun zwei Kreise an: die Körperregion, wo Ihr Krebs sich befindet, und das siebte Zentrum für lebensbedrohliche Krankheiten. Auf der linken Seite des Diagramms in Anhang A finden Sie, welche emotionalen Probleme mit Ihren körperlichen Symptomen in Verbindung stehen.

Generell gilt bei Krebs wie bei allen lebensbedrohlichen Erkrankungen, dass wir nicht in unserem Leben nach dem »Grund« für unsere Krankheit suchen sollten. Stattdessen kommt es darauf an, einen wichtigen Lebenssinn zu finden, für den es sich zu leben lohnt. Nehmen Sie bewusst Verbindung zum Geist auf, zu Ihrer Seele oder wie immer Ihre diesbezügliche spirituelle Vorstellung aussieht, und finden Sie in Partnerschaft mit dieser spirituellen inneren Führung heraus, worin Sie jetzt Ihre Lebensaufgabe sehen und was Ihre spirituelle Bestimmung ist. Erforschen Sie mit Unterstützung eines erfahrenen Coachs, spirituellen Beraters oder Psychotherapeuten die emotional-intuitiven Bereiche, die in Ihrem medizinisch-intuitiven Reading aufgedeckt wurden.

Zweitens: Unterstützen Sie Körper und Gehirn. Beginnen Sie, indem Sie sich Ihren Gefühlen widmen. Fragen Sie Ihren Arzt, welche sicheren Wege es gibt, Ihre Depressionen, Ängste und Reizbarkeit zu behandeln. Auch wenn Sie sicher gerne viele der in diesem Buch vorgestellten Maßnahmen gegen Depressionen, Reizbarkeit und so weiter ausprobieren wollen, sprechen Sie unbedingt erst mit dem Arzt, der Ihre Krebserkrankung behandelt, damit unerwünschte Wechselwirkungen mit der Krebstherapie vermieden werden. Holen Sie stets eine zweite Meinung ein. Verlassen Sie sich nicht auf die Krebsdiagnose eines einzigen Arztes. Es kann sinnvoll sein, ein großes Krebszentrum aufzusuchen, auch wenn es sich in größerer Entfernung befindet. Dort hat man vielleicht einen anderen Blick auf Ihre Gewebeproben und Laborwerte. Schreiben Sie alle Therapien und Maßnahmen, die infrage kommen, auf ein Blatt Papier. Widerstehen Sie der Versuchung, einiges davon als »natürlich« und anderes als »unnatürlich« zu bewerten. Schreiben Sie neben jede Therapieform die Risiken und Vorteile, kurzfristig und langfristig. Schließlich gehört Ihr Körper Ihnen. Ärzte, Heilpraktiker, Ernährungsspezialisten, Akupunkteure, Reiki-Meister, Qigong-Meister und so weiter sind nur Berater. Entscheiden müssen Sie selbst.

Drittens: Wenden Sie Affirmationen an. Damit unternehmen Sie etwas gegen die Denkmuster, die einer Heilung und Ganzwerdung im Weg stehen. Schlagen Sie im Anhang nach, welche Affirmationen für Ihre spezielle Krebsart und für Krebs im Allgemeinen empfohlen werden.

Zuallererst aber ist es wichtig zu verstehen, dass wir unsere Krankheiten nicht selbst verursachen. Zwar erhöhen bestimmte Lebensmittel, das Rauchen oder sogar bestimmte Gedanken unser Risiko, an Krebs oder anderen Leiden zu erkranken, aber wir erschaffen unsere Krankheiten nicht. Widerstehen Sie also dem Impuls, sich selbst die Schuld an Ihrer Krebserkrankung zu geben. Denn das ist einfach nicht wahr! Sie haben Ihren Krebs nicht selbst verursacht. Und wenn wohlmeinende Freunde oder Verwandte Ihnen einreden wollen, Sie seien an Ihrer Krankheit selbst schuld, weisen Sie das höflich, aber bestimmt zurück, auch wenn der Betreffende nur zu helfen versucht. Ein Gedanke, ein bestimmtes Nahrungsmittel, ein Gen – diese und noch viele andere Faktoren können die Entstehung von Krebs fördern oder zu seiner Heilung beitragen. Statt uns selbst Vorwürfe zu machen, uns selbst die Schuld zu geben, wäre es besser, eine gesunde geistige Einstellung zu entwickeln, die die Heilung von Körper und Geist unterstützt.

### *IV. Die spirituelle Transformation von Gehirn und Körper*

Mir ist noch kein Schamane, intuitiver Heiler oder Mystiker begegnet, der nicht eine Menge emotionale und körperliche Gesundheitsprobleme gehabt hätte. Was den Geist angeht, habe ich festgestellt, dass Menschen, die im Bereich der Intuition tätig sind, mich selbst eingeschlossen, zu den launischsten, ängstlichsten, reizbarsten, empfindsamsten, unverblümtesten und leidenschaftlichsten Persönlichkeiten zählen, die mir je begegnet sind. Mir wurde zum Beispiel gesagt, dass ich niemals einen Preis für Diplomatie gewinnen würde. Ich lasse andere nie über meine Gefühle im Unklaren trotz der Tatsache, dass das originale »Lächeln der Mona Lisa« ziemlich emotionslos und schwer zu deuten war.

Ich bin keine Heilige, habe aber viel über sie gelesen. Viele große Heilige, die medizinisch-intuitiv begabt waren – unter ihnen

Katharina von Genua, Teresa von Avila, Caterina de' Ricci und Thérèse von Lisieux –, galten als überaus exzentrisch. Sie waren oft launisch, ängstlich und bei der Weitergabe ihrer prophetischen, intuitiven Informationen sehr direkt und schonungslos. Und was ihre körperliche Gesundheit angeht, haben viele intuitive Berater massive Probleme. Sie leiden häufig an schwer zu behandelnden, komplexen Krankheitsbildern, etwa Migräne, Gewichts- und Schilddrüsenproblemen und Störungen des Immunsystems, um nur einige zu nennen.

Wenn mir erzählt wird, ein Mensch wäre angeblich ein Mystiker, Schamane oder medizinischer Intuitiver, frage ich nicht nach Geschichten, die die einzigartigen spirituellen und mystischen Gaben dieses Menschen illustrieren. Ich schaue mir seine geistige und körperliche Verfassung an. Zuerst den Geist: Ist dieser Mensch launisch? Ängstlich? Reizbar? Schrullig? Geht er keinem Streit aus dem Weg? Dann den Körper: Wie viele Operationen musste er oder sie schon über sich ergehen lassen? Gab es Nahtoderfahrungen? Lebensbedrohliche Blutungen? Migräne, Epilepsie, Autoimmun- oder Schilddrüsenkrankheiten?

Werden viele dieser Fragen mit Ja beantwortet, weiß ich, dass ich es mit einer echten spirituellen oder intuitiven Gabe zu tun habe. Alle Schamanen und Heiler bei den indigenen Völkern, aber auch die intuitiven Heiler, die später in der Geschichte in Erscheinung traten, hatten eine Menge Gesundheitsprobleme, weil besondere intuitive und mystische Talente und Neigungen immer mit einer großen Sensibilität von Gehirn und Körper einhergehen. Daher müssen Mystiker, medizinische Intuitive, spirituelle Berater und Heiler stets gut auf ihre emotionale und körperliche Gesundheit achtgeben, denn da gibt es bei ihnen immer wieder einmal Probleme.

Trifft das auf Sie zu? Vielleicht befinden Sie sich schon seit Jahren auf dem »spirituellen Pfad«, doch unterwegs machen Ihnen starke Stimmungsschwankungen, Ängste, Gedächtnisprobleme und außerdem körperliche Symptome zu schaffen. Glauben Sie mir: Wenn Sie sich auf diesem Pfad befinden, streben Sie danach, das gewöhnliche irdische Leben zu überwinden und sich ein außergewöhnliches Leben zu erschaffen, indem Sie das Göttliche berühren. Es kann eine Weile dauern, bis Ihr Körper und Ihr Gehirn sich an diese neue durchlässige, hochsensible und globalisierte Geisteshaltung angepasst haben – wie in der folgenden Geschichte.

### *Fallbeispiel Denise: Das mystische Gehirn*

Denise, 37, befand sich auf einem spirituellen Pfad und wandte sich an mich, weil sie gesundheitliche Probleme hatte und sich einen besseren Zugang zu ihrer Intuition wünschte.

#### Das intuitive Reading

Als ich einen intuitiven Blick auf Denises Familie warf, dachte ich: Mein Gott, was für ein Chaos! Chaos, Chaos überall! Ständig gab es Streit. Ich konnte sehen, wie Denise sich hinter einer Tür versteckte, während ihre Eltern sich im anderen Zimmer mit Verwandten stritten. Flüchtete sie vor Gewalt? Wollte die kleine Denise nicht zum nächsten Ziel verbaler oder gar körperlicher Gewalt werden? Sie kam mir vor wie eines dieser kleinen Tiere im Wald, die sich zitternd unter einem Baum verbergen, aus Angst, zur Beute eines Raubtiers zu werden. Dann sah ich, dass Denise intuitiv wusste, wann der nächste Streit ausbrechen würde. Ich sah, wie sie zwischen den streitenden Erwachsenen stand. Versuchte sie zu vermitteln, den Streit zu schlichten?

#### Der Körper

Es fühlte sich an, als sei Denises Körper ein Schlachtfeld. Ihr Gehirn fühlte sich dumpf an, diese taube Dumpfheit, die sich einstellt, wenn man an einer Flughafenzufahrt im Stau steht, während ständig die Jets über einen hinwegdonnern. Es gab einen Druckkopfschmerz, Nackenschmerzen. Ihr Kopf fühlte sich heiß an. Dort, wo sich ihre

Schilddrüse befinden musste, sah ich rote Flecken. Litt Denise an einem Druckgefühl auf der Brust? Es gab Kurzatmigkeit, Übelkeit, Benommenheit, Schwindel.

Als ich mich Denises Verdauungstrakt zuwandte, sah ich, dass sie ihre Gesundheit manipulierte, indem sie andauernd ihre Ernährung umstellte. Waren Lebensmittelunverträglichkeiten und Allergien der Grund? Ich konnte sehen, dass diese Ernährungsumstellungen immer für ein, zwei Monate eine Besserung brachten, die aber nie von Dauer war. Offenbar kämpfte sie schon immer mit Gewichtsproblemen und Lebensmittelunverträglichkeiten. Und schließlich sah ich Traurigkeit, die Denise wie eine Decke einhüllte, und Panikanfälle, die während der Schulzeit ihre Konzentration schwer beeinträchtigt hatten.

### Die Fakten

Denise erzählte, dass sie schon seit ihrer Jugend Probleme mit ihrem Gehirn und ihrer Gesundheit hatte, ohne dass jemand je den Grund herausgefunden hatte. Immer schon hatte sie gewusst, dass sie anders war. Seit der Pubertät war sie oft hingefallen, aber ohne wirklich ohnmächtig zu werden. Sie saß bei einem schweren Autounfall im Wagen, bei dem aber zum Glück niemand verletzt wurde. Sie war in ihrer Familie das »schwarze Schaf«. Immer wieder wurde ihr gesagt, sie wäre zu sensibel und emotional.

In der Schule war Denise eine Außenseiterin. Um das Gefühl, nicht dazuzugehören, zu kompensieren, versuchte sie, akademische Erfolge zu erzielen, aber das misslang. Sie büffelte dreimal länger als die anderen für Tests und Prüfungen, aber schnitt trotzdem schlecht ab. Seit der Highschool wurde Denise medikamentös gegen Angstzustände und Depressionen behandelt. Das Collegestudium brach sie nach einem Jahr ab, weil sie es nicht schaffte, das geforderte Lektürepensum zu bewältigen.

Denise sagte zu mir, dass sie einfach nur normal sein wollte. Sie hatte eine Ausbildung zur Massagetherapeutin absolviert, sagte aber: »Ich nehme intuitiv viel zu sehr Anteil an den Problemen meiner Klienten.« Kürzlich hatte sie sich gründlich untersuchen lassen, aber es fand sich keine organische Erklärung für ihre Benommenheit, den Schwindel und die Brustschmerzen. Lediglich das EEG zeigte atypisch langsame Wellen, wofür die Ärzte keine Erklärung hatten.

### Die Lösung

Wenn auch Sie wie Denise immer schon das Gefühl hatten, anders oder vielleicht das schwarze Schaf in der Familie zu sein, herzlichen Glückwunsch! Auf einer Ebene Ihrer Existenz wollen Sie nicht alltäglich sein, sondern außergewöhnlich. Unsere besondere Herausforderung besteht darin, mit der unserem Gehirn einprogrammierten besonderen Genialität irgendwie ein glückliches, gesundes und produktives Leben zu führen.

Wenn Sie ein einzigartiges Gehirn haben, das bei Ihnen seit jeher für Lernschwierigkeiten, Panikattacken, Angst und Depressionen sorgt, ist es wichtig, dass Sie sich selbst so lieben, wie Sie sind. Und um sich selbst zu lieben, müssen Sie wissen, wie Ihr Gehirn funktioniert, damit Sie es auf bestmögliche Weise nutzen können. Um eine gute Betriebsanweisung für den optimalen Gebrauch Ihrer Gehirn-Schaltkreise für Gefühle, Aufmerksamkeit und Erinnerung zu erhalten, empfiehlt sich der Besuch bei einem Verhaltensneurologen oder in der neuropsychologischen Abteilung einer großen Klinik. Dort wird man Sie genau zu Ihrer persönlichen Geschichte befragen: Wurden Sie schon Opfer von Gewalt? Gab es Gehirnverletzungen? Missbrauch? Hatten Sie in der Schule Lernschwierigkeiten? Fiel es Ihnen als Kind schwer, still zu stehen und sich zu konzentrieren? Dann wird man mit Ihnen eine Reihe von Untersuchungen durchführen, EEG, MRT-Scan und so weiter. Verhaltensneurologen, Neuropsychiater und Neuropsychologen werden gemeinsam mit Ihnen herausfinden, was an Ihrem Gehirn einzigartig ist und wie Sie es am besten gebrauchen. Schieben Sie diese Untersuchung nicht jahrelang auf. Lassen Sie sich nicht die Chance entgehen, dort, wo Sie sich bislang schwertaten, in Ausbildung und Beruf, endlich Fortschritte zu erreichen. Mit fachlicher Unterstützung und Anleitung können Sie lernen, das Beste aus den Besonderheiten Ihres Gehirns zu machen und in Privatleben und Beruf erfolgreicher zu werden.[5]

Spirituelle und mystische Menschen weisen keinesfalls eine einheitliche Gehirnstruktur auf, sondern es gibt viele individuelle Unterschiede. Der Temporallappen unseres Gehirns ist für Intuition, Spiritualität und Mystik von entscheidender Bedeutung. Wenn ein Mensch dort eine Verletzung erlitten hat, sei es durch ein emotionales oder körperliches Trauma, durch Epilepsie oder andere Erkrankungen, kann die Gabe der Spiritualität bei ihm übermäßig gesteigert sein. Doch grundsätzlich können alle Menschen mystische Erfahrungen machen. Wie? Wenn wir nachts träumen, vor allem zwischen zwei und vier Uhr, kommt es in unserem Hippocampus, ja, das ist die für das Gedächtnis zuständige Gehirnregion, zu Mikro-Krampfanfällen. Diese Mikro-Krampfanfälle spielen anscheinend nicht nur bei unserem Gedächtnis und unseren Träumen eine Rolle, sondern auch bei der Verbindung zum Göttlichen.

Der heilige Paulus, Mohammed, Margery Kempe, Jeanne d'Arc – bei ihnen allen traten Krampfanfälle in dieser Temporallappen-Region auf. Jeanne d'Arc geriet, wenn sie Krampfanfälle hatte, in ekstatische Zustände, in denen sie die Stimme eines Engels hörte und ein großes Licht sah. Auch Katharina von Genua hatte Krampfanfälle, während deren sie an Hitzewallungen litt (klingt das nicht ähnlich wie die uns vertrauten Wechseljahresbeschwerden?), schlafwandelte und andere krampfanfallartige Symptome zeigte. Auch Teresa von Ávila erlebte Visionen. Zusätzlich zu chronischen Kopfschmerzen verlor sie mitunter das Bewusstsein und zeigte noch andere Anfallsanzeichen. Caterina de' Ricci hatte komplexe partielle Anfälle, die visuelle Halluzinationen und mystische Zustände auslösten. Emanuel Swedenborg – ja, dieser Herr, der eine neue Religionslehre aufstellte – litt an Krampfanfällen, bei denen alle Sinne beteiligt waren, sodass er Dinge roch, schmeckte und fühlte. Auch bei Joseph

Smith traten Krampfanfälle auf. Der Gründer der Mormonen-Religion sah eine Lichtsäule und hörte Stimmen. Während dieser Episoden konnte er, wie er sagte, »hinauf in den Himmel schauen«. Ann Lee, die Begründerin der Quäker-Bewegung, war Epileptikerin. Während ihrer Episoden hatte sie Visionen und hörte Stimmen.

Was bedeutet das für Sie? Wenn Sie sich zur Spiritualität hingezogen fühlen, sind Sie vielleicht dabei, Ihren Temporallappen umzuprogrammieren. Oder er wurde durch ein Trauma umprogrammiert, wodurch bei Ihnen möglicherweise eine intuitive Inselbegabung entstanden ist. Wie dem auch sei, jedenfalls sind bei Ihnen Gehirn und Körper auf Intuition und Mystik »gepolt«. Allerdings spüren Sie eventuell einige schädliche Auswirkungen auf der körperlichen Ebene, denn der Temporallappen ist sehr stark mit dem Körper verbunden, besonders mit dem Immunsystem, den Nebennieren, den Hormonen und dem Herzen.

Ob Sie sich nun auf Ihrem persönlichen spirituellen Pfad befinden oder Ihre Träume aufschreiben, oder mit einem Therapeuten über Ihr Trauma sprechen oder als Mystikerin irgendwo in einem Ashram leben – während Sie veränderte Bewusstseinszustände erleben, mystische Erfahrungen machen oder mit Ihrer Intuition arbeiten, müssen Sie gleichzeitig gut auf die Gesundheit Ihres Gehirns und Ihres Körpers achten.

### Die Affirmationen

Wenn Sie das schwarze Schaf sind, das anders ist als der Rest Ihrer Familie, sind Sie es vielleicht leid, immer wieder Zielscheibe von Spott und Kritik Ihrer Verwandten zu werden. Wenn Sie schon länger auf Ihrem spirituellen Pfad unterwegs sind, gibt es möglicherweise immer mehr Menschen, deren Gesellschaft Sie lieber meiden, weil sie Ihnen nicht spirituell genug sind. Denken Sie an Louise Hays Grundsatz: *Ich liebe mich selbst, so, wie ich bin*. Wenn Sie sich spirituell weiterentwickeln, werden Sie eines Tages erkennen, dass Menschen, die sich nicht auf Ihrem spirituellen Pfad befinden, zwar anders als Sie sind, dass wir aber dennoch alle Menschen sind. Und indem wir die Ähnlichkeiten zwischen uns allen erkennen, können wir lernen, uns alle so zu lieben, wie wir sind.

### Mystik: Das empfindliche Gleichgewicht geistiger und körperlicher Gesundheit

Das führt mich zu meiner nächsten Empfehlung: radikale Akzeptanz. Arbeiten Sie mit einem Therapeuten oder einer Therapeutin, der oder die in Dialektisch-Behavioraler Therapie ausgebildet ist. Mithilfe dieser Therapieform können Sie lernen, Ihre mystische Bewusstheit für die Probleme anderer Leute so einzusetzen, dass Sie nur dann helfen, wenn es sinnvoll und notwendig ist. Medizinische Intuitive entwickeln häufig Schuldgefühle, wenn sie nicht versuchen, jemanden zu retten, dessen Schmerz und Leid sie intuitiv spüren. Arbeiten Sie also mit einem kognitiven Coach daran, eine Balance zwischen Ihrem emotionalen Bewusstsein (rechte Gehirnhälfte) und Ihrem Intellekt (linke Gehirnhälfte) zu finden.

Auch können Sie auf diesem Weg lernen, Ihren intuitiven, mystischen Temporallappen mit dem eher erdgebundenen Frontallappen in Einklang zu bringen. Im Grunde ist diese Therapie ein Kurs, in dem Sie die Bedienung Ihres sich entwickelnden Gehirns erlernen. Sie lernen, nach und nach auf Ihrem spirituellen, mystischen Pfad emotional und körperlich stabiler zu werden und nicht mehr so sensibel auf die Probleme der Menschen in Ihrer Umgebung zu reagieren. Es mag sein, dass Sie wenig gegen Ihre intuitive und spirituelle Empfindlichkeit unternehmen können, die wahrscheinlich angeboren ist, oder bei der es sich um ein Nebenprodukt Ihres Traumas oder von Krankheiten in Gehirn und Körper handelt. Doch Dialektisch-Behaviorale Therapie und andere kognitive Verhaltenstherapien werden Sie in die Lage versetzen, effektiver zu reagieren, sodass Sie Ihre Stimmungsschwankungen, Ängste, Konzentrationsschwäche, Vergesslichkeit und andere Gesundheitsprobleme wieder in den Griff bekommen.

# DAS GANZE SEHEN

Einmal abgesehen von den Fallbeispielen, praktischen Tipps und detaillierten Anregungen zur Heilung Ihres Bewusstseins, was ist die zentrale Botschaft dieses Buches? Was ist der Schlüssel zur Heilung, den wir alle kennen sollten?

Wir haben in diesem Buch systematisch gelernt, wie wir in allen Bereichen unseres Gehirns Gesundheit und Ausgewogenheit herstellen können. Wir haben uns alle Elemente unseres individuellen Bewusstseins angeschaut, die wir kennen müssen, um Depressionen, Ängste, Reizbarkeit, Stimmungsschwankungen, Sucht, Konzentrationsschwäche, Gedächtnisprobleme, Lernstörungen und mystische Gaben in den Griff zu bekommen. Und dann, in diesem letzten Kapitel, haben wir gesehen, wie unser Bewusstsein uns durch seine diversen Störungen – Depressionen, Panik, Gehirnnebel und so weiter – intuitiv darauf hinweist, dass in unserem Körper etwas nicht stimmt. Jedoch war auf jeder Seite dieses Buches fast ausschließlich von *Ihrem* Gehirn, *Ihrem* Körper, *Ihrem* Bewusstsein die Rede und davon, wie diese drei sich gegenseitig beeinflussen.

Zwar habe ich hin und wieder darauf hingewiesen, dass Ihre Gefühle, Ihre Intuition oder Ihre Gesundheit auf die Menschen in Ihrer Umgebung reagieren. Und in der letzten Geschichte im letzten Kapitel habe ich sogar darüber geschrieben, wie ein spiritueller Pfad, also der Versuch, Ihr Bewusstsein mit dem Göttlichen zu verbinden, sich auf Ihre emotionale und körperliche Gesundheit auswirkt. Trotzdem, wenn es darum geht, Ihr Bewusstsein und Ihren Körper zu heilen, um Ganzheitlichkeit zu erzeugen, machen Sie sich bitte bewusst, dass die Grenzen Ihrer individuellen Identität nicht klar zu definieren sind. Sie verflechten sich mit den Menschen, zu denen Sie in Beziehung stehen. Es kann also sein, dass Sie viel Zeit darauf verwenden, an Ihrer emotionalen und körperlichen Gesundheit zu arbeiten. Da wir aber alle Beziehungen zu anderen Menschen unterhalten, wirkt sich deren Mangel an Gesundheit und Glück letztlich auf uns aus, ob uns das gefällt oder nicht.

Was uns zum heilenden Aspekt von Beziehungen führt. Beziehungen zu wem? Gemeint sind nicht nur die Beziehungen zu Verwandten, dem Partner oder der Partnerin, Arbeitskollegen oder unseren Kindern, sondern auch die Beziehung zu etwas außerhalb von uns selbst. Vielleicht zu einer Macht, die größer ist als wir – wenn Sie verstehen, was ich meine. Ob Sie an Depressionen leiden, an Panik, Stimmungsschwankungen, Sucht, einer Lernstörung oder gar mit einer lebensbedrohlichen Krankheit wie Krebs konfrontiert sind, der extreme Stress einer solchen Krise setzt Chemikalien frei, durch die sich Ihr Gehirn verändert. Die Opiate, das Cortisol, das Noradrenalin verändern die emotionalen, intuitiven, mystischen Areale in Ihrem Gehirn und Ihr Realitätsgefühl. Und vielleicht kann ein solches Ereignis eine adaptive Wirkung haben, indem es Ihr Gehirn so umprogrammiert, dass Ihre Intuition und Ihre Fähigkeit, Zugang zu einer höheren Macht zu finden, also sich mit dem Göttlichen zu verbinden, gesteigert werden.

Das Gefühl des Alleinseins versuchen viele von uns zu vermeiden, weichen ihm vielleicht schon ihr ganzes Leben lang aus. Andere, die sich als schwarzes Schaf oder Außenseiter empfinden, fühlen sich vielleicht etwas sicherer, wenn sie am Rand der Gesellschaft leben, weil so die Gefahr geringer ist, erneut verletzt zu werden. Ob Sie ein geselliger Schmetterling oder ein solitär lebender Mystiker sind, wir alle machen manchmal die Erfahrung, uns einsam und isoliert zu fühlen. Und die Panik und der Schrecken, die entstehen, wenn wir das Gefühl haben, völlig allein der Dunkelheit ausgesetzt zu sein, zwingen uns, nach irgendeinem Licht der Hoffnung Ausschau zu halten. Und oft ist dieses Licht göttlichen Ursprungs. Diese Momente, wenn wir am Abgrund stehen, wenn wir uns völlig getrennt von anderen Menschen fühlen, können in unserem Bewusstsein und unserem Körper die Fähigkeit wecken, eins mit dem Geist zu werden. Wir alle haben in unserem Gehirn diesen Mechanismus, eine eingebaute intuitive und spirituelle Verbindung. Und alle Aspekte unseres Bewusstseins, mit denen wir uns in diesem Buch beschäftigt haben – die Gehirnareale für Stimmungen, Ängste, Sucht, Konzentration und Gedächtnis –, können wir nutzen, um uns der Mystik und Spiritualität zu widmen.

Wenn sich also in Ihrem Leben etwas ändern muss und Ihre Seele zu Ihnen spricht, äußert sich das vielleicht nur als leises Flüstern der Veränderung in Ihrem Bewusstsein. Wenn Ihre Intuition oder Ihre Seele Ihnen sagen, dass Ihr Leben in Gefahr ist, äußert sich das vielleicht nur als kleine Veränderung in Ihrem Körper. Und in diesen Augenblicken, wenn Sie sich angespannt, unwohl, gereizt fühlen, sagt Ihnen ein Spannungsgefühl in der Magengegend oder ein Druck auf der Brust: *Das genügt mir nicht im Leben. Ich will mehr.* Indem Sie mit Ihrem fühlenden Bewusstsein zu emotionaler Klarheit gelangen, die Fakten mit Ihrem Verstand analysieren und beides mit Ihrem intuitiven, spirituellen Bewusstsein in Einklang bringen, sind Sie in der Lage – sind wir alle in der Lage –, eine mystische und intelligente Geist-Körper-Perspektive zu erlangen, sei es durch Gebet und Kontemplation oder durch körperliche und emotionale Gnade. Und welchen Pfad zur Ganzheitlichkeit Sie auch einschlagen, mithilfe von Medizin, Affirmationen und Intuition können Sie die richtigen Schritte zur Heilung Ihres Bewusstseins finden.

*Dies könnte der Anfang sein …*

## Diagramm: Chakra / Energiezentrum

*Verbindung zwischen Gesundheitsproblem und emotionaler Situation*

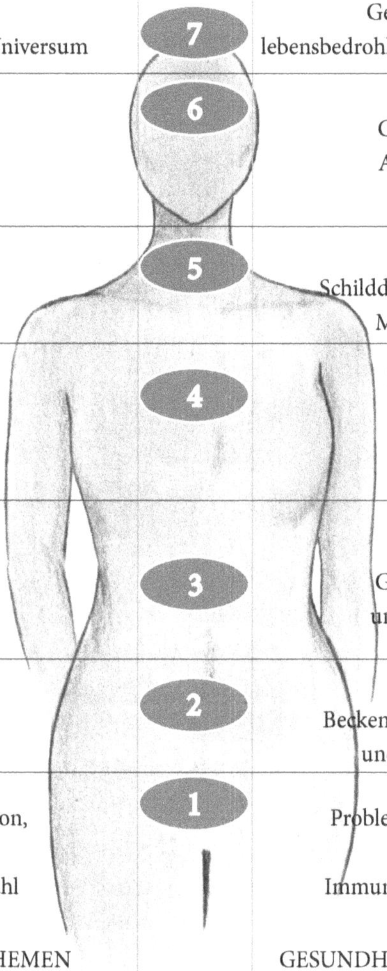

| EMOTIONALE THEMEN | | GESUNDHEITSPROBLEME |
|---|---|---|
| Langes Leben, Verbindung zum Universum | 7 | Genetische Defekte, lebensbedrohliche Krankheiten |
| Wahrnehmung, Denken, Moral | 6 | Gehirn-, Ohr- und Augenkrankheiten |
| Kommunikation, Willenskraft, Timing | 5 | Krankheiten von Schilddrüse, Hals, Kiefer, Mund und Zähnen |
| Partnerschaft, Versorgung, Gefühlsausdruck | 4 | Herz-, Brust- und Lungenprobleme |
| Selbstachtung, Verantwortung, Arbeit | 3 | Verdauungs-, Gewichts-, Nieren- und Suchtprobleme |
| Geld, Beziehungen | 2 | Kreuzschmerzen, Becken-, Fruchtbarkeits- und Blasenprobleme |
| Familie, Organisation, Sicherheit, Zugehörigkeitsgefühl | 1 | Probleme mit Knochen, Gelenken, Blut, Immunsystem und Haut |

| PROBLEM | WAHRSCHEINLICHE URSACHE | NEUES GEDANKENMUSTER |
|---|---|---|
| **Aids** | Gefühl von Wehr- und Hoffnungslosigkeit. Keiner kümmert sich. Starke Überzeugung, nicht gut genug zu sein. Verleugnung des Selbst. Sexuelle Schuldgefühle. | Ich bin Teil des universellen Planes. Ich bin wichtig und werde vom Leben geliebt. Ich bin stark und kompetent. Ich liebe und akzeptiere mich völlig. |
| **Akne** | Sich selbst nicht annehmen. Sich selbst nicht mögen. | Ich bin eine göttliche Ausdrucksform des Lebens. Ich liebe und akzeptiere mich in diesem Augenblick und dort, wo ich bin. |
| **Alkoholismus** | Gefühl von Sinnlosigkeit, Schuld, Unzulänglichkeit: »Was soll's?« Selbstablehnung. | Ich lebe im Jetzt. Jeder Augenblick ist neu. Ich erkenne meinen Selbstwert. Ich liebe und akzeptiere mich. |
| **Allergien** | Gegen wen bist du allergisch? Leugnung der eigenen Kraft. | Die Welt ist sicher und freundlich. Ich bin im Frieden mit dem Leben. |
| **Altwerden als Problem** | Negative gesellschaftliche Vorstellungen. Altes Denken. Angst, man selbst zu sein. Ablehnung des Jetzt. | Ich liebe und akzeptiere mich in jedem Alter. Jeder Augenblick im Leben ist vollkommen. |
| **Alzheimer'sche Krankheit (s. Demenz)** | Weigerung, mit der Welt so umzugehen, wie sie ist. Hoffnungs- und Hilflosigkeit. Wut. | Es gibt für mich immer einen neuen und besseren Weg, das Leben zu erfahren. Ich vergebe der Vergangenheit und lasse sie los. Ich schreite weiter zur Freude. |
| **Angst** | Kein Vertrauen in den Fluss und Fortgang des Lebens. | Ich liebe und akzeptiere mich und vertraue dem Prozess des Lebens. Ich bin in Sicherheit. |
| **Arme** | stehen für die Fähigkeit, die Erfahrungen des Lebens festzuhalten. | Liebevoll halte und umarme ich meine Erfahrungen. |
| **Arterien** | transportieren die Lebensfreude. | Ich bin erfüllt von Freude. Sie durchströmt mich mit jedem Herzschlag. |
| **Arteriosklerose** | Widerstand, Spannung, sture Engstirnigkeit, Weigerung, das Gute im Leben zu sehen. | Ich bin ganz offen für Leben und Freude. Ich will mit den Augen der Liebe sehen. |

| PROBLEM | WAHRSCHEINLICHE URSACHE | NEUES GEDANKENMUSTER |
|---|---|---|
| **Arthritis** | Sich ungeliebt fühlen. Kritiksucht, Groll. | Ich bin Liebe. Ich beschließe, mich zu lieben und zu akzeptieren. Ich sehe andere mit Liebe. |
| **Arthritis deformans** | Tiefe Kritik an der Autorität. Gefühl, sehr ausgenutzt zu werden. | Ich bin meine eigene Autorität. Ich liebe und akzeptiere mich. Das Leben ist gut. |
| **Asthma** | Erstickende Liebe. Unfähigkeit, für sich selbst zu atmen. Gefühl, erdrückt zu werden, unterdrücktes Weinen. | Es ist gut für mich, mein Leben jetzt selbst in die Hand zu nehmen. Ich entscheide mich für die Freiheit. |
| **Asthma des Kleinkindes** | Angst vor dem Leben. Will nicht hier sein. | Dieses Kind ist sicher und geliebt. Es ist willkommen und umsorgt. |
| **Atem** | steht für die Fähigkeit, Leben aufzunehmen. | In perfekter Harmonie nehme ich Nahrung auf und gebe sie wieder ab. |
| **Atemproblem** | Angst oder Weigerung, sich ganz für das Leben zu öffnen. Gefühl, kein Recht zu haben, eigenen Lebensraum, eigenes Leben zu beanspruchen. | Es ist mein Recht, erfüllt und frei zu leben. Ich bin liebenswert. |
| **Aufstoßen** | Angst. Schlingt das Leben zu rasch in sich hinein. | Für alles, was ich (zu tun) brauche, ist Zeit und Raum vorhanden. Ich lebe in Frieden. |
| **Augen** | stehen für die Fähigkeit, deutlich die Vergangenheit, Gegenwart und Zukunft zu sehen. | Ich sehe mit Liebe und Freude. |
| **Augenprobleme** | Was von dem gefällt dir nicht, was du in deinem Leben siehst? | Ich erschaffe jetzt das Leben, das ich gerne betrachte. |
| *– Astigmatismus* | »Ich-Problem«. Angst, seinem wahren Ich ins Auge zu sehen. | Ich bin jetzt bereit, meine eigene Schönheit und Großartigkeit zu sehen. |
| *– auswärtsschielend* | Angst, die Gegenwart zu betrachten, die unmittelbar vor einem liegt. | Ich liebe und akzeptiere mich hier und jetzt. |

| PROBLEM | WAHRSCHEINLICHE URSACHE | NEUES GEDANKENMUSTER |
|---|---|---|
| *– Bindehaut-entzündung* | Wut und Enttäuschung über das, was man im Leben sieht. | Ich sehe mit den Augen der Liebe. Es gibt eine harmonische Lösung, und ich akzeptiere sie jetzt. |
| *– grauer Star* | Unfähig, freudig vorauszublicken. Dunkle Zukunft. | Das Leben ist ewig und von Freude erfüllt. Ich freue mich auf jeden neuen Augenblick. |
| *– grüner Star* | Starre Unversöhnlichkeit. Der Druck lange bestehender Verletztheit. Alles ist zu viel. | Ich sehe mit Liebe, Vergebung und Zärtlichkeit. |
| *– in der Kindheit* | Will nicht sehen, was in der Familie vor sich geht. | Dieses Kind ist jetzt von Harmonie, Sicherheit, Schönheit und Freude umgeben. |
| *– kurzsichtig* | Angst vor der Zukunft. | Ich nehme die göttliche Führung an und bin immer sicher und geborgen. |
| *– weitsichtig* | Angst vor der Gegenwart. | Ich lebe sicher im Hier und Jetzt. Ich erkenne das klar und deutlich. |
| **Bandscheiben-vorfall** | Sich vom Leben im Stich gelassen fühlen. Unentschlossenheit. | Das Leben unterstützt alle meine Gedanken. Deshalb liebe und akzeptiere ich mich, und alles ist gut. |
| **Bauchkrämpfe** | Angst bringt die Weiterentwicklung zum Stillstand. | Ich traue dem Prozess des Lebens. Ich bin in Sicherheit. |
| **Bauch-speicheldrüse** | steht für die Süße des Lebens. | Mein Leben ist süß. |
| *– Entzündung* | Ablehnung. Wut und Enttäuschung, weil das Leben seine süße Seite verloren zu haben scheint. | Ich liebe und akzeptiere mich, und ich allein erzeuge Süße und Freude in meinem Leben. |
| **Beine** | tragen uns im Leben voran. | Das Leben ist für mich da. |
| *Beinprobleme – oben* | Festhalten an alten Kindheits-traumata. | Ich lasse die Vergangenheit liebevoll hinter mir. |
| *– unten* | Angst vor der Zukunft. Will nicht weitergehen. | Voll Freude und Vertrauen gehe ich vorwärts und weiß, dass in meiner Zukunft alles gut ist. |

| PROBLEM | WAHRSCHEINLICHE URSACHE | NEUES GEDANKENMUSTER |
|---|---|---|
| **Bettnässen** | Angst vor den Eltern, gewöhnlich vor dem Vater. | Dieses Kind wird mit Liebe, Mitgefühl und Verständnis gesehen und behandelt. Alles ist gut. |
| **Blähungen** | Zupacken. Angst. Unverdaute Vorstellungen. | Ich entspanne und lasse das Leben mit Leichtigkeit durch mich fließen. |
| **Bläschenausschlag (Herpes genitalis)** | Der allgemeine Glaube an sexuelle Schuld und die Notwendigkeit von Bestrafung. Öffentliche Schande. Glaube an einen strafenden Gott. Ablehnung der eigenen Genitalien und Geschlechtlichkeit. | Mein Gottesbild unterstützt mich. Ich bin normal und natürlich. Ich freue mich an meiner Sexualität und meinem Körper. Ich bin wunderbar. |
| **Blasenprobleme (Entzündung)** | Ängstlichkeit. An alten Vorstellungen festhalten. Angst, loszulassen. | Leicht und mühelos lasse ich das Alte gehen und heiße das Neue in meinem Leben willkommen. Ich bin in Sicherheit. |
| **Blinddarmentzündung** | Angst. Angst vor dem Leben. Den Fluss des Positiven blockieren. | Ich bin in Sicherheit. Ich entspanne mich und lasse das Leben freudig fließen. |
| **Blut** | steht für die im Körper frei fließende Freude. | Ich bin die Lebensfreude, die gibt und empfängt. |
| *– Blut gerinnt* | Der Fluss der Lebensfreude ist gehemmt. | Ich wecke neues Leben in mir. Ich fließe. |
| *– Blutdruck (hoch)* | Lange bestehendes, ungelöstes emotionales Problem. | Freudig lasse ich die Vergangenheit hinter mir. Ich bin im Frieden. |
| *– Blutdruck (niedrig)* | Zu wenig Liebe als Kind. Defätismus. »Was soll's? Es wird ohnehin nicht funktionieren.« | Ich beschließe, im immer freudvollen Jetzt zu leben. Mein Leben ist eine Freude. |
| *– Blutprobleme* | Mangel an Freude, Ideen zirkulieren nicht genug. | Freudvolle neue Ideen zirkulieren ungehindert und frei. |
| *– Blutung* | Freude geht verloren. Wut. | Ich bin voller Lebensfreude, gebe und nehme in perfektem Rhythmus. |
| **Bronchitis** | »Entzündete« familiäre Umgebung. Streiten und Schreien. Manchmal auch Schweigen. | Ich empfinde Frieden und Harmonie in mir und um mich herum. Alles ist gut. |

| PROBLEM | WAHRSCHEINLICHE URSACHE | NEUES GEDANKENMUSTER |
|---|---|---|
| **Bruch (Hernie)** | Bruch in Beziehungen. Spannung, Belastung, unangemessener Ausdruck schöpferischer Kraft. | Mein Denken ist freundlich und harmonisch. Ich liebe und akzeptiere mich. Ich bin frei, ich selbst zu sein. |
| **Brustprobleme (Zysten, Knoten, Wundheit [Mastitis])** | Übertriebenes Bemuttern und Beschützen. Anmaßende Haltung. | Ich bin wichtig. Ich kümmere mich jetzt gut um mich. Ich bin frei, ich selbst zu sein, und ich gestehe anderen dieselbe Freiheit zu. |
| **Buckel** | Wut im Rücken. Aufgestauter Ärger. | Ich sehe die Vergangenheit mit Freude. Keiner hat mir je geschadet. |
| **Bulimie** | Hoffnungslose Angst. Zwanghaftes, rauschhaftes Sich-Vollstopfen. Wunsch, sich von Selbsthass zu reinigen. | Das Leben liebt, nährt und unterstützt mich. Sicher und behütet lebe und liebe ich. |
| **Candidose (s. Soor, Hefepilzinfektionen)** | Viel Frustration und Wut. Forderndes und misstrauisches Beziehungsverhalten. | Ich gestatte mir, alles zu sein, was ich sein kann, und ich verdiene das Beste im Leben. |
| **Cholesterinablagerungen** | verstopfen die Bahnen, durch die Freude fließt. Angst, Freude anzunehmen. | Ich beschließe, das Leben zu lieben. Meine Bahnen, durch die die Freude fließen kann, sind weit offen. Ich genieße es, empfänglich für sie zu sein. |
| **Chronische Krankheiten** | Weigerung, sich zu ändern. Angst vor der Zukunft. Unsicherheit. | Ich bin jetzt bereit, mich zu wandeln und zu wachsen. Ich baue mir jetzt eine sichere, neue Zukunft auf. |
| **Dauerschmerz** | Sehnsucht nach Liebe und Halt. | Ich liebe und akzeptiere mich. Ich bin liebevoll und liebenswert. |
| **Demenz (s. Alzheimersche Krankheit)** | Weigerung, mit der Welt so umzugehen, wie sie ist. Hoffnungs- und Hilflosigkeit. | Ich bin zur rechten Zeit am rechten Ort und immer sicher und geborgen. |
| **Depression** | Wut, die man sich selbst nicht zugesteht. Hoffnungslosigkeit. | Ich setze mich über die Ängste und Begrenzungen von Seiten anderer hinweg. Ich gestalte mein Leben selbst. |

| PROBLEM | WAHRSCHEINLICHE URSACHE | NEUES GEDANKENMUSTER |
|---|---|---|
| **Diabetes** | Sehnsucht nach dem, was gewesen sein könnte. Großes Bedürfnis nach Kontrolle. Tiefer Kummer. Das Leben hat nichts Süßes mehr. | Dieser Augenblick ist von Freude erfüllt. Ich beschließe jetzt, die Süße dieses Tages zu erfahren. |
| **Dickdarm (verschleimt)** | Gesammelte Reste alter, wirrer Gedanken verstopfen den Ausscheidungsweg. Schwelgen im klebrigen Schlamm der Vergangenheit. | Ich löse die Vergangenheit auf und löse mich von ihr. Ich kann klar denken. Ich lebe friedlich und freudig im Jetzt. |
| **Drüsenprobleme** | Mangel an aktiver Umsetzung von Ideen. Sich selbst zurückhalten. | Ich habe großartige Ideen und verwirkliche diese aktiv. Ich bewege mich jetzt vorwärts. |
| **Durchfall** | Angst. Ablehnung. Entgleisung. | Aufnahme, Verdauung und Ausscheidung sind in vollkommener Ordnung. Ich bin in Frieden mit dem Leben. |
| **Eierstöcke** | stellen Quellen der Schöpfung dar. Kreativität. | Ich bin ausgeglichen und im kreativen Flow. |
| **Ekzem** | Atemberaubende Gegensätze. Mentale Ausbrüche. | Harmonie und Frieden, Liebe und Freude umgeben und erfüllen mich. Ich bin geborgen und in Sicherheit. |
| **Ellbogen** | steht für den Richtungswechsel und das Annehmen neuer Erfahrungen. | Ich vertraue mich gerne dem Fluss neuer Erfahrungen an und bin offen für Veränderungen. |
| **Emphysem** | Angst, das Leben anzunehmen. Gefühl, nicht liebenswert zu sein. | Es ist mein Recht, das Leben voll auszukosten. Ich liebe das Leben. Ich liebe mich selbst. |
| **Entzündung** | Angst. Rotsehen. Erhitztes Denken. | Mein Denken ist friedvoll, ruhig und ausgeglichen. |
| **Epilepsie** | Gefühl, verfolgt zu werden. Ablehnung des Lebens. Das Leben als großer Kampf. Gewalt gegen sich selbst. | Ich beschließe, das Leben als ewig und freudig zu betrachten. Ich selbst bin ewig und freudig und im Frieden. |

| PROBLEM | WAHRSCHEINLICHE URSACHE | NEUES GEDANKENMUSTER |
|---|---|---|
| **Erkältungen** | Zu viel auf einmal. Verwirrung, Unordnung im Denken. Kleine Verletzungen. Überzeugung wie: »Ich bekomme jeden Winter drei Erkältungen.« | Ich gestatte meinem Denken, sich zu entspannen und Frieden zu finden. Klarheit und Harmonie erfüllen und umgeben mich. Alles ist gut. |
| **Ermüdung** | Widerstand, Langeweile. Mangelnde Liebe für das, was man tut. | Das Leben begeistert mich. Ich bin erfüllt von Energie und Begeisterung. |
| **Erstickungsanfälle** | Angst. Kein Vertrauen in den Prozess des Lebens. Bleibt in der Kindheit hängen. | Es ist gut, erwachsen zu werden. Die Welt ist sicher. Ich bin in Sicherheit. |
| **Fehlgeburt** | Angst. Angst vor der Zukunft. »Nicht jetzt – später.« Ungeeigneter Zeitpunkt. | Göttlich-Richtiges geschieht überall in meinem Leben. Ich liebe und akzeptiere mich. Alles ist gut. |
| **Fett (s. Übergewicht)** | Überempfindlichkeit. Steht oft für Angst und zeigt ein Bedürfnis nach Schutz. Angst kann auch die Maske einer verborgenen Wut und starker Vergebungsunwilligkeit sein. | Ich stehe unter dem Schutz göttlicher Liebe. Ich bin immer in Sicherheit und geborgen. Ich bin jetzt bereit, erwachsen zu werden und die Verantwortung für mein Leben selbst in die Hand zu nehmen. Ich vergebe anderen, und ich erschaffe mir jetzt mein Leben selbst, wie ich es will. Ich bin in Sicherheit. |
| *– an den Armen* | Ärger darüber, dass einem Liebe verwehrt wurde. | Ich kann vertrauensvoll all die Liebe, die ich brauche, entwickeln. |
| *– am Bauch* | Ärger darüber, dass einem Nahrung verweigert wurde. | Ich versorge mich selbst mit spiritueller Nahrung. Ich bin zufrieden und frei. |
| *– auf den Hüften* | Ausdruck von hartnäckiger Wut auf die Eltern. | Ich bin bereit zu vergeben, was früher war. Ich darf die Grenzen, die meine Eltern gesteckt haben, gefahrlos überschreiten. |
| *– an den Oberschenkeln* | Ausdruck von Wut in der Kindheit. Oftmals Zorn auf den Vater. | Ich sehe das ungeliebte Kind, das mein Vater war, und kann ihm problemlos vergeben. Wir sind jetzt beide frei. |

| PROBLEM | WAHRSCHEINLICHE URSACHE | NEUES GEDANKENMUSTER |
|---|---|---|
| **Fieber** | Wut, Aufgezehrtwerden. | Ich bin der ruhige, stille Ausdruck von Frieden und Liebe. |
| **Finger** | stehen für die Einzelheiten im Leben. | Ich bin mit den Details des Lebens im Frieden. |
| *– arthritisch* | Wunsch zu bestrafen. Vorwurf. Gefühl, schikaniert zu werden. | Mein Blick ist liebe- und verständnisvoll. Ich stelle alle meine Erfahrungen in heilsames Licht. |
| *– Daumen* | steht für Intellekt und Sorgen. | Mein Denken ist in Frieden. |
| *– kleiner Finger* | steht für Familie und So-tun-als-ob. | Ich bin Teil der Familie des Lebens. |
| *– Mittelfinger* | steht für Wut und Sexualität. | Ich fühle mich wohl mit meiner Sexualität. |
| *– Ringfinger* | steht für Vereinigungen und Trauer. | Ich lebe und liebe friedvoll. |
| *– Zeigefinger* | steht für Ego und Angst. | Ich bin geborgen. |
| **Fistel** | Angst. Unfähigkeit loszulassen. | Ich bin in Sicherheit. Ich vertraue ganz dem Prozess des Lebens. Das Leben ist lebenswert. |
| **Flüssigkeits-ansammlungen** | Was fürchtest du zu verlieren? | Ich lasse willentlich und mit Freuden los. |
| **Frauenleiden** | Selbstverleugnung. Ablehnung der eigenen Weiblichkeit und des femininen Prinzips. | Ich freue mich an meiner Weiblichkeit. Ich liebe es, Frau zu sein. Ich liebe meinen Körper. |
| **Frigidität** | Angst. Lustverleugnung. Glaube, dass Sex etwas Schlechtes sei. Gefühllose Partner. Angst vor dem Vater. | Es ist gut, dass ich Freude an und mit meinem Körper habe. Ich liebe es, Frau zu sein. Ich liebe meinen Körper. |
| **Frösteln** | Mentaler Rückzug nach innen. Verlangen, sich zu entfernen. »Lass mich allein!« | Ich bin jederzeit sicher und geborgen. Liebe umgibt und schützt mich. Alles ist gut. |
| **Furunkel** | Wut, kocht über. | Ich zeige Liebe und Freude und bin in Frieden. |

| PROBLEM | WAHRSCHEINLICHE URSACHE | NEUES GEDANKENMUSTER |
|---|---|---|
| **Füße** | stehen für unser Verstehen – unserer selbst, des Lebens und der anderen. | Mein Verständnis ist klar, und ich bin bereit, mich nach den Erfordernissen der Zeit zu wandeln. Ich bin in Sicherheit. |
| **Fußpilz** | Enttäuschung, nicht akzeptiert zu werden. Unfähig, leichten Schrittes voranzugehen. | Ich liebe und akzeptiere mich. Ich gebe mir die Erlaubnis voranzuschreiten. Es ist gut weiterzugehen. |
| **Fußprobleme** | Angst vor der Zukunft und vor dem Voranschreiten im Leben. | Ich bewege mich mit Freude und Leichtigkeit vorwärts. |
| **Gallensteine** | Verbitterung. Harte Gedanken. Verdammen. Stolz. | Ich lasse die Vergangenheit freudig los. Das Leben ist süß, und auch ich bin voll Süße. |
| **Gangrän** | Krank machendes Denken. Freude wird in neagtiven Gedanken ertränkt. | Ich wähle jetzt harmonische Gedanken und lasse die Freude ungehindert durch mich strömen. |
| **Gastritis** | Anhaltende Ungewissheit. Schlimme Befürchtung. | Ich liebe und akzeptiere mich. Ich bin in Sicherheit. . |
| **Gebärmutter** | steht für das Zuhause der Kreativität. | Ich bin in meinem Körper zu Hause. |
| **Geburtsdefekte** | Karmisch. Du hast selbst diesen Weg gewählt. Wir suchen unsere Eltern und Kinder selbst aus. Unerledigtes. | Jede Erfahrung ist perfekt für unseren Wachstumsprozess, Ich bin im Frieden, wo und wie ich bin. |
| **Gedächtnis-schwund** | Angst. Weglaufen vor dem Leben. Unfähigkeit, für sich selbst einzustehen. | Intelligenz, Mut und Selbstwert sind ein Teil von mir. Es ist gut, am Leben zu sein. |
| **Gehirn(tumor)** | Unrichtiges, computerhaftes Denken. Starrköpfig, Weigerung, alte Denkmuster zu ändern. | Es fällt mir leicht, meinen Denk-computer umzuprogrammieren. Alles im Leben wandelt sich, und auch mein Denken erneuert sich ständig. |
| **Gelähmtheit** | Angst. Schrecken. Flucht vor einer Situation oder Person. Widerstand. | Ich bin eins mit allem Leben. Ich bin jeder Situation völlig gewachsen. |

| PROBLEM | WAHRSCHEINLICHE URSACHE | NEUES GEDANKENMUSTER |
|---|---|---|
| **Gelbsucht** | Innere und äußere Vorurteile. Unausgewogenes Verstandesdenken. | Ich empfinde Toleranz, Mitgefühl und Liebe für alle Menschen, einschließlich mir selbst. |
| **Gelenke (s. Ellbogen, Handgelenk, Knie, Knöchel)** | stehen für Richtungsänderungen im Leben und für die Leichtigkeit dieser Bewegungen. | Ich fließe harmonisch mit den Veränderungen des Lebens. Mein Leben steht unter göttlicher Führung, und ich gehe immer in die beste Richtung. |
| **Genitalien** | stehen für das maskuline bzw. feminine Prinzip. | So, wie ich bin, bin ich richtig und liebenswert. |
| *– Probleme* | Sorge, nicht gut genug zu sein. | Ich freue mich, auf meine Weise schöpferisch zu sein. Ich bin vollkommen, wie ich bin. Ich liebe und akzeptiere mich. |
| **Gesäß** | steht für Macht. Schlaffe Muskulatur: Machtverlust. | Ich gebrauche meine Macht klug. Ich bin stark. Ich bin in Sicherheit. Alles ist gut. |
| **Geschlechtskrankheiten** | Sexuelle Schuldgefühle. Glaube, dass die Geschlechtsteile sündhaft oder schmutzig seien. Bedürfnis nach Bestrafung. | Ich nehme meine Sexualität und ihre Ausdrucksformen liebend und mit Freude an. Ich akzeptiere nur Gedanken, die mich unterstützen und mit denen ich mich wohlfühle. |
| **Geschwüre** | Angst. Starker Glaube, nicht gut genug zu sein. Was nagt an dir? | Ich liebe und akzeptiere mich. Ich bin im Frieden. Alles ist gut. |
| **Gesicht** | steht für das, was wir der Welt zeigen. | Es ist gut, ich zu sein. Ich verleihe meinem Selbst Ausdruck. |
| **Gesichtszüge (hängend)** | kommen von »durchhängenden« Gedanken. Groll gegen das Leben. | Ich zeige Lebensfreude und erlaube mir, jeden Augenblick zu genießen. Ich werde wieder jung. |
| **Gicht** | Bedürfnis zu dominieren. Ungeduld, Wut. | Ich bin sicher und geborgen. Ich bin im Frieden mit mir selbst und mit anderen. |
| **Gleichgewichtsstörungen** | Zerstreutes Denken, unkonzentriert. | Ich sammle mich in meiner sicheren Mitte und nehme die Vollkommenheit meines Lebens an. |

| PROBLEM | WAHRSCHEINLICHE URSACHE | NEUES GEDANKENMUSTER |
|---|---|---|
| **Grippe** | Reaktion auf Massennegativität und -glauben. Furcht. Glaube an Statistiken. | Ich werde nicht von Gruppenmeinungen oder dem Kalender beeinflusst. Ich bin frei von allen Stauungen und frei von Grippe. |
| **Haarausfall** | Angst. Spannung. Versuch, alles unter Kontrolle zu halten. Mangelndes Lebensvertrauen. | Ich bin in Sicherheit. Ich liebe und akzeptiere mich. Ich vertraue dem Leben. |
| **Haar (grau)** | Stress. Glauben an Druck und Anspannung. | Ich lebe friedvoll und fühle mich wohl in jedem Bereich meines Lebens. Ich habe Kraft und schaffe, was ich will. |
| **Halsentzündung** | Starke Überzeugung, nicht für sich selbst eintreten zu können und um das zu bitten, was man braucht. | Es ist mein Recht, dass meine Bedürfnisse erfüllt werden. Mit Liebe und Leichtigkeit erbitte ich jetzt das, was ich brauche. |
| *– Halsprobleme* | Unfähigkeit, für sich selbst zu sprechen. Geschluckter Zorn. Erstickte Kreativität. Weigerung, sich zu ändern. | Es ist in Ordnung, meine Stimme zu erheben. Ich äußere mich frei und freudig. Mit Leichtigkeit spreche ich für mich. Ich gebe meiner Kreativität Ausdruck. Ich bin jetzt bereit, mich zu verändern. |
| **Hände** | stehen für Halten und Behandeln. Fassen und Greifen. Packen und Loslassen. Streicheln. Stehlen. Alle Arten, mit Erfahrungen umzugehen. | Ich beschließe, alle meine Erlebnisse mit Liebe, Freude und Leichtigkeit zu behandeln. |
| **Handgelenk (s. Karpaltunnelsyndrom)** | steht für Bewegung und Leichtigkeit. | Ich heiße alle Erfahrungen mit Weisheit, Liebe und Leichtigkeit willkommen. |
| **Handprobleme** | Furcht vor neuen Ideen. | Ich handhabe alle Ideen mit Liebe und Leichtigkeit. |
| **Harnwegsinfektion** | Stocksauer, gewöhnlich über das andere Geschlecht oder eine(n) Geliebte(n). Beschuldigt andere. | Ich entlasse das Muster, das zu diesem Zustand geführt hat, aus meinem Bewusstsein. Ich bin willens, mich zu ändern. Ich liebe und akzeptiere mich. |

| PROBLEM | WAHRSCHEINLICHE URSACHE | NEUES GEDANKENMUSTER |
|---|---|---|
| **Hautausschlag (s. Nesselausschlag, Psorias)** | Irritiert wegen Verzögerungen. Kindischer Versuch, Aufmerksamkeit auf sich zu lenken. | Ich liebe und akzeptiere mich. Ich befinde mich friedvoll im Fluss des Lebens. |
| **Herz** | steht für das Zentrum der Liebe und Sicherheit. | Mein Herz schlägt im Rhythmus der Liebe. |
| *– Anfall [Infarkt]* | Presst sich wegen Geld, Karriere o. Ä. alle Freude aus dem Herzen. | Ich bringe Freude zurück in die Mitte meines Herzens. Ich zeige allen Menschen meine Liebe. |
| *– Herzkranzgefäßthrombose* | Gefühl von Einsamkeit, voller Angst. »Ich bin nicht gut genug. Ich tue nicht genug. Ich werde es nie schaffen.« | Ich bin eins mit allem Leben. Das Universum gibt mir volle Unterstützung. Alles ist gut. |
| *– Herzprobleme* | Lange bestehende emotionale Probleme. Mangel an Freude. Verhärtung des Herzens. Glauben an Stress und Anspannung. | Freude, Freude, Freude! Liebevoll lasse ich Freude durch Herz und Sinn, Leib und Erleben fließen. |
| **Heuschnupfen** | Emotionale Stauung. Angst vor Terminplänen. Glaube, verfolgt zu werden. Schuldgefühle. | Ich bin eins mit dem Leben. Ich bin zu jeder Zeit in Sicherheit. |
| **Hoden** | Maskulines Prinzip, Männlichkeit. | Es ist gut, ein Mann zu sein. |
| **Hüfte** | trägt den Körper in vollkommenem Gleichgewicht. Wichtigster Aspekt beim Vorankommen. | In jedem neuen Tag liegt Freude. Ich bin ausgeglichen und frei. |
| *– Hüftprobleme* | Angst, bei großen Entscheidungen vorwärtszugehen. Nichts, auf das sich zuzugehen lohnt. | Ich bin vollkommen im Gleichgewicht. Ich gehe in meinem Leben und in jedem Alter mit Leichtigkeit und Freude voran. |
| **Husten** | Verlangen, die Welt anzubellen. »Seht mich an! Hört mir zu!« | Ich werde auf positivste Weise bemerkt und geschätzt. Ich werde geliebt. |
| **Hyperaktivität** | Angst. Stress und wilde Unruhe. | Ich bin geborgen. Aller Druck löst sich auf. Ich bin gut genug. |

| PROBLEM | WAHRSCHEINLICHE URSACHE | NEUES GEDANKENMUSTER |
|---|---|---|
| **Hyper-ventilation** | Angst. Widerstand gegen Veränderung. Kein Vertrauen in den Prozess des Lebens. | An jedem Ort im Universum bin ich sicher und geborgen. Ich liebe mich und vertraue dem Prozess des Lebens. |
| **Hypoglykämie (Unterzucker)** | Überwältigt durch die Last des Lebens. Gefühl der Sinnlosigkeit: »Was soll's?« | Ich treffe jetzt die Entscheidung, mir mein Leben leicht, einfach und freudig zu machen. |
| **Impotenz** | Sexueller Druck, Spannung, Schuldgefühle. Trotz gegen einen früheren Partner. Angst vor der Mutter. | Ich erlaube jetzt meiner sexuellen Kraft, sich mit Leichtigkeit und Freude zu entfalten. |
| **Infektionen** | Gereiztheit, Wut, Ärger. | Ich beschließe, friedlich und harmonisch zu sein. |
| **Inkontinenz** | Überfließende Emotionen. Jahrelanges Unterdrücken der eigenen Gefühle. | Ich bin bereit zu fühlen. Ich kann meine Gefühle gefahrlos ausdrücken. Ich liebe mich. |
| **Ischias** | Scheinheiligkeit. Angst ums Geld und vor der Zukunft. | Ich gehe auf eine weitere Dimension meines Daseins zu. Gott ist überall auf meiner Seite, und ich bin sicher und geborgen. |
| **Karpaltunnel-syndrom** | Wut und Frustration über scheinbare Ungerechtigkeit des Lebens. | Ich entscheide mich für ein erfülltes und freudvolles Leben. |
| **Kehlkopf-entzündung** | Über was bist du so außer dir, dass du nicht einmal mehr sprechen kannst? Angst, etwas auszusprechen. Groll gegen Autorität. | Ich bin frei, um das zu bitten, was ich will. Es ist gut, sich zu äußern. Ich bin im Frieden. |
| **Kiefer-Probleme (TMJ-Syndrom)** | Wut. Groll. Rachsucht. | Ich bin jetzt bereit, alle Verhaltensmuster in mir zu ändern, die diesen Zustand erzeugt haben. Ich liebe und akzeptiere mich. Ich bin in Sicherheit. |
| **Kinder-krankheiten** | Glauben an gesellschaftliche Maßstäbe und falsche Gesetze. Kindisches Verhalten der Erwachsenen in der Umgebung. | Dieses Kind steht unter göttlichem Schutz und ist in Liebe geborgen. Wir beanspruchen mentale Immunität. |

| PROBLEM | WAHRSCHEINLICHE URSACHE | NEUES GEDANKENMUSTER |
|---|---|---|
| **»Kloß im Hals«** | Angst. Kein Vertrauen in den Prozess des Lebens. | Ich bin geborgen. Ich vertraue darauf, dass mein Leben gut ist. Frei und froh entfalte ich meine Talente. |
| **Knie** | steht für Stolz und Ego. | Ich bin Teil des großen Ganzen und im Fluss mit dem Leben. |
| *– Knieprobleme* | Stures Ego, Stolz. Unbeugsamkeit. Angst. Mangelnde Flexibilität. Unnachgiebigkeit. | Vergebungsbereitschaft. Verständnis. Mitgefühl. Ich vertraue mich dem Fluss des Lebens an. Alles ist gut. |
| **Knöchel (Sprunggelenk)** | stehen für die Fähigkeit, Vergnügen zu empfinden. Bei Problemen für Unbeugsamkeit und Schuld. | Ich habe Anspruch darauf, mein Leben zu genießen. Ich freue mich an den guten Dingen des Lebens. |
| **Knochen** | stehen für die Struktur des Universums. | Ich bin wohlstrukturiert und ausgeglichen. |
| *– Deformierungen, Osteomyelitis, s. Osteoporose* | Mentaler Druck, Spannung, Enge. Muskeln können sich nicht strecken. Verlust mentaler Beweglichkeit. | Ich atme Lebenskraft. Ich entspanne und vertraue dem Fluss des Lebens. |
| *– Knochenprobleme (Brüche)* | Auflehnung gegen Autorität. | In meiner Welt bin ich meine eigene Autorität, denn ich bin der Einzige, der in meinem Kopf denkt. |
| *– Knochenwucherungen* | Verhärtete Vorstellungen und Begriffe. Verfestigte Angst. | Es ist gut, neue Ideen und Möglichkeiten zu sehen und zu erleben. Ich bin offen und empfänglich für das Gute. |
| **Knötchen** | Groll, Frustration und Verletztheit wegen etwas, das der Karriere im Wege steht. | Ich glaube nicht länger an Verzögerungen und öffne mich für den Erfolg. |
| **Kolik** | Mentale Gereiztheit, Ungeduld, verärgert über die Umgebung. | Dieses Kind spricht nur auf Liebe und liebevolle Gedanken an. Alles ist friedlich. |
| **Kopfschmerzen** | Schwächt sich selbst. Kritiksucht gegen sich selbst. Angst. | Ich liebe und akzeptiere mich. Ich betrachte mich und was ich tue, mit Liebe. Ich bin in Sicherheit. |

| PROBLEM | WAHRSCHEINLICHE URSACHE | NEUES GEDANKENMUSTER |
|---|---|---|
| **Körpergeruch** | Angst. Abneigung gegen sich selbst. Angst vor anderen. | Ich liebe und akzeptiere mich. Ich bin in Sicherheit. |
| **Krampfadern** | In einer Situation stehen, die man hasst. Entmutigung. Gefühl von Überarbeitung und Überlastung. | Ich bin wahrhaftig und entwickle mich voller Freude weiter. Ich liebe das Leben und vertraue auf die Unterstützung des Universums. |
| **Krämpfe** | Spannung. Angst. Greifen. Festhalten. | Ich entspanne mich und gestatte meinem Denken, Frieden zu finden. |
| **Krebs** | Tiefe Verletzung. Lange bestehender Groll. Tiefes Geheimnis oder Trauer, die am Selbst nagen. Trägt Hass in sich. Empfindet Sinnlosigkeit. | Liebevoll vergebe und löse ich alles Vergangene. Ich beschließe, meine Welt mit Freude zu füllen, Ich liebe und akzeptiere mich. |
| **Leberprobleme** | Chronisches Sich-Beschweren. Fehlersuche dient dazu, sich selbst zu täuschen. Fühlt sich schlecht. | Ich beschließe, mein Herz weit zu öffnen und aus diesem Gefühl heraus zu leben. Ich trachte nach Liebe und finde sie überall. |
| **Leukämie** | Inspiration wird brutal abgewürgt: »Was soll's?« | Ich lasse die früheren Begrenzungen hinter mir und begebe mich in die Freiheit des Jetzt. Es ist gut, ich selbst zu sein. |
| **Linke Körperseite** | Steht für Empfänglichkeit, weibliche Energie, Frauen, die Mutter. | Meine weibliche Energie ist wunderbar im Gleichgewicht. |
| **Lungenentzündung** | Verzweifelt. Lebensmüde. Emotionale Wunden dürfen nicht heilen. | Frei nehme ich göttliche Ideen in mich auf, die mit Atem und Intelligenz des Lebens erfüllt sind. Dies ist ein neuer Augenblick. |
| – *Lungenprobleme* | Depression. Trauer. Angst vor dem Leben. Fühlt sich nicht wert, das Leben auszukosten. | Ich vermag die Fülle des Lebens in mich aufzunehmen. In Liebe lebe ich die Fülle des Lebens. |
| **Lymphprobleme** | Eine Warnung, dass das Denken sich wieder auf die wesentlichen Dinge im Leben konzentrieren muss: Liebe und Freude. | Ich bin jetzt fest verankert in der Liebe und in der Freude, am Leben zu sein. Ich gebe mich in den Strom des Lebens. Friede beherrscht mein Gemüt. |

| PROBLEM | WAHRSCHEINLICHE URSACHE | NEUES GEDANKENMUSTER |
|---|---|---|
| **Magen** | birgt die Nahrung. Verdaut Vorstellungen und Ideen. | Ich verdaue das Leben mit Leichtigkeit. |
| *– Magengeschwür* | Angst. Glaube, nicht gut genug zu sein. Ängstlich darauf bedacht zu gefallen. | Ich liebe und akzeptiere mich. Ich bin mit mir selbst in Frieden. Ich bin wunderbar. |
| *– Magenprobleme* | Große Furcht. Angst vor dem Neuen. Unfähigkeit, Neues zu verdauen. | Das Leben stimmt mit mir überein. Ich nehme jeden Augenblick jedes Tages das Neue in mich auf. Alles ist gut. |
| **Magersucht** | Absage an das eigene Leben. Extreme Angst, Selbsthass und Selbstablehnung. | Es ist gut, ich zu sein. Ich bin wunderbar, so, wie ich bin. Ich entscheide mich für das Leben. Ich entscheide mich für Freude und Selbstachtung. |
| **Mandelentzündung** | Angst. Unterdrückte Emotionen. Erstickte Kreativität. | Das Gute in mir fließt nun frei. Göttliche Ideen finden durch mich Ausdruck. Ich bin in Frieden. |
| **Menstruationsprobleme** | Ablehnung der eigenen Weiblichkeit. Schuldgefühle, Angst. Glaube, dass die Geschlechtsorgane sündhaft oder schmutzig seien. | Ich akzeptiere meine ganze Kraft als Frau und alle Vorgänge in meinem Körper als normal und natürlich. Ich liebe und akzeptiere mich. |
| **Migräne** | Abneigung, getrieben zu sein. Widerstand gegen den Fluss des Lebens. Sexuelle Ängste. (Können meist durch Masturbation aufgelöst werden.) | Ich entspanne mich im Strom des Lebens und lasse das Leben leicht und bequem für alles sorgen, was ich brauche. Das Leben ist für mich da. |
| **Milz** | Besessen. Verhaftet. Von etwas besessen sein. | Ich liebe und akzeptiere mich. Ich vertraue dem Leben. Ich bin in Sicherheit. Alles ist gut, so, wie es ist. |
| **Mitesser** | Gefühl, schmutzig und ungeliebt zu sein. | Ich liebe und akzeptiere mich. Ich bin liebevoll und liebenswert. |
| **Multiple Sklerose** | Mentale Härte. Hartherzigkeit, eiserner Wille, Unnachgiebigkeit. Angst. | Durch die Wahl von liebevollen, freudvollen Gedanken erschaffe ich eine liebevolle, freudvolle Welt. Ich bin in Sicherheit und frei. |

| PROBLEM | WAHRSCHEINLICHE URSACHE | NEUES GEDANKENMUSTER |
|---|---|---|
| **Mundgeruch** | Schlechte Einstellung, übles Nachreden, verdorbenes Denken. | Ich spreche freundlich und liebevoll. Ich atme nur Gutes aus. |
| **Mundprobleme** | Starre Meinungen. Verschlossenheit. Unfähigkeit, neue Ideen aufzunehmen. | Neue Vorstellungen und Gedanken heiße ich willkommen und bereite mich vor, sie gut zu verarbeiten. |
| – *Mundschleimhautgeschwüre* | Schwärende Worte, von den Lippen zurückgehalten. Vorwürfe. | Ich erzeuge nur freudige Erfahrungen in meiner liebevollen Welt. |
| **Nacken (Halswirbelsäule)** | Steht für Flexibilität. Die Fähigkeit zu sehen, was hinter einem vorgeht. | Ich lebe friedvoll, flexibel und froh. |
| – *Nackenprobleme* | Weigerung, andere Seiten einer Angelegenheit zu betrachten. Sturheit, Unbeweglichkeit, Hartnäckigkeit. | Mit Flexibilität und Leichtigkeit betrachte ich alle Seiten einer Situation. Es gibt unendlich viele verschiedene Möglichkeiten, Dinge zu tun und zu sehen. Ich bin in Sicherheit. |
| **Nägel** | stehen für Schutz. | Ich bin in Sicherheit. |
| – *Nägelkauen* | Frustration. Nagt das Selbst ab. Trotz gegen Elternteil. | Es ist gut, groß und erwachsen zu werden. Ich nehme mein Leben jetzt mit Freude und Leichtigkeit in die Hand. |
| **Nase** | steht für Selbsterkenntnis. | Ich erkenne meine eigene, intuitive Fähigkeit. |
| – *blutet* | Verlangen nach Anerkennung. Fühlt sich übersehen und nicht anerkannt. Schrei nach Liebe. | Ich liebe und akzeptiere mich. Ich erkenne meinen eigenen, wahren Wert. Ich bin wunderbar. |
| **Nebenhöhlenprobleme (Sinusitis)** | Gereiztheit einer nahestehenden Person gegenüber. | Frieden und Harmonie erfüllen und umgeben mich jederzeit. Alles ist gut. |
| **Nebennierenprobleme** | Defätismus. Kümmert sich nicht mehr um sich selbst. Furchtsamkeit. | Ich liebe und akzeptiere mich. Es ist gut, wenn ich für mich selbst sorge. |

| PROBLEM | WAHRSCHEINLICHE URSACHE | NEUES GEDANKENMUSTER |
|---|---|---|
| **Nerven** | stehen für Kommunikation. Empfängliche Berichterstatter. | Ich kommuniziere mit Leichtigkeit und Freude. |
| – *Nervenzusammenbruch* | Egozentrik. Versperren der Kommunikationswege. | Ich öffne mein Herz und schaffe ausschließlich liebevolle Kommunikationsformen. Ich bin in Sicherheit, es geht mir gut. |
| **Nervosität** | Angst, Furchtsamkeit, Kampf, Hetze. Traut nicht dem Prozess des Lebens. | Ich befinde mich auf einer endlosen Reise durch die Ewigkeit, und es steht reichlich Zeit zur Verfügung. Ich bin in Verbindung mit meinem Herzen. Alles ist gut. |
| **Nesselausschlag** | Kleine, versteckte Ängste. Aus einer Mücke einen Elefanten machen. | Ich bringe Frieden in jeden Bereich meines Lebens. |
| **Neuralgie** | Bestrafung für Schuld. Schmerzvolle Kommunikationsprobleme. | Ich vergebe mir. Ich liebe und akzeptiere mich. Ich teile mich liebevoll mit. |
| **Nierenentzündung** | Überreaktion auf Enttäuschung und Versagen. | Nur das Richtige geschieht in meinem Leben. Ich lasse das Alte los und heiße das Neue willkommen. |
| **Nierenprobleme** | Kritik, Enttäuschung, Versagen. Scham. Reagiert wie ein kleines Kind. | Göttlich-Richtiges geschieht überall in meinem Leben. Nur Gutes erwächst mir aus jeder Erfahrung. Es ist gut, erwachsen zu werden. |
| **Ödem** | Was oder wen willst du nicht loslassen? | Ich lasse die Vergangenheit bewusst los. Es ist gut für mich, loszulassen. Jetzt bin ich frei. |
| **Ohnmachtsanfall** | Angst. »Ich schaffe es nicht.« »Ich steige aus.« | Ich habe Kraft, Stärke und Wissen, alles in meinem Leben zu bewältigen. |
| **Ohren** | stehen für die Fähigkeit zu hören. | Ich höre mit Liebe zu. |
| – *Ohrenschmerzen (Otitis)* | Wut. Will nicht hören. Zu viel Durcheinander. Eltern streiten. | Harmonie umgibt mich. Ich lausche mit Liebe dem Angenehmen und Guten. Ich bin ein Mittelpunkt der Liebe. |

| PROBLEM | WAHRSCHEINLICHE URSACHE | NEUES GEDANKENMUSTER |
|---|---|---|
| **Osteoporose (s. Knochenprobleme)** | Das Gefühl, im Leben keinerlei Unterstützung mehr zu erfahren. | Ich stehe für mich selbst ein, und das Leben unterstützt mich auf liebevolle Weise. |
| **Parkinson'sche Krankheit** | Angst und ein starkes Verlangen, über alles und jeden Kontrolle auszuüben. | Ich entspanne mich in dem Wissen, dass ich in Sicherheit bin. Das Universum sorgt für mich, und ich vertraue auf den Prozess des Lebens. |
| **Parodontose** | Wut über die Unfähigkeit, Entscheidungen zu treffen. Unentschlossenheit. | Ich akzeptiere mich, und meine Entscheidungen sind immer richtig für mich. |
| **Polypen** | Spannungen in der Familie. Kind fühlt sich nicht willkommen und meint, den Eltern im Wege zu stehen. | Dieses Kind ist gewollt und willkommen und geliebt. |
| **Prämenstruelles Syndrom (PMS)** | Überlässt der Verwirrung das Feld. Überlässt äußeren Einflüssen die Macht. Lehnt die weiblichen Lebensprozesse ab. | Ich übernehme jetzt selbst die Verantwortung für mein Denken und Leben. Ich bin eine kraftvolle, dynamische Frau. Jeder Teil meines Körpers funktioniert perfekt. Ich liebe mich. |
| **Prostata** | steht für das maskuline Prinzip. | Ich akzeptiere meine Männlichkeit und freue mich an ihr. |
| *– Probleme* | Mentale Ängste schwächen die Männlichkeit. Aufgeben. Sexueller Druck und Schuldgefühle. Glaube an das Altern. | Ich liebe und akzeptiere mich. Ich akzeptiere meine eigene Kraft. Ich bin im Geiste immer jung. |
| **Psoriasis (Schuppenflechte)** | Angst, verletzt zu werden. Abtöten des Selbstempfindens. Weigerung, die Verantwortung für die eigenen Empfindungen anzunehmen. | Ich bin offen für die Freuden des Lebens. Ich verdiene und akzeptiere das Allerbeste im Leben. Ich liebe und akzeptiere mich. |
| **Pusteln** | Kleine, versteckte Ängste. Aus einer Mücke einen Elefanten machen. | Ich schließe Frieden mit den kleinen Unvollkommenheiten des Lebens. |
| **Quetschungen** | Die kleinen Schläge und Stöße im Leben. Selbstbestrafung. | Ich liebe und mag mich. Ich bin sanft und freundlich zu mir. Alles ist gut. |

| PROBLEM | WAHRSCHEINLICHE URSACHE | NEUES GEDANKENMUSTER |
|---|---|---|
| **Rechte Körperseite** | Geben, Loslassen, männliche Energie, Männer, der Vater. | Ich bringe meine männliche Energie leicht und mühelos ins Gleichgewicht. |
| **Reisekrankheit** | Angst. Angst, sich nicht mehr unter Kontrolle zu haben. | Ich darf mir vertrauen. Ich bin in Sicherheit. Ich liebe und akzeptiere mich. |
| *– im Auto* | Angst. Bindung. Gefühl, gefangen zu sein. | Ich bewege mich mit Leichtigkeit durch Zeit und Raum, nur Liebe umgibt mich. |
| *– zur See* | Furcht. Todesangst. Verlust der Beherrschung. | Ich bin völlig sicher im Universum. Ich bin überall in Frieden. Ich vertraue dem Leben. |
| **Rheumatismus** | Sich schikaniert fühlen. Mangel an Liebe. Chronische Verbitterung. Groll. | Ich erzeuge meine Erlebnisse selbst. So, wie ich mich jetzt selbst und andere liebe und annehme, werden meine Erfahrungen besser und besser. |
| **Ringelflechte** | Zulassen, dass andere einem unter die Haut gehen. Gefühl, nicht gut oder sauber genug zu sein. | Ich liebe und akzeptiere mich. Kein Mensch, kein Ort und kein Ding haben Gewalt über mich. Ich bin frei. |
| **Rücken** | steht für die Unterstützung im Leben. | Ich weiß, dass das Universum immer hinter mir steht. |
| *– Rückenprobleme Mitte* | Schuldgefühle. Bleibt an »all dem Zeug von früher« hängen. | Ich lasse die Vergangenheit los. Ich bin frei, mich liebenden Herzens voranzubewegen. |
| *– oben* | Mangel an emotionaler Unterstützung. Sich ungeliebt fühlen, selbst Liebe zurückhalten. | Ich liebe und akzeptiere mich. Das Leben unterstützt und liebt mich. |
| *– unten* | Geldsorgen. Mangel an finanzieller Unterstützung. | Ich vertraue dem Prozess des Lebens. Für alles, was ich brauche, ist immer gesorgt. Ich bin in Sicherheit. |
| **Schambein** | steht für Schutz. | Meine Sexualität ist sicher. |

| PROBLEM | WAHRSCHEINLICHE URSACHE | NEUES GEDANKENMUSTER |
|---|---|---|
| **Scheiden-katarrh** | Wut auf den Partner. Sexuelle Schuldgefühle. Selbstbestrafung. | Andere spiegeln die Liebe und Anerkennung wider, die ich für mich selbst empfinde. Ich freue mich über meine Sexualität. |
| **Schilddrüse** | Demütigung. »Ich darf nie das tun, was ich tun will. Wann komme ich endlich an die Reihe?« | Ich lasse die alten Begrenzungen hinter mir und gestatte mir einen freien und schöpferischen Selbstausdruck. |
| *– Überfunktion* | Wut darüber, zu kurz zu kommen oder übergangen zu werden. | Ich bin im Zentrum des Lebens. Ich wertschätze mich selbst und alles, was ich sehe. |
| *– Unterfunktion* | Selbstaufgabe. Fühlt sich hoffnungslos am Selbstausdruck gehindert, geradezu erstickt. | Ich erschaffe mir ein neues Leben mit neuen Regeln, die mich selbst perfekt unterstützen. |
| **Schlaflosigkeit** | Angst. Kein Vertrauen in den Prozess des Lebens. Schuldgefühle. | Liebevoll lasse ich den Tag hinter mir und gleite in friedlichen Schlaf mit dem Wissen, dass der morgige Tag für sich selbst sorgen wird. |
| **Schlaganfall** | Aufgeben. Widerstand. »Lieber sterben als sich verändern.« Ablehnung des Lebens. | Leben ist Wandlung, und ich passe mich leicht dem Neuen an. Ich nehme das Leben an – Vergangenheit, Gegenwart und Zukunft. |
| **Schmerz** | Schuldgefühl. Schuld sucht immer nach Bestrafung. | Liebevoll lasse ich die Vergangenheit los. Die anderen sind frei und ich bin frei. Alles ist jetzt friedvoll in meinem Herzen. |
| **Schnarchen** | Sture Weigerung, alte Verhaltens- und Denkmuster loszulassen. | Ich löse mich von allem Denken, das nicht Liebe und Freude ist. Ich löse mich von der Vergangenheit und bin bereit für Neues, für Frische und Lebendigkeit. |
| **Schultern** | stehen für unsere Fähigkeit, die Lebenserfahrungen freudig zu tragen. | Ich entscheide mich, dass alle meine Erfahrungen freudig und liebevoll sind. |
| *– hängend* | Schwer tragen an der Last des Lebens. Hilf- und hoffnungslos. | Ich stehe aufrecht und frei. Ich liebe und akzeptiere mich. Mein Leben wird von Tag zu Tag besser. |

| PROBLEM | WAHRSCHEINLICHE URSACHE | NEUES GEDANKENMUSTER |
|---|---|---|
| *– Schulter-beschwerden* | Tragen einer Last, überlastet. | Das Leben ist freudvoll und frei; alles, was ich annehme, ist gut. |
| **Schwellung** | Im Denkprozess hängen geblieben. Aufgestaute, schmerzhafte Vorstellungen. | Meine Gedanken fließen frei und leicht. Ich gehe ungehindert meine Ideen und Visionen durch. |
| **Schwindel** | Flüchtige, zerstreute Gedanken. Weigerung, der Realität ins Auge zu blicken. | Ich bin ganz in meiner Mitte und lebe in Frieden. Es ist gut, dass ich am Leben und voll Freude bin. |
| **Selbstmord-versuch** | Das Leben wird nur schwarz und weiß gesehen. Gefühl der Ausweglosigkeit. | Ich lebe in der Fülle aller Möglichkeiten. Es gibt immer einen anderen Weg. Ich bin sicher und geborgen. |
| **Sichelzell-anämie** | Glaube, nicht gut genug zu sein, die Freude am Leben zerstören. | Dieses Kind lebt und atmet die Freude am Leben; es wird von Liebe genährt und erhalten. Gott wirkt jeden Tag Wunder. |
| **Sodbrennen** | Angst, Angst, Angst. Erdrückende Angst. | Ich atme frei und tief. Ich bin sicher. Ich vertraue dem Prozess des Lebens. |
| **Soor (s. Candidose, Hefepilz-infektionen)** | Wut darüber, falsche Entscheidungen getroffen zu haben. | Ich akzeptiere meine Entscheidungen liebevoll und weiß, dass ich frei bin, mich zu ändern. |
| **Steifer Nacken** | Unbeugsame Hartnäckigkeit. | Es ist gut, auch andere Gesichts-punkte zu betrachten. |
| **Steifigkeit** | Steifes, starres Denken. | Ich besitze genug Sicherheit, um in meinem Denken flexibel sein zu können. |
| **Stottern** | Unsicherheit. Mangel an Selbstausdruck. Darf nicht schreien. | Ich habe die Freiheit, für mich selbst zu sprechen. Ich bin jetzt sicher in meinem Ausdruck. Ich teile mich liebevoll mit. |
| **Süchte** | Vor sich selbst davonlaufen. Angst. Sich nicht zu lieben wissen. | Ich entdecke jetzt, wie wunderbar ich bin. Ich beschließe, mich zu lieben und Freude zu genießen. |

| PROBLEM | WAHRSCHEINLICHE URSACHE | NEUES GEDANKENMUSTER |
|---|---|---|
| **Taubheit**<br>*– Empfindungslosigkeit* | Liebe oder Beachtung zurückhalten. Mental absterben. | Ich teile meine Gefühle und meine Liebe mit. Ich spreche auf die Liebe in jedem an. |
| *– Ohren* | Zurückweisung, Starrköpfigkeit, Isolation. Was willst du nicht hören? »Lass mich in Ruhe.« | Ich lausche dem Göttlichen und freue mich über alles, was ich hören kann. Ich bin eins mit allem. |
| **Teilnahmslosigkeit (Apathie)** | Verweigerung etwas zu fühlen. Innerliches Absterben. Angst. | Ich darf vertrauensvoll Fühlen. Ich öffne mich für das Leben. Ich bin bereit, mich auf alle Erfahrungen einzulassen. |
| **Tinnitus** | Weigerung zu lauschen. Hört nicht die innere Stimme. Verbohrtheit. | Ich vertraue meinem höheren Selbst. Ich lausche liebevoll meiner inneren Stimme. Ich lasse alles los, was nicht der Liebe entspricht. |
| **Tumore** | Pflegt alte Verletzungen und Schocks. Gewissensbisse. | Liebevoll löse ich mich von der Vergangenheit und richte meine Aufmerksamkeit auf diesen neuen Tag. Alles ist gut. |
| **Übelkeit** | Angst. Ablehnung einer Idee oder Erfahrung. | Ich bin in Sicherheit. Ich vertraue darauf, dass mir das Leben nur Gutes bringt. |
| **Übergewicht (s. Fett)** | Angst. Schutzbedürfnis. Vor den eigenen Gefühlen davonlaufen. Unsicherheit, Selbstablehnung. Suchterfüllung. | Ich bin im Frieden mit meinen Gefühlen und Empfindungen. Ich bin in Sicherheit, wo ich bin. Ich schaffe mir meine Sicherheit selbst. Ich liebe und akzeptiere mich. |
| **Unfälle** | Unvermögen, für sich selbst einzutreten. Auflehnung gegen Autorität. Glauben an Gewalt als Mittel. | Ich löse mich innerlich von dem Muster, das hierzu geführt hat. Ich bin im Frieden. Ich bin es wert. |
| **Unfruchtbarkeit** | Angst. Sorge, nicht gut genug zu sein. Sich wehren gegen den Fluss des Lebens. | Ich liebe mein inneres Kind und umsorge es gut. Ich liebe und akzeptiere mich. Ich bin der wichtigste Mensch in meinem Leben. Alles ist gut, und ich bin in Sicherheit. |

| PROBLEM | WAHRSCHEINLICHE URSACHE | NEUES GEDANKENMUSTER |
|---|---|---|
| **Unheilbar krank** | Kann in dieser Phase nicht durch äußere Mittel geheilt werden. Wir müssen nach innen gehen, um eine Heilung zu bewirken. Es kam von nirgendwo und wird sich nach nirgendwo zurückziehen. | Wunder geschehen jeden Tag. Ich gehe nach innen, um das Muster aufzulösen, das zu diesem Zustand geführt hat, und ich nehme eine göttliche Heilung an. So ist es! |
| **Venen-entzündung** | Wut und Frustration. Beschuldigt andere wegen Gefühl der Enge und mangelnder Freude im eigenen Leben. | Freude strömt frei durch mich hindurch, und ich bin mit dem Leben in Frieden. |
| **Verbrennungen** | Wut. Entflammt sein, aufgezehrt werden. | Ich erzeuge nur Frieden und Harmonie in mir und in meiner Umgebung. Ich verdiene, mich wohlzufühlen. |
| *– durch Flüssigkeiten* | Wut, Überkochen. | Ich lasse alle Wut und allen Ärger los. |
| **Verdauungs-störungen** | Furcht, Schrecken, Ängstlichkeit auf Bauch-Ebene. | Ich kann alle neuen Erfahrungen leicht und freudig in mich aufnehmen und verdauen. |
| **Verstauchung** | Zorn und Widerstand. Will im Leben nicht in eine bestimmte Richtung gehen. | Ich vertraue darauf, dass das Leben, mich dem höchsten Ziel entgegenführen wird. Ich bin im Frieden. |
| **Verstopfung** | Weigerung, von alten Vorstellungen abzulassen. Bleibt in der Vergangenheit stecken. Manchmal auch Geiz. | Wenn ich die Vergangenheit loslasse, kann Neues, Frisches und Lebendiges in mein Leben treten. Ich lasse das Leben durch mich fließen. |
| **Vulva** | steht für Verletzlichkeit. | Ich bin auch in meiner Verletzlichkeit sicher und beschützt. |
| **Warzen** | Kleine Ausdrucksformen des Hasses, Glaube an Hässlichkeit. | Ich bin vollkommener Ausdruck der Liebe und Schönheit des Lebens. |
| **Wassersucht** | Wen oder was möchtest du nicht gehen lassen? | Ich bin bereit, mich von meiner Vergangenheit zu lösen, Ich bin sicher und frei. |

| PROBLEM | WAHRSCHEINLICHE URSACHE | NEUES GEDANKENMUSTER |
|---|---|---|
| **Wechseljahres-probleme** | Angst, nicht mehr begehrt zu werden. Selbstablehnung. Angst vor dem Altern. | Ich bin bei allen Wechseln der Zyklen ausgeglichen und in Frieden, und ich segne meinen Körper mit Liebe. |
| **Weinen** | Tränen sind Ausdruck des Lebens; sie werden aus Freude, aus Traurigkeit und aus Angst vergossen. | Ich bin mit allen meinen Emotionen im Frieden. Ich liebe und akzeptiere mich. |
| **Weisheitszahn, impaktiert** | Gewährt keinen mentalen Raum, um eine feste Grundlage zu schaffen. | Ich öffne mein Bewusstsein der Entfaltung des Lebens. Es gibt genügend Raum für mich, um zu wachsen und mich zu wandeln. |
| **Weißfluss** | Überzeugung, Frauen hätten über das andere Geschlecht keine Macht. Wut auf einen Gefährten. | Ich bin es, die alle meine Erfahrungen erschafft. Ich bin in meiner Kraft und erfreue mich meiner Weiblichkeit. Ich bin frei. |
| **Wirbelsäule** | Flexible Stütze des Lebens. | Das Leben unterstützt mich. |
| *– verkrümmt, Skoliose* | Unfähigkeit, sich vom Leben unterstützen zu lassen. Angst und Versuch, an alten Ideen festzuhalten. Kein Vertrauen ins Leben. Mangel an Integrität. Kein Vertrauen ins eigene Urteilsvermögen. | Ich lasse alle Ängste los. Ich vertraue jetzt dem Prozess des Lebens. Ich weiß, dass das Leben auf meiner Seite ist. Voller Liebe stehe ich gerade und aufrecht. |
| **Wucherungen** | Pflegt alte Verletzungen. Baut Groll auf. | Mit Leichtigkeit vergebe ich. Ich liebe mich und belohne mich, indem ich mir selbst Lob ausspreche. |
| **Zähne** | stehen für Entscheidungen. | |
| **Zahnfleisch-bluten** | Mangelnde Entscheidungsfreude. | Ich vertraue darauf, dass in meinem Leben immer das Richtige unternommen wird. Ich bin im Frieden. |
| *– Zahnfleisch-probleme* | Unfähigkeit, zu seinen Entscheidungen zu stehen. Unschlüssigkeit. | Ich treffe meine Entscheidungen selbst. Ich halte mich an sie und unterstütze mich selbst durch Liebe. |

| PROBLEM | WAHRSCHEINLICHE URSACHE | NEUES GEDANKENMUSTER |
|---|---|---|
| **Zehen** | stehen für die kleineren Einzelheiten der Zukunft. | Alle Details ergeben sich von selbst. |
| **Zehennagel, eingewachsen** | Sorge und Schuldgefühle in Bezug auf das Recht voranzuschreiten. | Es ist mein gottgegebenes Recht, meine Richtung im Leben selbst zu bestimmen. Ich bin sicher. Ich bin frei. |
| **Zellulitis** | Aufgestaute Wut und Selbstbestrafung. | Ich verzeihe anderen. Ich verzeihe mir selbst. Ich bin frei, zu lieben und das Leben zu genießen. |
| **Zysten** | Eine Wiederholung des alten Schmerz-Musters. Verletzungen aus der Kleinkinderzeit. Schwieriges Aufwachsen. | Ich entscheide mich jetzt bewusst für neue, wunderschöne Denkmuster. Ich liebe mich. |

# DANKSAGUNG

In diesem Buch geht es darum, wie wir unser Denken und Fühlen heilen und Ganzheitlichkeit erzeugen können. Niemand ist eine Insel; wir alle verfügen über einzigartige geniale Fähigkeiten und auch über die ein oder andere organische Schwäche in unserem Gehirn. Niemand von uns hat ein »perfektes« Gehirn. Um gesund, glücklich und produktiv durchs Leben zu segeln, brauchen wir Menschen als Mitarbeiter, Ehepartner und Freunde, die in jenen Bereichen gut sind, in denen wir selbst aufgrund unserer individuellen Gehirnstruktur Schwächen aufweisen. Ich bin dankbar für all die Hilfe, die ich täglich von Menschen erhalte, die mich an ihren eigenen herausragenden Fähigkeiten Anteil haben lassen. Es erwartet Sie also eine beeindruckende Liste. Ich habe, aus naheliegenden Gründen, eine Zuordnung nach Gehirnarealen vorgenommen.

*Frontallappen-Exekutivfunktionen*
Louise Hay, die Chefin. Sie ist die große Legende der Geist-Körper-Medizin. Sei es durch ihre Fallstudien via Skype, ihre Vorträge und Bücher, sie ist die unbesungene Heldin der Psychiatrie und der kognitiven Verhaltenstherapie. 35 Jahre lang habe ich mich selbst weitergebildet und danach gestrebt, Stück für Stück eine Verbindung zwischen Gefühlen, Intuition, Gehirn, Körper und

Gesundheit herzustellen. Doch Louise gelangte zu den gleichen Erkenntnissen, indem sie einfach den Geschichten ihrer Klientinnen und Klienten lauschte. Das ist wirklich bemerkenswert, und ich fühle mich geehrt, mit dieser großartigen Frau zusammenarbeiten zu dürfen.

Dank an Reid Tracy und Margarete Nielsen dafür, dass sie Hay House mit großer Voraussicht leiten und mir immer wieder fantastische Möglichkeiten anbieten. Patty Gift, Cheflektorin und Legende der Verlagsindustrie: Ich verneige mich vor ihr in Respekt, Bewunderung und Liebe. Lindsay McGinty danke ich dafür, dass sie meine »Sozialphobie« im Griff behält und sich mit Entschlossenheit um die PR-Arbeit kümmert. Ein herzlicher Dank geht an Marlene Robinson, die sich in unschätzbarer Weise um Buchempfehlungen und Rezensionen kümmert, und an Christy Salinas für das Originalcover. Pantone-Farben, wer hätte das gedacht? Ich bin begeistert, wie gut Laura Gray meine Online-Kurse organisiert. Sie ist eine wirkliche Organisations-Expertin, die darüber ihr eigenes Buch schreiben könnte. Dem Team, das diese großartigen »I can do it!«-Konferenzen überall im Land organisiert, danke ich für meine jährlichen Engagements.

*Die linke Gehirnhälfte*

Anne Barthel, meine Lektorin, auf die immer Verlass ist. Du übersetzt meine Worte so, dass sie kohärent klingen. Du lässt meine Boston-, Rhode-Island- und New-York-Akzente gekonnt in den Text einfließen. Wie schaffst du das nur? Ich werde dich im Vatikan zur Heiligsprechung vorschlagen. Ebenso schulde ich Karren Kinne Dank, meiner Transkriptionistin. Was würde ich ohne dich anfangen? Du bringst die Stimme zu Papier, die ich in meinem Kopf höre.

Ich danke Kripalu und Susie »Debbie« Arnett. Wie wunderbar ihr euch um meine Karriere kümmert, lässt sich mit Worten kaum beschreiben. Ob es um Konferenzen oder Fernsehproduktionen geht, ihr helft mir, ein großes Publikum zu erreichen. In diesem Zusammenhang möchte ich auch Hay House Radio danken. Ihr rockt, und ihr seid cool! Diane Ray, Richelle und die ganze Crew. Seit über zehn Jahren seid ihr jede Woche da, damit ich sagen kann: »Intuitive Gesundheit mit Dr. Mona Lisa. Der nächste Anrufer, bitte.«

Gehen wir weiter zu den Gehirnregionen für Lernen und Erinnerung. Die folgenden Menschen haben mir ein enormes Wissen über das Gehirn und seine Verbindung zum Körper vermittelt. Ich danke meinen einstigen Mentoren. Jeder Augenblick, den ich mit ihnen verbringen durfte, hat zu diesem Buch beigetragen. Margaret Naeser, M. Marcel Mesulam, Deepak Pandya, Edith Kaplan, Norman Geschwind, Christiane Northrup und Joan Borysenko.

*Die rechte Gehirnhälfte*

Bei einer neuropsychologischen Begutachtung meines Gehirns bekommt mein Frontallappen ein AA-Rating, weshalb mir diese lange Liste von Unterstützern zur Seite steht. Meine schwächere linke Gehirnhälfte ist auf die genialen Fähigkeiten meiner Lektorin Anne Barthels angewiesen. Meine rechte Gehirnhälfte hat, Gott sei Dank, ein DD-Rating. Also danke ich dem Göttlichen Geist für meine Fähigkeit, Informationen zu empfangen und dieses Buch zu erschaffen. Ohne Gott bin ich nichts. Wirklich. Ohne deine Hilfe wäre ich gestorben. Ganz buchstäblich.

*Der Körper*

Wir besäßen kein vollständiges Bewusstsein, wenn unser Gehirn nicht durch unseren Körper geerdet würde. Diese Menschen sind ein liebevolles Fundament: meine Familie. Sie helfen mir, mal flott, mal schlendernd gut durch den Alltag zu kommen. Als die medizinische Intuitive, die ich nun einmal bin, werde ich ihre Namen den emotionalen Zentren oder, wenn Sie das bevorzugen, Energiezentren zuordnen.

- *7. Zentrum:* Avis Smith ist eine außergewöhnliche Hebräischlehrerin und Thoragelehrte. Sie hilft mir, meine spirituelle Verbindung aufrechtzuerhalten, und es macht mich stolz, sie meine Chevruta nennen zu dürfen. An die Mitarbeiter von Disney World, Magic Kingdom, Epcot, Animal Kingdom und der Hollywood Studios: Danke, dass mir kein Platzverweis wegen meiner unzähligen Besuche erteilt wurde, die notwendig waren, um während des letzten Jahres nicht verrückt zu werden. Und selbstverständlich werde ich meine Jahresmitgliedschaft verlängern.
- *6. Zentrum:* Kollegen und Freunde. Danke an Gypsy Hands mit Sarah Xochitl Griscom, Jessica und Mitarbeitern. Diese Heiler aus Knoxville sind die Marmelade zu meiner Erdnussbutter. Daniel Peralta, ein Schlingel, der meine Gucci-Leidenschaft teilt. Wer könnte Daniel nicht mögen? Heather Dane, deren Wissen über Ernährung schier unerschöpflich ist. Sie sollten ihre weizen- und laktosefreien Cookies probieren!
- *5. Zentrum:* Meine Stimme. Ich danke Jay Hoffman und Marshall Belovin für ihren ausgezeichneten, fachkundigen juristischen Rat. Ihr seid meine Perry Masons. Merci an den Website Master Jeffrey Sutherland, der inmitten manchmal stressiger Internetstörungen einen bemerkenswert stabilen Blutdruck hat.
- *4. Zentrum:* Ich danke den Menschen, die mein Herz in Gang und meine Gesundheit stabil gehalten haben. Dr. Kumar Kakarla, Dr. Rosemary Duda, Dr. Fern Tsao, Dr. Dean Deng, Dr. Steven Dobieski und der Mayo-Klinik. Ich verneige mich vor Ihnen, Sie sind wunderbar! Danke an Anthem Blue Cross and Blue Shield, die die Rechnungen bezahlten!
- *3. Zentrum:* Äußere Erscheinung. Beginnen wir mit den Haaren, die immer viel Arbeit machen. Ich danke den Akari Studios, und zwar Peter John (Haarschnitt) und Jeffrey (Haarfarbe). Dank an Mike Brewer. Er hält Rasen und Wege in Schuss

und meine Aufblasfiguren aufgeblasen. Dank an Heather und Anita von QCS. Mein Haus war noch nie sauberer. Essen, Bankette und Konferenzen: Essen kann zum Problem werden – aber nicht im *Harraseeket Inn* in Freeport, Maine. Das Team dort hält mich mit Biogenüssen am Leben. Ich danke den Besitzern Rodney, Chip Gray und Nancy Gray, der Barkeeperin Ronda Real, der Küchenchefin MaryAnn McAllister, der Geschäftsführerin Marsha, Jeanne-Marie am Buffet und allen Kellnerinnen und Kellnern. Wenn Sie, liebe Leserinnen und Leser, das Glück haben, einmal dort einzukehren, empfehle ich den glutenfreien Apfel-Blaubeer-Kuchen. Sagen Sie, ich hätte Sie vorbeigeschickt, aber nehmen Sie mir nicht meinen Platz an der Bar weg!

- *2. Zentrum:* Das Geld. Ich danke meinem Geld-Team – George Howard, Paul Chabot und Peter, dem Steuerberater. Sie halten die Zügel in der Hand, wenn ich meine verlegt habe.
- *1. Zentrum:* Ich bin außerordentlich dankbar für meine bemerkenswerten Freunde, meine wunderbare Familie. Wenn ihr das lest, stört euch bitte nicht an der Reihenfolge. Es ist unmöglich, euch alle an erster Stelle zu nennen, also nenne ich euch mit Bindestrichen in einem Satz. Caroline Myss – Janie und Jerry LeMole – Naomi Judd – Larry Strickland – Helen und Roy Snow – Laura Day – Joyce Bowers. Diese Bindestrich-Liste macht euch zu einer großen Familie in meinem Leben, und ich liebe euch alle wie verrückt. Aber nun möchte ich meinen Dank im einzelnen ausdrücken, in umgekehrter alphabetischer Reihenfolge.

Caroline Myss, mein siamesischer Zwilling, nach der Geburt getrennt und zur Adoption freigegeben. Wir haben am Telefon geweint und gelacht. Wir besitzen beide das autosomal-dominante Gen für Mont-Blanc-Füller, Animationskunst und zahlreiche biologische Zustände, die ich hier unmöglich alle aufzählen kann. Du bewirkst, dass ich mich so sehr geliebt fühle! Was wäre die Welt ohne dich?

Den Ärzten Janie und Gerard LeMole danke ich, dass ihr in Phoenix, Arizona, wart, als ich beinahe das Zeitliche gesegnet hätte. Ihr habt mir das Leben gerettet und mir geholfen, wieder laufen zu lernen.

Miss Naomi und Mr. Larry, diverse Hunde und alle anderen im Peaceful Valley; Helen und Roy Snow und alle in Leiper's Fork. Ihr habt für mich gebetet. Wir haben gelacht, geweint, während Überflutungen, Autounfällen, nationalen Katastrophen. Während all der guten Zeiten habt ihr mit eurem Südstaatenakzent immer wieder zu mir gesagt: »Schätzchen, wir lieben dich!«

Laura Day, meine sephardische Schwester, obwohl sie bestreitet, das zu sein. Eine Beziehung über Texte, Mails und Telefonate mit ihr in ihrem Apartment in New York City. Ich liebe dich mehr als mein Gepäck, und das will etwas heißen.

Meine Florida-Familie – die Bowers-Familie, vor allem Joyce Bowers, die mich mit ihrem New Yorker Akzent zum Lachen bringt. Einen Meter achtzig groß, erinnert sie mich mit ihrer Standhaftigkeit und Ausstrahlung an Judge Judy, von deren Sendung ich, wie jeder weiß, seit 20 Jahren ein treuer Fan bin. Joyce, du inspirierst mich, treibst mich dazu an, besser zu werden, und bringst mich wieder auf Kurs, wenn ich vom Weg abkomme. Danke.

Meine kostbaren Babys: Loretta Lynn, Conway Twitty, Tammy Wynette. Ja, da macht sich der Einfluss der Südstaaten bemerkbar. Und natürlich Horatio. Ich liebe euch und danke euch.

Und zu guter Letzt: Ich danke Ihnen, meine lieben Leserinnen und Leser. Dieses Buch ist für Sie. Nur deshalb wurde es geschrieben. Danke, dass es Sie gibt.

# ENDNOTEN

## 1. Kapitel: Depressionen

1. Marsha M. Linehan: *Skills Training Manual for Treating Borderline Personality Disorder*, 1st ed. (New York: Guilford Press, 1993), 145–47; und M. L. Schulz: *The Nee Feminine Brain* (New York: Free Press, 2005), 139–40.
2. Jaak Panksepp: *Affective Neuroscience: The Foundation of Human and Animal Emotions* (New York: Oxford University Press, 1998), 192–96; und Richard Bandler: »Brain mechanisms of aggression as revealed by electrical and chemical stimulation: suggestion of a central role for the midbrain periaqueductal grey region«, in *Progress in Psychobiology and Physiological Psychology*, Vol. 13, Hg. Alan N. Epstein und Adrian R. Morrison (San Diego: Academic Press, 1998), 67–154.
3. Michael St. Clair: *Object Relation and Self Psychology: An Introduction* (Monterey, Ca: Brooks/Cole, 1986), 98.
4. Katty Kay und Claire Shipman: *The Confidence Code: The Science and Art of Self-Assurance – What Women Should Know* (New York: HarperCollins, 2014), dt.: *Confidence Code: was Frauen selbstbewusst macht* (München: btb, 2016).
5. Petra Hoen et al.: »Depression and cardiovascular disease progression: epidemiology, mechanism and treatment«, in: *Stress and Cardiovascular Disease*, Hg. Paul Hjemdahl et al. (London: Springer-Verlag, 2012), 211–33; N. Müller et al.: »The cyclooxygenase-2 inhibitor celecoxib has therapeutic effects in major depressions:

results of a double-blind, randomized, placebo-controlled, add-on pilot study to reboxetine«, *Molecular Psychiatry 11*, No. 7 (2006), 680–84; J. Mendlewicz at al.: »Shortened onset of action of antidepressants in major depression using acetylsalicylic acid augmentation: a pilot open-label study«, *International Clinical Psychopharmacology 21*, No. 4 (2006), 227–31; und N. Brunello et al.: »Acetylsalicylic acid accelerates the antidepressant effects of fluoxetine in the chronic escape deficit model of depression«, *International Clinical Psychopharmacology 21*, No. 4 (2006), 219–25.

6. G. I. Papakostas et al.: »L-methylfolate as adjunctive therapy for SSRI-resistant major depression: results of two randomized, double-blind, parallel-sequential trials«, *American Journal of Psychiatry 169*, No. 12 (Dezember 2012), 1267–74.
7. B. Kim et al.: »Follicle-stimulating hormone (FSH), current suicidal ideation and attempt in female patients with major depressive disorder«, *Psychiatry Research 210*, No. 3 (Dezember 2013), 951–56.

**2. Kapitel: Angst**

1. G. M. Slavich et al.: »Neural sensitivity to social rejection is associated with inflammatory responses to social stress«, *Proceedings of the National Academy of Sciences of the United States of America* 107, No. 33 (17. August 2010), 14817–22; und Bessel A. van der Kolk et al., Hg.: *Traumatic Stress: The Effects of Overwhelming Experience on Mind, Body and Society* (New York: Guilford Press, 2006).
2. B. Labonté et al.: »Genome-wide epigenetic regulation by early-life trauma«, *Archives of General Psychiatry 69*, No. 7 (Juli 2012), 722–31.
3. J. D. Bremner: »Brain Imaging in Anxiety Disorders«, *Expert Review of Neurotherapeutics 4*, No. 2 (März 2004), 275–84.
4. Linehan: *Skills Training Manual for Treating Borderline Personality Disorder.*
5. J. A. Coan et al.: »Lending a hand: social regulation of the neural response to threat«, *Psychological Science 17*, No. 12 (Dezember 2006), 1032–39.

## 3. Kapitel: Sucht


1. C. P. O'Brien et al.: »Conditioned narcotic withdrawal in humans«, *Science 195* (11. März 1977), 1000–1002; S. Siegel et al.: »Heroine ›overdose‹ death: contribution of drug-associated environmental cues«, *Science 216* (1982), 436–37; P. W. Kalivas und N. D. Volkow: »The neural basis of addiction: a pathology of motivation and choice«, *American Journal of Psychiatry 162* (2005), 1403–13; und P. W. Kalivas und K. McFarland: »Brain circuitry and the reinstatement of cocaine-seeking behavior«, *Psychopharmacology 168* (2003), 44–56.
2. Linehan: »Emotion Regulation Handout #4«, *DBT Skills Training Handouts and Worksheets*, 2. Aufl. (New York: Guilford Press, 2014), 211; F. Lucantonio et al.: »Transition from ›model-based‹ to ›model-free‹ behavioral control in addiction: involvement of the orbitofrontal cortex and dorsolateral striatum«, *Neuropharmacology 76*, Part B (Januar 2014), 407–15; C. B. Weng et al.: »Gray matter and white matter abnormalities in online game addiction«, *European Journal of Radiology 82*, No. 8 (2013), 1308–12; und T. Hayashi: »Dorsolateral prefontal and orbitofrontal cortex interactions during self-control of cigarette craving«, *Proceedings of the National Academy of Sciences of the United States of America* 110, No. 11 (2013), 4422–27.
3. C. P. O'Brien: »Anticraving medications for relapse prevention: a possible new class of psychoactive medications«, *American Journal of Psychiatry 162*, No. 8 (August 2005), 1423–31.
4. W. F. Velicer et al.: »An empirical typology of subjects within stage of change«, *Addictive Behaviors 20*, No. 3 (1995), 299–320; und J. O. Prochaska et al.: »Stage-based expert systems to guide population of primary care patients to quit smoking, eat healthier, prevent skin cancer, and receive regular mammograms«, *Preventive Medicine 41* (2005), 406–16.
5. K. N. Flegal: »Prevalence of obesity and trends in the distribution of body mass index among US adults, 1999–2010«, *Journal of the American Medical Association* 307, No. 5 (2012), 491–97; und J. A. Colbert und S. Jangi: »Training Physicians to manage obesity – back to the drawing board«, *New England Journal of Medicine* 369, No. 15 (2013), 1389–91.

6. R. C. Lawrence et al.: »Estimates of the prevalence of arthritis and other rheumatic conditions in the United States. Part II«, *Arthritis and Rheumatism* 58, No. 1 (2008), 26–35; S. P. Messier et al.: »Effects of intensive diet and exercise on knee joint loads, inflammation, and clinical outcomes among overweight and obese adults with knee osteoarthritis: the IDEA randomized clinical trial«, *Journal of the American Medical Association* 310, No. 12 (2013), 1236–73; K. Karason et al.: »Heart rate variability in obesity and the effect of weight loss«, *American Journal of Cardiology* 83, No. 8 (1999), 1242–47; und H. S. Abed et al.: »Effect of weight reduction and cardiometabolic risk factor management on symptom burden and severity in patients with atrial fibrillation: a randomized clinical trial«, *Journal of the American Medical Association* 310, No. 19 (2013), 250–60.
7. A. E. Field et al.: »The merits of subtyping obesity: one size does not fit all«, *Journal of the American Medical Association* 310, No. 20 (2013), 2147–48.
8. J. K. Elmquist et al.: »Identifying hypothalamic pathways controlling food intake, body weight, and glucose homeostasis«, *Journal of Comparative Neurology* 493 (2005), 63–71; S. Fulton et al.: »Leptin regulation of the mesoaccumbens dopamine pathway«, *Neuron* 51 (2006), 811–22; und J. C. Halford und J. E. Blundell: »Pharmacology of appetite suppression«, *Progress in Drug Research* 54 (2000), 25–58.
9. J. D. Birkmeyer et al.: »Surgical skill and complication after bariatric surgery«, *New England Journal of Medicine* 369, No. 15 (10. Oktober 2013), 1434–42; und A. P. Courcoulas et al.: »Weight change and health outcomes at 3 years after bariatric surgery among individuals with severe obesity«, *Journal of the American Medical Association* 310, No. 22 (2013), 2416–25.
10. Elmquist et al.: »Identifying hypothalamic pathways controlling food intake, body weight, and glucose homeostasis«; Fulton et al.: »Leptin regulation of the mesoaccumbens dopamine pathway«; und Halford und Blundell: »Pharmacology of appetite suppression.«
11. S. Zipfel et al.: »Focal psychodynamic therapy, cognitive behavior therapy, and optimised treatment as usual in outpatients with ano-

rexia nervosa (ANTOP study): radomised controlled trial«, *Lancet* 383 (2014), 127–37.

12. M. Pantell et al.: »Social isolation: a predictor of mortality comparable to traditional clinical risk factors«, *American Journal of Public Health* 103, No. 11 (November 2013), 2056–62; Coan et. al.: »Lending a hand: social regulation of the neural response to threat«; Barbara Bradley Haggerty: »People who possess this one thing enjoy much better health as they age, science shows«, *The Washington Post*, 17. Mai 2016.
13. M. J. Ostacher et al.: »Impact of Substance use disorders on recovey from episodes of depression in bipolar disorder patients: prospective data from Systematic Treatment Enhancement Program for Bipolar Disorder (STEP-BD)«, *American Journal of Psychiatry* 167 (2010), 289–97.
14. H. M. Pettinati: »A double-blind, placebo-controlled trial combining sertraline and naltrexone for treating co-ocurring depression and alcohol dependence«, *American Journal of Psychiatry* 167 (2010), 668–75.
15. A. Torvik et al.: »Brain lesions in alcoholics: a neuropathological study with clinical correlations«, *Journal of the Neurological Sciences* 56 (1982), 233–48.
16. M. Huntgeburth at al.: »Alcohol consumption and hypertension«, *Current Hypertension Reports* 7 (2005), 180–85; und R. Providencia: »Cardiovascular protection from alcoholic drinks: scientific basis of French paradox«, *Revista Portuguesa de Cardiologia* 25 (2006), 1043–58.
17. E. B. Foa: »Concurrent naltrexone and prolonged exposure therapy for patients with comorbid alcohol dependence and PTSD: a randomized clinical trial«, *Journal of the American Medical Association* 310 (2013), 488–95.
18. T. B. Moyers: »From in-session behaviors to drinking outcomes: a casual chain for motivational interviewing«, *Journal of Consulting and Clinical Psychology* 77 (2009), 1113–24.
19. M. Bühler et al.: »Nicotine dependence is characterized by disordered reward processing in a network driving motivation«, *Biological Psychiatry* 67 (2010), 745–52; und E. J. Rose et al.: »Acute nicotine differentially impacts anticipatory valence- and magni-

tude-related striatal activity«, *Biological Psychiatry* 73 (2013), 280–88.

20. A. P. Groenman et al.: »Stimulant treatment for attention-deficit hyperactivity disorder and risk of developing substance use disorder«, *British Journal of Psychiatry* 203 (2013), 119–22.
21. M. E. Piper et al.: »A randomized placebo-controlled clinical trial of five smoking cessation pharmacotherapies«, *Archives of General Psychiatry* 66 (2009), 1253–62.
22. R. N. Jamison et al.: »Substance misuse treatment for high-risk chronic pain-patients on opioid therapy: a randomized trial«, *Pain* 150 (2010), 390–400.
23. C. L. Dodrill et al.: »Prescription pain medication dependence«, *American Journal of Psychiatry* 168 (2011), 466–71

**4. Kapitel: Denk- und Lernmuster**

1. Lynda J. Katz, Gerald Goldstein und Sue R. Beers: *Learning Disablities in Older Adolescents and Adults: Clinical Utility of the Neuropsychological Perspective* (New York: Springer, 2001).
2. Jeffrey W. Gilger und Bonnie J. Kaplan: »The Concept of Atypical Brain Development (ABD) as Applied to Developmental Learning Disorders«, 3. Kapitel in: *Adult Learning Disorders: Contemporary Issues*, Hg. Lorraine E. Wolf et al. (New York: Psychology Press, 2006), 57.
3. R. A. Brumback: »Warren A. Weinberg: pioneer in the field of learning disabilities«, *Journal of Child Neurology* 19 (2004), 737.
4. Bryan Kolb und Ian Q. Whishaw: *Fundamentals of Human Neuropsychology*, 4. Aufl. (New York: W. H. Freeman, 1996), dt.: *Neuropsychologie* (Heidelberg, Berlin: Spektrum, 1996).
5. N. Geschwind und A. M. Galaburda: »Cerebral lateralization: biological mechanisms, associations, and pathology. I: A hypothesis and a program for research«, *Archives of Neurology* 42 (1985), 428–59.
6. A. Bechera, H. Damasio, D. Tranel und A. R. Damasio: »Deciding advantageously before knowing the andvantageous strategy«, *Science* 275, No. 5304 (28. Februar 1997), 1293–95; und G. Vogel:

»Scientists probe feelings behind decision-making«, *Science* 275, No. 5304 (28. Februar 1997), 1269.

7. Lee Ashendorf, Rod Swenson und David J. Libon, Hg.: *The Boston Process Approach to Neuropsychological Assessment: A Practitioner's Guide* (New York: Oxford University Press, 2013).
8. J. J. McGough und R. A. Barkley: »Diagnostic controversies in adult attention deficit hyperactivity disorder«, *American Journal of Psychiatry* 161 (2004), 1948–56; und J. N. Giedd, A. C. Vaituzis et al.: »Quantitative MRI of the temporal lobe, amygdala, and hippocampus in normal human development: ages 4–18«, *Journal of Comparative Neurology* 366 (1996), 223–230.
9. B. A. Shaywitz, G. R. Lyon und S. E. Shaywitz: »The role of functional magnetic resonance imaging in understanding reading and dyslexia«, *Development Neuropsychology* 30 (2006), 613–32.
10. S. Birch und C. Chase: »Visual language processing deficits in compensated and decompensated college students with dyslexia«, *Journal of Learning Disabilities* 37 (2004), 389–410; M. Wolf und P. G. Bowers: »The double-deficit hypothesis for the developmental dyslexias«, *Journal of Educational Psychology* 91 (1999), 415–38; G. F. Eden et al.: »Neural changes following remediation in adult development dyslexia«, *Neuron* 44 (2004), 411–22; S. E. Shaywitz: »Persistence of dyslexia: the Connecticut Longitudinal Study at adolescence«, *Pediatrics* 104 (1999), 1351–59; und A. M. Galaburda et al.: »Developmental dyslexia: four consecutive patients with cortical abnormalities«, *Annals of Neurology* 18 (1985), 222–33.
11. Jack M. Fletcher, G. Reid Lyon, Lynn S. Fuchs und Marcia A. Barnes: *Learning Disabilites: From Identification to Intervention* (New York: Guilford Press, 2007).
12. B. A. Shaywitz et al.: »Sex differences in the functional organization of the brain for language«, *Nature* 373 (1995), 607–9; A. S. Clark et al.: »Androgen binding and metabolism in the cerebral cortex of the developing rhesus monkey«, *Endocrinology* 123 (1988), 932–40; J. K. Morse et al.: »Gonadal steroids influence axon sprouting in the hippocampal dentate gyrus: a sexually dimorphic response«, *Experimental Neurology* 94 (1986), 649–58; Kathryn Kniele und Ruben C. Gur: »Sex Differences in Brain De-

velopment and Learning Disability«, 2. Kapitel in: *Adult Learning Disorders: Contemporary Issues*, Hg. Lorraine E. Wolf et al. (New York: Psychology Press, 2006), 29; M . L. Kalbfleisch: »Functional neuroanatomy and talent«, *The Anatomical Record* Part B, 277 (2004), 21–36; und N. Geschwind und A. M. Galabunda: *Cerebral Lateralization: Biological Mechanisms, Associations, and Pathology* (Cambridge, MA: MIT Press, 1987).

13. Simon Baron-Cohen: *The Science of Evil: On Empathy and the Origins of Cruelty* (New York: Basic Books, 2011); Aaron T. Beck, Denise D. Davis und Arthur Freeman, Hg.: *Cognitive Therapy of Personality Disorders*, 3. Aufl. (New York: Guilford Press, 2014); John J. Ratey und Catherine Johnson: »The Biology of Being ›Difficult‹«, 2. Kapitel in: *Shadow Syndromes* (New York: Pantheon Books, 1997), 66–99; Marsha M. Linehan: »Dialectical behavioral therapy: a cognitive behavioral approach to parasuicide«, *Journal of Personality Disorders* 1, No. 4 (1987), 328–333; und Marsha M. Linehan: »Dialectical behavioral therapy for borderline personality disorder. Theory and method«, *Bulletin of Menninger Clinic* 51 (1987), 261–76.
14. Linehan: *DBT Skills Training Handouts and Worksheets*, 341–52.

### 5. Kapitel: Erinnerung

1. A. R. Damasio: »The brain binds entities and events by multiregional activation from convergence zones«, *Neural Computation* 1 (1989), 123–32; J. L. McClelland: »Constructive Memory and Memory Distortions: A Parallel-Distributed Processing Approach«, in: *Memory Distortion*; Hg. D. L. Schacter (Cambrige, MA: Harvard University Press, 1995), 69–90; J. V. Haxby, et al.: »Distributed Hierarchical Neural Systems for Visual Memory in Human Cortex«, in: *Connections, Cognition and Alzheimer's Disease*, Hg. B. T. Hyman et al. (Berlin: Springer-Verlag, 1997), 167–80; und M. Seeck et al.: »Selectively distributed processing of visual object recognition in the temporal and frontal lobes of the human brain«, *Annals of Neurology* 37 (1995), 538–45.
2. L. I. Benowitz et al.: »Localization of the growth-associated phos-

phoprotein GAP-43 (B-50, F1) in the human cerebral cortex«, *Journal of Neuroscience* 9 (1989), 990–95; und T. V. Bliss und G. L. Collingridge: »A synaptic model of memory: long-term potentiation in the hippocampus«, *Nature* 361 (1993), 31–39.

3. F. A. Wilson und E. T. Rolls: »Neuronal responses related to the novelty and familiarity of visual stimuli in the substantia innominata, diagonal band of Broca and periventricular region of the primate basal forebrain«, *Experimental Brain Research* 80 (1990), 104–20; D. R. Britton et al.: »Brain norepinephrine depleting lesions selectively enhance behavorial responsiveness to novelty«, *Physiology and Behaviour* 33 (1984), 473–78; E. M. Pich et al.: »Common neural substrates for the addictive properties of nicotine and cocaine«, *Science 275*, No. 5296 (1997), 83–86; M. J. Lewis: »Alcohol reinforcement and neuropharmalogical therapeutics«, *Alcohol and Alcoholism* 31, Suppl 1 (1996), 17–25; und P. D. Wall und G. D. Davis: »Three cerebral cortical systems affecting autonomic function«, *Journal of Neurophysiology* 14 (1951), 507–17.
4. M. M. Mesulam: *Principles of Behavorial and Cognitive Neurology*, 2. Aufl. (New York: Oxford University Press, 2000), 30.
5. Ebd., 441.
6. S. Weintraub et al.: »Successful cognitive aging: individual differences among physicians on a computerized test of mental state«, *Journal of Geriatric Psychiatry* 27, No. 1 (1994), 15–34; und J. D. Williams und M. G. Klug: »Aging and cognition: methodological differences in outcome«, *Experimental Aging Research* 22, No. 3 (1996), 219–44.
7. C. Geula und M. M. Mesulam: »Cholinergic Systems and Related Neuropathological Predilecition Patterns« in *Alzheimer's Disease*, Hg. R. D. Terry et al. (New York: Raven Press, 1994) 263–91; und E. Masliah et al.: »Quantitative Synaptic alterations in the human neocortex during normal aging«, *Neurology* 43 (1993), 192–97.
8. Mesulam: *Principles of Behavorial and Cognitive Neurology*, 442.
9. E. E. Devore et al.: »Sleep duration in midlife and later life in relation to cognition«, *Journal of the American Geriatrics Society* 62, No. 6 (2014), 1073–81.
10. I. K. Lee et al.: »Docosahexaenoic acid-concentrated fish oil supplementation in subjects with mild cognitive impairments (MCI):

a 12-month randomised, double-blind, placebo-controlled trial«, *Psychopharmacology* 225 (2013), 605–12.
11. G. Douaud et al.: »Preventing Alzheimer's disease-related gray matter atrophy by B-vitamin treatment«, *Proceedings of the National Academy of Sciences of the United States of America* 110 (2013), 9523–28.
12. D. Wade: »Applying the WHO ICF framework of rehabilitation of patients with cognitive deficits«, in: *The Effectiveness of Rehabilitation for Cognitive Deficits*, Hg. P. Halligan und D. Wade (Oxford: Oxford University Press, 2013), 421; und M. G. Gelder et al. Hg.: *New Oxford Textbook of Psychiatry*, 2. Aufl. (Oxford: Oxford University Press, 2012).
13. D. H. Daneshvar et al.: »The epidemiology of sport-related concussion«, *Clinical Sports Medicine* 30, No. 1 (2011), 1–17.
14. W. A. Lishman: »Brain damage in relation to psychiatric disability after head injury«, *British Journal of Psychiatry* 114 (1968), 373–410; und C. Symonds »Concussion and its sequelae«, *The Lancet* 1 (1962), 1–5.
15. J. J. Bazarian et al.: »Diffusion tensor imaging detects clinically important axonal damage after mild traumatic brain injury: a pilot study«, *Journal of Neurotrauma* 24 (2007), 1447–59; M. X. Huang et al.: »Integrated imaging approach with MEG and DTI to detect mild traumatic brain injury in military and civilian patients«, *Journal of Neurotrauma* 26 (2009), 1213–26; und S. N. Niogi et al.: »Extent of microstructural white matter injury in post-concussive syndrome correlates with impaired cognitive reaction time: a 3T diffusion tensor imaging study of mild traumatic brain injury«, *American Journal of Neuroradiology* 29 (2008), 967–73.
16. A. Al Sayegh et al.: »Psychological approaches to treatment of postconcussion syndrome: a systematic review«, *Journal of Neurology, Neurosurgery, and Psychiatry* 81 (2010), 1128–34.
17. S. J. Mitchell und M. H. Bennett: »Unestablished indications for hyperbaric oxygen therapy«, *Diving and Hyperbaric Medicine Journal* 44, No. 4 (2014), 228–34; und Informationen aus vertraulichen persönlichen Gesprächen (zurzeit wird eine Studie hierzu durchgeführt).
18. M. R. Lamprecht und B. Morrison: »A combination therapy of

17-beta-estradiol and memantine is more neuroprotective than monotherapies in an organotypic brain slice culture model of traumatic brain injury«, *Journal of Neurotrauma* 32, No. 17 (2015), 1361–68.

19. H. M. Francis et al.: »Reduced heart rate variability in chronic severe traumatic brain injury: association with impaired emotional and social functioning, and potential treatment using biofeedback«, *Neuropsychological Rehabilitation* 26, No. 1 (2016), 103–25.
20. M. A. Naeser et al.: »Significant improvements in cognitive performance post-transcranial, red/near-infrared light emitting diode treatments in chronic, mild traumatic brain injury: open protocoll study«, *Journal of Neurotrauma* 31, No. 11 (2014), 1008–17.
21. R. Sullivan et al.: »A possible new focus for stroke treatment: migrating stem cells«, *Expert Opinion on Biological Therapy* 15 (2015), 1–10; und A. Sharma et al.: »Cell therapy attempted as a novel approach for chronic traumatic brain injury: a pilot study«, *SpringerPlus* 4, No. 26 (2015).
22. S. K. Lakkaraju et al.: »Cyclopropyl-containing positive allosteric modulators of metabotropic glutamate receptor subtype 5«, *Bioorganic and Medicinal Chemistry Letters* 25, No. 11 (2015), 2275–79.
23. W. Y. Ong et al.: »Synthetic an natural inhibitors of phospholipases A2: their importance for understanding and treatment of neurological disorders«, *ACS Chemical Neuroscience* 6, No. 6 (2015), 814–31.
24. J. C. Morris: »The clinical dementia rating scale (CDR): current vision and scoring rules«, *Neurology* 43 (1993), 2412–14.
25. E. Levy-Lahad und T. D. Bird: »Genetic factors in Alzheimer's disease: a review of recent advances«, *Annals of Neurology* 40 (1996), 829–40; J. Hardy: »Amyloid, the presenilins and Alzheimer's disease«, *Trends in Neurosciences* 20 (1997), 154–59; E. Story et al.: »Alzheimer's disease amyloid precursor protein on the surface of cortical neurons in primary culture co-localizes with adhesion patch components«, *Brain Research* 735 (1996), 217–31; und D. A. Evans et al.: »Prevalence of Alzheimer's disease in a community population of older persons: higher than previously reported«, *Journal of the American Medical Association* 262 (1989), 2551–56.
26. M. A. Pericak-Vance et al.: »Complete genomic screen in late-onset familiar Alzheimer disease: evidence for a new locus on

chromosome 12«, *Journal of the American Medical Association* 278, No. 15 (1997), 1237–41; A. D. Roses: »The predictive value of APOE genotyping in the early diagnosis of dementia of the Alzheimer's type: data from three independent series«, K. Iqbel et al., Hg.: *Alzheimer's Disease: Biology, Diagnosis and Therapeutics* (West Sussex, England: John Wiley & Sons, 1997), 85–91; und J. C. Morris et al.: »Cerebral amyloid deposition and diffuse plaques in ›normal‹ aging: evidence for presymptomatic and very mild Alzheimer's disease«, *Neurology* 46 (1996), 707–19.

27. L. Xu et al.: »Behavioural stress facilitates the induction of long-term depression in the hippocampus«, *Nature* 387 (1997), 497–500; und D. M. Diamond und G. M. Rose: »Stress impairs LTP and hippocampal-dependent memory«, *Annals of the New York Academy of Sciences* 746 (1994), 411-14.

### 6. Kapitel: Körper, Gehirn und Bewusstsein

1. Beck, Davis und Freeman, Hg.: *Cognitive Therapy of Personality Disorders.*
2. P. D. McLean: »Psychosomatic disease and the visceral brain: recent developments bearing on the Papez theory of emotion«, *Psychosomatic Medicine* 11 (1949), 338–53; und Q. Aziz et al.: »Identification of human brain loci processing esophageal sensation using positron emission tomography«, *Gastroenterology* 113 (1997), 50–59.
3. M. M. Mesulam und E. J. Mufson: »Insula of the old world monkey. III: efferent cortical output and comments on function«, *Journal of Comparative Neurology* 212 (1982), 38–52; B. R. Kaada, K. H. Pribram und J. A. Epstein: »Respiratory and vascular responses in monkeys from temporal pole, insula, orbital surface and cingulate gyrus: a preliminary report«, *Journal of Neurophysiology* 12 (1949), 347–56; W. Penfield und M. E. Faulk: »The insula: further observations on its function«, *Brain* 78 (1955), 455–70; B. L. Hoffman und T. Rasmussen: »Stimulation studies of insular cortex of *macaca mulatta*«, *Journal of Neurophysiology* 16 (1953), 343–51; M. J. Showers und E. W. Lauer: »Somatovisceral motor patterns in

the insula«, *Journal of Comparative Neurology* 117 (1961), 107–15; M. Hadjivassiliou et al.: »Does cryptic gluten sensitivity play a part in neurological illness?« *The Lancet* 347 (1996), 371–96; M. Hadjivassiliou et al.: »Clinical, radiological, neurophysiological, and neuropathological characteristics of gluten ataxia«, The Lancet 352 (1998), 1582–85; J. S. Trier: »Celiac sprue and refractory sprue«, in: *Gastrointestinal and Liver Disease: Pathophysiology/Diagnosis/Management*, 6. Aufl., Hg. M. Feldman et al. (Philadelphia: W. B. Saunders, 1998), 1557–73; P. F. Chinnery et al.: »CSF antigliadin antibodies and the Ramsay Hunt syndrome«, *Neurology* 49 (1997), 1131–33; G. Gobbi et al.: »Coeliac disease, epilepsy, and cerebral calcifications«, *The Lancet* 340 (1992), 439–43; und A. Fasano und A Catassi: »Current Approaches to diagnosis and treatment of celiac disease: an evolving spectrum«, *Gastroenterology* 120 (2001), 636–51.

4. E. J. Dropcho: »Remote neurological manifestations of cancer«, *Neurologic Clinics* 20, No. 1 (2002), 85–122.
5. J. Reiher et al.: »Temporal intermittent rhythmic delta activity (TIRDA) in the diagnosis of complex partial epilepsy: sensitivity, specificity, and predictive value«, *Canadian Journal of Neurological Sciences* 16 (1989), 398–401.

# REGISTER